Miriam Wiegele

Heilsames und aromatisches Grün

Band 1.

Die Heilkräfte all der würzenden Pflanzen

Die in diesem Buch angeführten Indikationshinweise und Rezepte verstehen sich ausschließlich als Denkanstöße und Vorschläge. Die Anwendung der Heilpflanzen geschieht auf eigene Verantwortung und ist sorgfältig abzuwägen. Einen Arztbesuch können und wollen diese Ratschläge nicht ersetzen. Die Hinweise zu den Anwendungen sind von der Autorin auf Grund wissenschaftlicher Erkenntnisse und eigener Erfahrung mit größter Sorgfalt ausgewählt worden. Trotzdem kann aber weder von der Autorin noch vom Verlag eine Haftung für unsachgemäße Heilpflanzenanwendungen übernommen werden. Auf die gesetzlichen Bestimmungen wird ausdrücklich hingewiesen.

4521 Schiedlberg/Austria, Waidern 42
e-mail: bookstore@bacopa.at
www.bacopa.at
Druck: MA-TISK
Printed in Slovenija
ISBN 978-3-901618-55-0

1. Auflage 2009

Miriam Wiegele

Heilsames und aromatisches Grün

Band 1

Die Heilkräfte all der würzenden Pflanzen

BACOPA VERLAG

Geleitwort

Liebe Leserinnen und Leser,

Nutzpflanzen sind so vielfältig wie die Natur selbst und in jeder von ihnen stekken verborgene Geheimnisse, die den aufgeschlossenen, informierten Menschen aufmuntern, erfreuen oder sogar heilen können. Viele bieten Genüsse, welche alle fünf Sinne erfassen und uns die Pflanzenwelt in ihrer Großartigkeit erleben lassen.

Manche von uns erkennen die Pflanzen, können sie bestimmen und botanisch zuordnen, andere können damit phantastische Speisen zubereiten. Einige kennen die Inhaltsstoffe und verarbeiten diese zu Medikamenten und Heilmitteln, um Krankheiten zu bekämpfen. Ganz wenige wissen auch Geschichten über all diese Pflanzen zu erzählen, kennen ethnologische Hintergründe und wissen sogar die schönsten Märchen dazu.

Eine Frau, die das alles (und noch viel mehr) kann, ist die Autorin und Ethnobotanikerin Miriam Wiegele aus Weiden bei Rechnitz im Südburgenland. Ich habe das Glück, sie seit vielen Jahren zu kennen, durfte mit ihr zahlreiche Projekte erarbeiten sowie Gärten planen und ausführen. In der Lehrlingsausbildung im Berufsschulgarten Kagran der Wiener Stadtgärten war es möglich, Botanik, Länderkunde, Literatur, Pharmazie und vieles mehr in Form von zahlreichen Themengärten, wie dem „Vienna Shakespeare Garden“ oder dem „Hortulus sanitatis“, entstehen zu lassen.

Fast alle der in diesem Buch beschriebenen Pflanzen sind im „Garten der Vielfalt“ zu bestaunen. Dieser Themengarten beschäftigt sich mit den Themen Nachhaltigkeit und Vielfalt der Pflanzenwelt. Die Nutzungsmöglichkeiten von essbaren Wildpflanzen und Heilkräutern aus der Kräuterhausapotheke werden genauso präsentiert und erläutert wie alte und unbekannte Blatt- und Wurzelgemüse, alte Gemüsesorten aus der Region oder eine Naschhecke im Wildobstgarten.

Das breite Feld der Giftpflanzen erschließt sich im „Hexengarten“, welcher schon durch seine äußere Gestalt, einer Pflanzfläche in Form eines Drudenfußes, besonders „giftig“ wirkt. Einer meiner absoluten Lieblingsgärten ist der

„Signaturgarten". Was so wissenschaftlich klingt, ist kein Garten, sondern eine Lebenshaltung. Sonne, Mond und andere Himmelsgestirne bilden den Rahmen für die Inhalte der Signaturlehre nach Paracelsus. Ein spannendes und interessantes Themengebiet, welches einem die Zusammenhänge unseres Lebens neu begreifen lässt. Gartenbau kann eben soviel mehr sein als die ausschließliche Beschäftigung mit Pflanzen – bei Miriam Wiegele wird er zur Weltanschauung!

In den Blumengärten Hirschstetten, einer Dauergartenschau, welche alljährlich von 200 000 Gästen besucht wird, entstand unter der Mitwirkung von Miriam Wiegele der „Mexikanische Garten" – ein Eldorado für Freunde feuriger Nutzpflanzen. Ein „Indischer Garten" und ein „TCM – Garten" nach Miriam Wiegeles Konzept sind derzeit in Bau. Vieles haben wir noch vor, um unsere BesucherInnen zu inspirieren. Beide Schauanlagen sind natürlich öffentlich und unentgeltlich zu besuchen – die Wiener Stadtgärten erwarten Sie!

Vorerst aber viel Spaß mit diesem außergewöhnlichen Buch!

Ing. Wolfgang Indrak
Wiener Stadtgärten
„Pflanzenbereitstellung, Wirtschaft und Grünmarketing"

Vorwort

Nahrung als Medizin

Heilen mit Pflanzen, dabei denkt man unwillkürlich an „bittere Arznei“ wie Tausendguldenkraut oder heilsame Kräuter wie Frauenmantel. Doch alle Pflanzen enthalten Wirkstoffe, die Gesundheit fördern und Krankheiten heilen können. Die Heilmittelapotheke beginnt bereits im Küchengarten mit Gemüse und Gewürzkräutern und auch Obst, Beeren und Wildkräuter dienen unserer Gesundheit ebenso wie die konkreten Heilpflanzen. Die strikte Trennung von Nahrungspflanzen und Heilpflanzen hat es in früheren Zeiten nicht gegeben. Denken wir an Ratschläge wie Krautsaft gegen Zwölffingerdarmgeschwüre oder Rettichsaftkuren bei Gallenproblemen, die vor nicht allzu langer Zeit als medizinischer Standard galten.

Wie wichtig für unsere Gesundheit die passenden Nahrungsmittel zur richtigen Zeit sind, zeigen uns Heilsysteme wie TCM oder Ayurveda. Und bei uns im Abendland formulierte schließlich Hippokrates, der „Vater“ unserer Medizin den Spruch: „*Lasst eure Nahrungsmittel Arznei und eure Arznei Nahrungsmittel sein*“.

Natürlich wird heute dem Thema Ernährung breiter Raum geschenkt, doch es geht primär um Kalorien oder um Theorien, was man nicht essen soll und was doch. Gleichzeitig ernähren sich die Menschen immer ungesünder und ebenso gleichzeitig sinkt die Qualität der Nahrungsmittel durch Genmanipulation oder eigenartige Zuchtziele wie „Anti-Matsch-Tomaten“. Der Qualitätsverlust, der aus ehemaligen Lebensmitteln bloße Nahrungsmittel macht, wird wettgemacht, indem man ihnen besondere Wirkstoffe zusetzt. Functional Food nennt sich das, wenn Margarine zur Senkung des Cholesterinspiegels mit speziellen ungesättigten Fettsäuren versetzt wird oder wenn Probiotika, also mit Extra-Bakterien versetzte Milchgetränke, zur Stärkung des Immunsystems angeboten werden. Es scheint so, dass natürliche Lebensmittel nicht gesund genug seien.

Dabei hat man in den letzten Jahren die Inhaltsstoffe vor allem unserer pflanzlichen Lebensmittel intensiv untersucht und neben Vitaminen, Mineralstoffen, Spurenelementen und Enzymen eine Fülle an sogenannten sekundären Pflanzenstoffen gefunden. Farbstoffe, scharfe Glucosinolate und Phytoöstrogene, sie alle machen aus unserem Obst und Gemüse wahre Heilmittel, womit sie den Anspruch von Hippokrates erfüllen, dass unsere Lebensmittel auch Heilmittel sein sollen. Bei den Gewürzen stellt sich diese Frage ohnehin nicht, sind sie doch schon seit ewigen Zeiten nicht nur zur aromatischen Verbesserung der Speisen, sondern immer auch als Heilmittel verwendet worden.

Seit vielen Jahren ist es für mich selbstverständlich, nicht zwischen Heilpflanzen und pflanzlichen Lebensmitteln zu trennen und daher erzähle ich immer in meinen Heilpflanzenlehrgängen auch über die Heilkraft und Gesundheitswirkung von Obst und Gemüse. Immer umfangreicher wurde das Material, das ich dazu sammelte und so sind nun zwei Bücher daraus entstanden. Der erste Band erzählt über die Heilkraft der Gewürzkräuter und Gewürze sowie der essbaren Wildkräuter und der zweite über Gemüse, Obst, Wildfrüchte bis hin zu den Pilzen.

Im Mittelpunkt der Bücher steht also die Heilkraft der essbaren und würzenden Pflanzen, aufbereitet mit Geschichten über Verwendung in früheren Zeiten und von berühmten Heilkundigen wie Hildegard von Bingen oder Paracelsus. Neueste Erkenntnisse über Inhaltsstoffe sind ebenso nachzulesen wie Ratschläge zu therapeutischer Nutzung, wobei dabei auch auf Anwendungen in alternativen Heilsystemen wie Aromatherapie, Bach-Blütentherapie etc. hingewiesen wird.

Die Bücher sind keine Kochbücher, auch wenn etliche meiner Lieblingsrezepte nachzulesen sind, und sie sind auch keine Gartenbücher, wenn auch in manchen Fällen Ratschläge zu passender Kultur zu finden sind. In erster Linie möchte ich mit diesen Büchern vermitteln, dass nicht nur „bittere Arznei“ unsere Gesundheit erhalten kann, sondern dass Medizin sehr schmackhaft sein kann.

Miriam Wiegele
Weiden bei Rechnitz, Februar 2009

Wege des Heilens

So viele unterschiedliche Heilverfahren es gibt, ebenso viele Möglichkeiten gibt es, Heilpflanzen therapeutisch einzusetzen. Je nach Aufbereitung können die Pflanzen dann unterschiedlich wirken. In der Phytotherapie geht man von der Wirkung der Inhaltsstoffe der Pflanzen aus, wohingegen in einer homöopathischen Aufbereitung die „immateriellen" Kräfte der Pflanzen, sozusagen die Information über die Wirkung der Pflanzen wesentlich ist. In der Traditionellen Abendländischen Medizin schließt man vom Wesen und der Signatur der Pflanze auf ihre Wirkung. Es gibt also viele Wege des Heilens mit Pflanzen.

Die **Orthomolekularmedizin** (*orthos*, griech. richtig, angemessen, *moles*, lat. Masse, *molecula*, kleine Masse) ist die Lehre von der Verabreichung lebenswichtiger Mikronährstoffe in der richtigen Menge. Die meisten dieser Stoffe können vom Körper nicht selber gebildet und müssen daher zugeführt werden. Die Orthomolekularmedizin erforscht, welche Vitamine, Mineralstoffe, Spurenelemente, Aminosäuren, Fettsäuren oder Enzyme notwendig sind, damit der Mensch funktioniert. Bekannt geworden ist die Orthomolekularmedizin durch den Nobelpreisträger Linus Pauling, der meinte, dass man mit solchen hochdosierten Mikronährstoffen, die üblicherweise in Form fertiger Präparate angewendet werden, gestörte Körperfunktionen regulieren kann. All diese Mikronährstoffe sind aber auch in unseren essbaren und würzenden Pflanzen enthalten. Pflanzen genussvoll zu essen, ist daher auch „Orthomolekularmedizin".

Unter **Phytotherapie** (griech. *phytos*, Pflanze) versteht man die Behandlung von Krankheiten mit Pflanzen. Verwendet werden dabei jene Pflanzenteile, in denen therapeutisch wirksame Inhaltsstoffe vorkommen. Diese Pflanzenteile können entweder als Tee, Tinktur oder Salbe aufbereitet werden. Im Mittelpunkt der Phytotherapie steht dabei die Wirkung der Inhaltsstoffe, die Pflanze selber ist nur der „Behälter" dieser Wirkstoffe. Fast alle Gewürzkräuter und Gewürze wurden traditionell als Heilpflanzen genutzt. Heute steht auch eine Fülle neuer wissenschaftlicher Erkenntnisse über die Wirkung der würzenden Pflanzen zur Verfügung, die zeigen, dass deren Indikationsgebiete erweitert werden können.

Die Phytotherapie ist vom Wirkungsprinzip her eine **Allopathie** (griech. *allos*, anders, verschieden, *pathos*, Leiden). Damit wird ausgedrückt, dass es sich um eine Heilmethode handelt, bei der eine Krankheit mit einem „Gegenmittel" behandelt wird. Thymian enthält antibakteriell und krampflösend wirkende ätherische Öle und wird gegen Husten eingesetzt. Knoblauch enthält Allicin, das eine gefäßerweiternde Wirkung auf die peripheren Gefäße bringt und sich positiv auf den Cholesterinspiegel auswirkt; er wird daher gegen Arteriosklerose eingesetzt. Allopathisch arbeitet auch die Schulmedizin, der Unterschied liegt nur in den Mitteln. Sie gibt gegen Husten Antibiotika und gegen Arteriosklerose cholesterinsenkende Statine.

Anders arbeitet die **Homöopathie** (griech. *homoios*, ähnlich; *pathos*, Leiden), nämlich nach dem Ähnlichkeitsprinzip. Das heißt, dass man Krankheiten heilen kann, wenn man ein Arzneimittel einsetzt, das bei einem Gesunden ein Symptom hervorruft. In einer speziellen Aufbereitung, die man Potenzieren nennt, hilft dieses Mittel dann bei einem Kranken, wenn er ähnliche Symptome aufweist. Um dies verständlich zu machen, ist das beste Beispiel die Zwiebel. Beim Schneiden der frischen Zwiebel beginnen die Augen zu brennen und die Nase beginnt zu rinnen. Hat man Schnupfen mit ähnlichen Symptomen, dann hilft Cepa in homöopathischer Potenz schnell und verlässlich. In der Homöopathie geht es also nicht um Inhaltsstoffe, da beim Potenzieren, das sind Verdünnungsschritte durch Verschütteln, ab einer Potenz von D 23 keine Inhaltsstoffe mehr enthalten sind. Das Wirkungsprinzip der Homöopathie beruht auf der Information über das Arzneimittel. Bei einigen der im Buch besprochenen Pflanzen ist auch die Anwendung als homöopathisches Mittel sinnvoll, zum Beispiel Sambucus (Blätter und Blüten vom Holunder) gegen ödematöse Schwellungen der Nasenschleimhaut wie beim Säuglingsschnupfen.

Die **Aromatherapie** ist eine Heilform, die der Phytotherapie sehr nahe steht, es geht nämlich um die Anwendung der ätherischen Öle von Pflanzen. Diese haben so wie andere Wirkstoffe eine physiologische Wirkung auf den Organismus, zum Beispiel antibakteriell, durchblutungsfördernd, hormonell anregend etc. Dazu kommt aber bei der Anwendung auch noch eine starke Duftwirkung

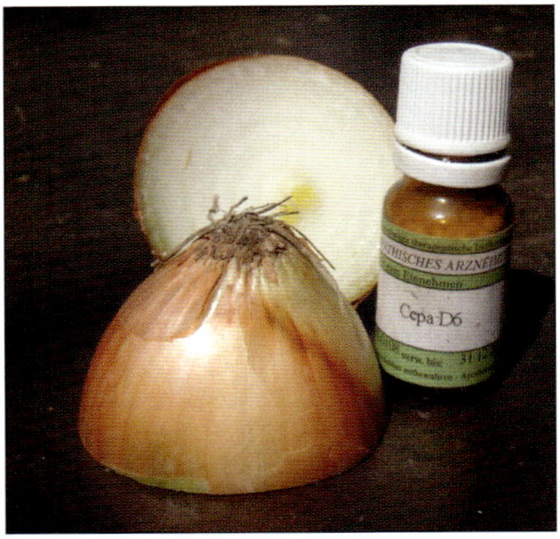

Cepa, die Zwiebel, hilft homöopathisch potenziert gegen Schnupfen

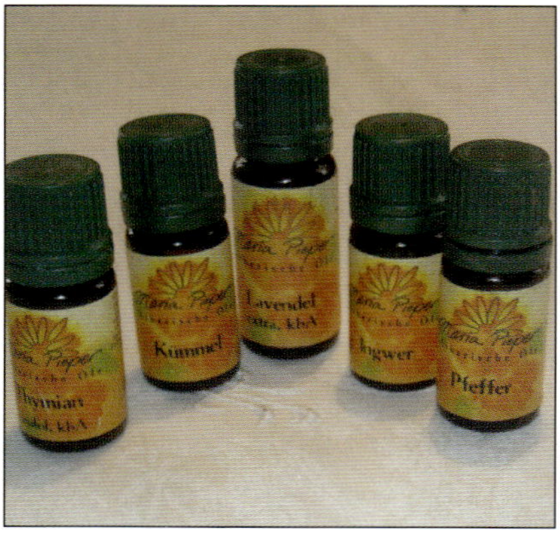

Der Duft in der Flasche für die Aromatherapie

auf das Limbische System im Gehirn, also auf das emotionelle Zentrum. Düfte können beruhigend, stimmungsaufhellend, aphrodisierend oder psychisch stabilisierend sein. Da bei allen Erkrankungen auch ein psychosomatisches Muster dahinter steckt, erfüllt die Aromatherapie den Anspruch, Körper und Seele zu heilen. Alle Gewürzkräuter und Gewürze können auch als reines ätherisches Öl in der Aromatherapie angewendet werden.

Die **Bach-Blütentherapie** ist nach dem englischen Arzt Edward Bach benannt. Er erkannte, dass Krankheiten Ausdruck und Folge negativer Seelenzustände sind. Er war der Meinung, dass jeder Mensch ein ihm zugrunde liegendes Seelenkonzept hat, und wenn dieses sich ins Negative verkehrt, können daraus Krankheiten resultieren. Edward Bach erkannte, dass bestimmte Pflanzen auf der Basis ihrer Ausstrahlung, ihres Wesens, helfen können, diese seelischen Disharmonien auszugleichen. Sweet Chestnut sind die Blüten der Maroni und mit ihrer kerzenähnlichen Signatur bringen sie Licht in die tiefste Verzweiflung.

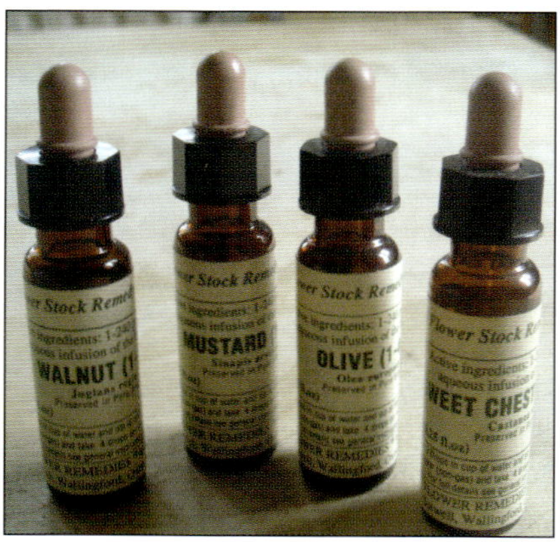

Bachblütenessenzen helfen seelisch ausgleichen

Gemmotherapie nennt man die Verwendung der Knospen (*gemma*, lat. Knospe) von Bäumen und Sträuchern. Die Gemmotherapie ist insofern etwas Besonderes, da in diesen Knospen chemische Stoffe enthalten sind, die als Reparaturmechanismen bewirken, dass die Pflanze Jahr für Jahr den gleichen Wuchs hat und nicht plötzlich z. B. Krüppelwuchs entwickelt. Beim Menschen können sie ebenfalls als „Reparaturarznei" wirken, so zum Beispiel die Knospen der Schwarzen Ribisel, die gegen Allergien hilft oder die Sprossen der Himbeerblätter gegen Menstruationsprobleme.

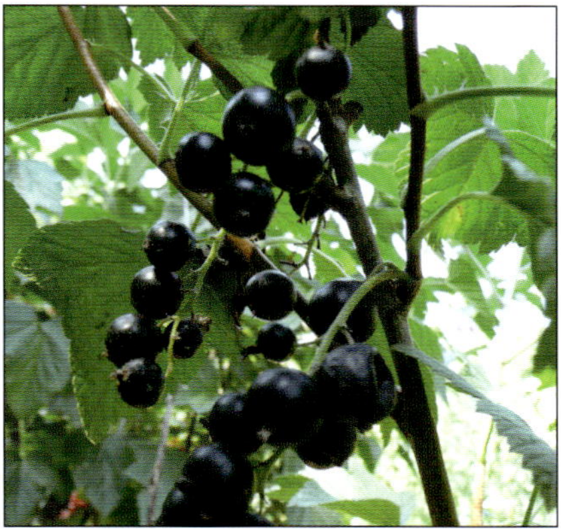

Die Knospen der Schwarzen Ribisel (Johannisbeere) helfen bei Allergien

Alle traditionellen Heilmethoden, egal ob TAM (**Traditionelle Abendländische Medizin), Ayurveda** oder TCM **(Traditionelle Chinesische Medizin)** haben etwas gemeinsam, nämlich das Grundprinzip der analogen Zuordnungen. Das Denken früherer Zeiten könnte man als ein „senkrechtes" Denken bezeichnen, als ein Denken in Begriffsketten, die funktionelle Zusammenhänge erkennen und begreifen lassen. Naturwissenschaftliches Denken ist ein kausales Denken. Beispiel: Elefant, Vogel, Ameise, der kausale Zusammenhang ist klar – es handelt sich um Tiere. Senkrechtes Denken ist analoges Denken, bei dem bestimmten Urprinzipien, aus denen unser Sein aufgebaut ist, entsprechende Qualitäten zugeordnet werden. Diese Grundprinzipien sind die vier Elemente, sozusagen die vier Wurzeln, aus denen sich alles aufbaut, was das Leben betrifft. Feuer, Wasser, Erde und Luft finden sich in der gesamten Natur und natürlich auch im Menschen.

Paracelsus brachte ein anderes Ordnungssystem in die TAM, nämlich alle Erscheinungen der Natur nach Planetenprinzipien zu ordnen.

Die Signaturlehre nach den Planetenprinzipien

Die sieben Planetenkräfte darf man sich nicht materiell vorstellen, es handelt sich um sieben Urprinzipien, die im Menschen, in den Tieren, den Pflanzen, den Metallen, also in allem, was die Natur ausmacht, zu finden sind. Jedem Planetenprinzip sind bestimmte Pflanzen zuzuordnen, die heilend und ordnend wirken können, wenn in den Körperprinzipien, die den Planeten entsprechen, etwas aus dem Gleichgewicht gerät. Es ist zum besseren Verständnis all der würzenden und essbaren Pflanzen sehr hilfreich, zu erkennen, ob sie flüssigkeitsbewegende Mondpflanzen oder harmonisierende Venuspflanzen sind.

Das **Mondprinzip** regiert das Flüssige im Körper, die Lymphe, die Hormone und die Haut (eine Hautzelle lebt 28 Tage). Mondpflanzen blühen weißlich wie der Holunder oder der Weißdorn, haben oft betörende Düfte wie die Vanille. Pflanzen, die einen Bezug zum Wasser haben wie der Reis oder die Algen, zeigen das Mondprinzip ebenso wie Pflanzen mit Milchsaft (Mohn, Kopfsalat) und die Nachtschattengewächse wie die Erdäpfel.

Das **Merkurprinzip** regiert alles Bewegliche im Körper (Nerven) und die Kommunikationsorgane wie die Lunge. Schnell sprießende und kletternde Pflanzen wie der Hopfen oder die Bohnen zählen zum Merkur ebenso wie Pflanzen mit bläulichen Blüten (z. B. Lavendel), „luftige" Pflanzen wie die Doldenblütler, zu denen viele unserer Gewürze zählen (Fenchel, Kümmel, Kerbel etc.) oder mit luftiger Erscheinung wie der Hafer oder die Hirse.

Das **Venusprinzip** regiert die weiblichen Organe und die paarigen Nieren. Venuspflanzen sind die Rosen und alle Pflanzen mit süßem Duft wie die Lindenblüten. Der süße Geschmack vieler Früchte wie der Erdbeeren, Kirschen, Marillen (die meisten Obstarten zählen zu den Rosengewächsen) oder der Südfrüchte wie Orangen und Mandarinen zeigt das Venusprinzip. Der Apfel ist mit seiner harmonischen Form (die Kugel ist das Prinzip der Vollkommenheit), seinem Duft und Geschmack die Venuspflanze schlechthin ebenso wie der Frauenmantel, dessen lichtgrüne Blätter das Venusprinzip zeigen wie auch die Melisse. Rosa Blüten und samtige Blätter wie beim Eibisch zeigen ebenfalls das Venusprinzip wie der Granatapfel mit seinen vielen Samen.

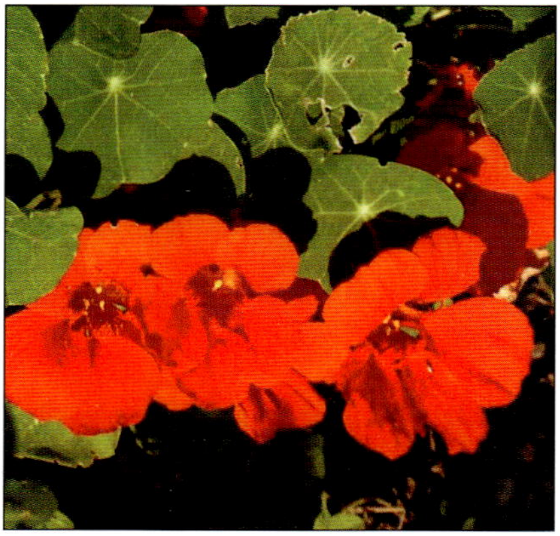

Die Kapuzinerkresse, scharfe Blätter und rote Blüten

Das **Sonnenprinzip** zeigt sich im Herz und hilft, „beherzt" durchs Leben zu gehen. Goldgelbe Blüten wie beim Johanniskraut oder solche, die sich nach der Sonne drehen wie die Sonnenblumen oder die Topinambur, zeigen Sonnenprinzip ebenso wie solche mit aufrechter Gestalt (Weizen, Dinkel). In den feurig-würzigen Aromen vieler Gewürze (Rosmarin, Thymian, aber auch Zimt, Gewürznelken etc.) zeigt sich ebenfalls das Sonnenprinzip.

Das **Marsprinzip** regiert die Vitalität, das Immunsystem, den Kreislauf, die Gallenfunktion und die Männlichkeit. Marspflanzen sind „kriegerisch" wie die Brennnessel und die Gerste oder stachelig wie der Sanddorn. Die Farbe Rot gehört zum Mars und damit der Rote Sonnenhut und auch alle scharf schmeckenden Pflanzen wie Senf, Ingwer, Kren und überhaupt alle Gemüsearten, die zu den Kreuzblütlern zählen. Die Kapuzinerkresse mit ihren roten Blüten und dem scharfen Geschmack ist ebenfalls ein typische Marspflanze, die das Immunsystem anregen kann. Viele Marspflanzen sind übrigens sehr eisenreich (Brennnessel, Sanddorn).

Das **Jupiterprinzip** regiert alles, was Weisheit und Weitsicht bedeutet. Die Verwirklichung des Jupiterprinzips ermöglicht es dem Menschen, sein Leben „im Griff" zu haben. Die Leber ist das Jupiterorgan und alle majestätischen Bäume wie die Eiche zeigen Jupiterprinzipien. Bäume, die Ölfrüchte entwickeln (Olive) oder Nüsse und andere Früchte tragen (Walnuss, Edelkastanie, auch Rosskastanie) zählen zum Jupiter ebenso wie Pflanzen mit hohem aufrechten Wuchs wie die Artischocke oder die Engelwurz. Das Gelb des Jupiters zeigt sich im Löwenzahn und herb-würzige Pflanzen wie Lorbeer oder Galgant zählen auch zu den Jupiterpflanzen.

Das **Saturnprinzip** (Saturn wird als Hüter der Schwelle bezeichnet) begegnet uns im Winter, der Farbe Grau, aber auch dunklem Violett und Schwarz und im Körper präsentiert er die verdichtende, verfestigende Kraft vor allem in der Wirbelsäule und den Knochen. Pflanzen wie der Bambus oder der Schachtelhalm und auch der Mais zeigen diese verfestigende Kraft in ihrem hohen Kieselsäuregehalt. Pflanzen mit dunkelgrünen Blättern wie der Spinat oder grauen Blättern und bitterem Geschmack wie der Beifuß und der Wermut zeigen den Saturn so wie auch alle immergrünen Pflanzen (Nadelhölzer, Efeu).

Außereuropäische Heilmethoden

Im **Ayurveda** sagt man, alles, was den Makrokosmos und auch den Mikrokosmos, also uns Menschen ausmacht, ist aus fünf Elementen entstanden und zusammengesetzt: Äther – Luft – Feuer – Wasser – Erde. Alles ist aus dem Schoß dieser fünf Elemente hervorgegangen, die sozusagen die Manifestation der kosmischen Energie sind und das Ziel des Ayurveda ist, jeden Menschen so weit zu bringen, dass er in harmonischer Beziehung zu diesem kosmischen Bewusstsein steht. Je nachdem, wie die Elementprinzipien im Menschen verteilt sind, hat man unterschiedliche Grundkonstitutionen: Vata (Luft), Pitta (Feuer) oder Kapha (Erde) und die Kenntnis, welcher Typ man ist, wird dazu genutzt, Ratschläge zu geben, wer welche Gewürze und Nahrungsmittel bevorzugen und welche meiden sollte.

In der **TCM** versteht man die Elemente als Wandlungsphasen. Diese werden als Holz-Feuer-Erde-Metall und Wasser bezeichnet und das dynamische System dieser Wandlungsphasen zeigt, wie eine Wandlungsphase, beispielsweise Wasser die darauffolgende, nämlich Holz fördert, denn ohne Wasser gibt es kein Holz. Die wichtigste Erkenntnis der TCM ist aber, wie uns die analogen Zuordnungen

(z. B. zu Holz gehört die Geschmacksrichtung sauer, die Farbe grün, die Jahreszeit Frühling und die Leber/Gallenmeridiane) helfen können, zu erkennen, welche der Jahreszeit entsprechenden Nahrungsmittel man essen soll. Also im Frühling sollte man viel Grünes, sprich Wildkräuter, zu sauren Suppen verarbeiten, um der Leber zu einem guten Energiezustand zu verhelfen. Die TCM lehrt uns daher auch, wieder richtig „in der Zeit zu leben".

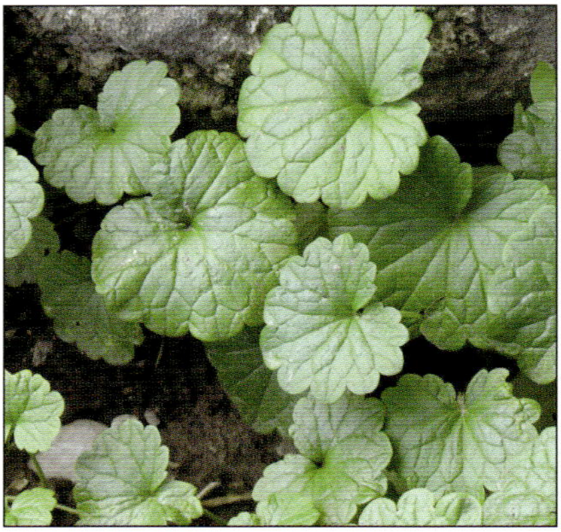

Wildkräutersuppen, z.B. mit Gundelrebenblättern, im Frühjahr liefern Leberenergie

Das ABC der gesunden Inhaltsstoffe

Jede Pflanze ist aus einer großen Menge von verschiedenen Stoffen aufgebaut. Ein Teil dieser Substanzen wie Zellulose oder die holzartigen Lignine bildet die festen Strukturen des Pflanzenkörpers. Andere Stoffe beteiligen sich an der Bildung weicherer Strukturen, das sind die Kohlenhydrate, Eiweiße und Fette. Diese sind auch die wichtigsten Aufbaustoffe für die Ernährung des Menschen. Daneben gibt es eine große Menge von Verbindungen wie Säuren, Vitamine und Mineralstoffe, Spurenelemente, die im Zellsaft gelöst und auch von Bedeutung für unsere Ernährung sind. Alle diese Stoffe finden sich – zwar in sehr unterschiedlichen Quantitäten und Qualitäten – in allen Pflanzen. Man spricht dabei von den Primärstoffen, weil sie im Primärstoffwechsel gebildet werden, der bei allen Pflanzen identisch ist.

Die Sekundärstoffe sind dagegen Stoffe, die für bestimmte Pflanzenarten spezifisch sind. Zu diesen Stoffen gehören zum Beispiel viele bioaktive Pflanzenstoffe wie Flavonoide, Glucosinolate und ätherische Öle, Gerbstoffe und noch viele andere Wirkstoffe. Diese Stoffe können pharmakologische Wirkungen haben, das heißt, sie können bestimmte Funktionen in unserem Organismus beeinflussen. Dies sind also die Wirkstoffe, die aus den Pflanzen Heilpflanzen machen.

Der Gesundheitswert oder die Heilkraft von Pflanzen ergibt sich aus der Zusammensetzung der Inhaltsstoffe. Die Wirkstoffe könnte man vielleicht mit Tönen vergleichen. Das „Orchester" der pflanzlichen Inhaltsstoffe ergibt sich also nicht nur aus ihrer Summe, sondern je nachdem, wie sie zusammenwirken. Dennoch sollte man über die Wirkungen der Vitamine, Mineralstoffe und Spurenelemente Bescheid wissen, um den Gesundheitswert und die Heilkraft all der essbaren und würzenden Pflanzen beurteilen zu können.

Was sind Vitamine?

Vitamine (*vita*, lat. Leben) sind lebensnotwendige organische Verbindungen, die in kleinen Mengen benötigt werden. Sie sind für den Menschen essentielle Nährstoffe, die der Körper nicht selber synthetisieren kann und die daher zugeführt werden müssen (mit wenigen Ausnahmen wie Vitamin D, das mit Hilfe der Sonnenstrahlung gebildet werden kann).

Kommt es zu einer Mangelzufuhr bestimmter Vitamine, könnten daraus Krankheiten resultieren. Allerdings schützt sich der Körper dagegen, indem er körpereigene Speicher anlegt, aus denen er sich in Notzeiten mit Vitaminen versorgen kann. Aber die Speicherzeiten sind sehr unterschiedlich. Bei Thiamin (B1) sind es nur zwei Wochen, die genügen, dass der Organismus ohne Nachschub verarmt, dagegen reicht der Vorrat von Cobalamin (B_{12}) rund 5 Jahre, bis Mangelerscheinungen auftreten. Während es Vitaminüberdosierungen durch Nahrung nicht gibt, könnte es bei ständiger Zufuhr von Multivitaminpräparaten in einigen Fällen zu einer Überversorgung kommen, wobei im besten Fall das Zuviel an Vitamin wieder ausgeschieden wird.

Fettlösliche und wasserlösliche Vitamine

Jedes Vitamin hat seine ganz individuellen Aufgaben im menschlichen Organismus und auch seine ganz speziellen Eigenschaften und Wirkungen. Gemeinsam haben sie die Unterteilung in zwei große Gruppen:

- Die fettlöslichen, das sind die Vitamine A, D, E und K. Diese finden sich in der Natur ausschließlich in Fetten gelöst, das heißt, eine extrem fettarme Ernährung könnte zu Vitaminmangelkrankheiten führen. Da der Körper aber recht gute Reserven an diesen Vitaminen anlegt, müssen sie nicht täglich mit der Nahrung zugeführt werden.
- Die wasserlöslichen, also sämtliche B-Vitamine und das Vitamin C. Diese sollten dagegen jeden Tag in dem, was wir essen, enthalten sein.

Außerdem gibt es noch eine ganze Reihe vitaminähnlicher Stoffe, die heute nicht mehr als Vitamine im eigentlichen Sinn anerkannt sind, obwohl auch sie wichtige Funktionen erfüllen. Zu ihnen gehören zum Beispiel:

- die Orotsäure (früher B_{13}), die in der Milch enthalten ist und in allen Zellen gebildet werden kann. Sie schützt das Herz und beugt der Arteriosklerose vor.
- das Rutin (früher Vitamin P), ein wichtiges Bioflavonoid, das die Gefäße stärkt und antioxidativ wirksam ist. Es kommt unter anderem in Roten Rüben, Kirschen, Himbeeren, Weinblättern und im weißen Fleisch der Zitrusfrüchte vor.

KURZES VITAMIN-ABC

Fettlösliche Vitamine

A (Retinol): Wichtig für Zellen der Netzhaut, für Haut und Schleimhäute, auch für Schilddrüse und Hormonbildung bei Mann und Frau.

Vorkommen: Vitamin A kommt in seiner aktiven Form nur in tierischer Nahrung vor (Lebertran, Fische, Leber, Milch, Butter, Käse, Eidotter). Als Provitamin in Form von Carotinoiden ist es weit verbreitet in allen grünen, gelben und orangen Früchten und Gemüsen (z. B. Karotten, Orangen, Kürbis, Tomaten, auch im Spinat, Brokkoli etc.). Extrem reich an Provitamin A sind Wildkräuter wie Brennnessel, Vogelmiere, Giersch etc.

Mangelzustände: Selten, ein Frühsymptom Nachtblindheit.

Achtung: Ein Zuviel an Vitamin A (über Nahrung praktisch unmöglich) führt zu einer Schädigung der Leber. Ein Zuviel während der Schwangerschaft kann zu Entwicklungsstörungen beim Embryo führen.

D (Calciferol): D ist das „Sonnenschein-Vitamin", weil es unter Einwirkung von UV-Strahlen des Sonnenlichts unter der Haut aus einer Form von Cholesterin gebildet wird. Wichtig für Resorption von Kalzium aus der Nahrung und Einbau in Knochen, außerdem für Zähne, Sehnen und Bänder.

Vorkommen: Lebertran, Fettfische wie Aal, Makrelen etc., auch in Eigelb, Butter, Käse, Milch. Als Provitamin Ergosterin in Weizenkeimöl, Pilzen, Nüssen, Sonnenblumenkernen.

Mangelzustände: Rachitis, Osteoporose.

Achtung: Vitamin D-Gaben müssen sehr genau dosiert werden, ein Zuviel führt zu erhöhten Kalziumspiegeln, dies äußert sich in Verwirrtheit bis hin zu Herzrhythmusstörungen.

E (Tokopherol): Antioxidations-Vitamin, wirkt als Schutzstoff bei unzähligen biochemischen Vorgängen in Zellen und Zellwänden, bewahrt sie vor Zerstörung. Unterstützt die Bildung von Vitamin A, Enzymen und Hormonen im Körper.

Vorkommen: In Spuren praktisch in allen Lebensmitteln, sprich Fleisch, Fisch,

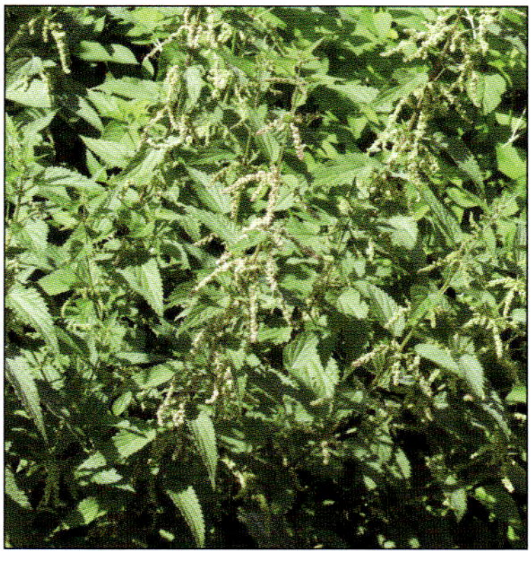

Brennnesselsamen sind Vitamin E- Lieferanten

Eidotter, Butter, vor allem in Form von kalt gepressten Pflanzenölen (Olivenöl, Soja, Weizenkeimöl), in Hafer, Nüssen und vielen Gemüsen. Besonders reich an sämtlichen Tokopherolen sind die Brennnesselsamen.
Mangelzustände: Könnten bei hoher Zufuhr an ungesättigten Fettsäuren, wie sie in manchen Margarinen enthalten sind, auftreten, da dann die Vitamin-E-Zufuhr erhöht werden muss.

K (Phyllochinon): Kann vom Körper selber gebildet werden, wichtig für die Blutgerinnung, ist am Einbau von Kalzium und Vitamin D in den Knochen beteiligt, also auch für Osteoporose-Schutz, Bedeutung für normale Leberfunktion.
Vorkommen: Alle Kohlarten und dunkelgrünen Gemüse (Spinat, Mangold, Vogerlsalat etc.), in Hülsenfrüchten, Milch, Butter, auch in Fleisch und Fisch.
Mangelzustände: Äußern sich in Verlängerung der Blutgerinnungszeit, können nach Antibiotikagaben auftreten.

Wasserlösliche Vitamine

Vitamin-B-Komplex

Sie versorgen in ihrer Gesamtheit den Körper mit Energie, verwandeln Kohlehydrate in Glukose und sind lebenswichtig am Fett- und Eiweißstoffwechsel beteiligt. Alle B-Vitamine sind unersetzlich für Gehirn und Nerven, sie helfen Schmerzen lindern, ohne sie gibt es keine geregelte Verdauung und nur mit ihnen sind Haut, Haare, Augen, Leber und rote Blutkörperchen gesund. In Stresssituationen ist der Bedarf an B-Vitaminen besonders hoch.

B1 (Thiamin): Auch „Gute-Laune-Vitamin“ genannt, weil es unentbehrlich für Gehirn, Nerven und Muskeln ist, spielt eine Rolle für die Arbeit des Herzmuskels und für die Bildung der roten Blutkörperchen.
Vorkommen: Im Getreide (Haferflocken, Naturreis), Nüssen, Kartoffeln, Bierhefe, Fleisch, vor allem Geflügel, Milch, Eigelb.
Mangelzustände: Müdigkeit, Nervosität, Neigung zu Infektionen, also alle „Zivilisationskrankheiten“.

B2 (Riboflavin): Energie- und Hautvitamin, Bestandteil von 60 Enzymen, also wichtig für gesamten Stoffwechsel, die Zellatmung und den Wasserhaushalt des Körpers, für den roten Blutfarbstoff und die Eisenverwertung.
Vorkommen: Rindfleisch, Geflügel, Milch, Käse, Bierhefe, Erbsen, Bohnen, Kartoffeln, Karotten, Äpfel, Zitrusfrüchte.
Mangelzustände: Lichtempfindlichkeit, Schlaflosigkeit, Hautausschläge.

Niacin (früher B3): „Zündkerze“ für den Stoffwechsel, wichtig für die geistige Gesundheit, die gesunde Haut, den Geschmacksinn, die Elastizität von Schleimhäuten und Gewebe.
Vorkommen: Tryptophanreiche Nahrung wie Fleisch, Geflügel, Hühnerleber, Fische, Wild, Milch und deren Produkte, Eier, alle Getreide (außer Mais), Hülsenfrüchte, Champignons, Kartoffel, Spinat.
Mangelzustände: Muskelschwäche, große Müdigkeit, Hautirritationen, zitternde Hände, starke Nervosität.

Pantothensäure (früher B5) „Antistressvitamin“, sorgt in Stresssituationen für ausreichende Produktion von Cortison, wichtig für viele Hirnfunktionen.
Vorkommen: Innereien, Geflügel, Fleisch, Fisch, Milch, Kartoffeln, Erbsen und Bohnen, Brokkoli, Spinat, Bierhefe, vor allem alle Vollkornprodukte.
Mangelzustände: Zu hohe Stressempfindlichkeit, Depressionen, Kopfschmerzen, „brennende“ Füße, Wadenkrämpfe.

B6 (Pyridoxin): Hilft bei der Versorgung der Leber und Muskeln mit Glykogen, Aufnahme von Eisen aus Nahrung, wichtig für Thymusdrüse und somit Immunsystem, sorgt für die Verwertung von Magnesium und Zink.
Vorkommen: Vollwertige Nahrung, in allen grünen Pflanzen, im Rind- und Schweinefleisch, Fisch, Milch, in Kartoffeln, Hülsenfrüchten, auch in Bananen, Rosinen, Feigen.
Mangelzustände: Können bei Einnahme der Antibabypille auftreten, Entzündungen der Mundschleimhaut, eingerissene Mundwinkel, bis hin zu Nervosität.

Biotin: Wurde früher Vitamin H = Haut, genannt, wichtig für die Haut, Schleimhäute, Haare und Leber.
Vorkommen: Bierhefe, Innereien, Fisch, Eier, Milch, Käse, Vollreis, grüne Blattgemüse, Hülsenfrüchte.
Mangelzustände: Nach längerer Einnahme von Antibiotika und Abführmitteln, Muskelschwäche, Haarausfall, Hautentzündungen.

Folsäure: „Anti-Anämie-Vitamin“, wichtig für die Reifung der roten Blutkörperchen, für Zellteilung und Zellneubildung, vor allem in der Schwangerschaft
Vorkommen: Weizenkeime, Bierhefe, Leber, mageres Fleisch, Milch, Käse, dunkelgrüne Gemüse, Hülsenfrüchte, Zitrusfrüchte.
Mangelzustände: Folsäuremangel kann das Herzinfarktrisiko erhöhen, da Folsäure einen hohen Homozysteinspiegel im Blut unschädlich machen kann. Mangel bei Schwangeren führt zur Spina bifida („offener Rücken“, Neuralrohrdefekt).

B12 (Cobalamin): Wichtig für Bildung der roten Blutkörperchen und Blutfarbstoff, für den Stoffwechsel der Nervenzellen, Bildung von Serotonin.
Vorkommen: Fleisch, Innereien, Fisch, Milch, Käse, in Pflanzennahrung nur in Spuren, in Sojaprodukten (Miso) und Bierhefe.
Mangelzustände: Anämie, Nervenstörungen bis hin zu Lähmungen.

C (Ascorbinsäure): Brauchen wir für Aufbau von Haut, Gewebe, Knorpel, Knochen, Bänder, Gefäße, hat Reparaturcharakter, hilft bei Wundheilung und ist beteiligt bei der Bildung bestimmter Abwehrzellen, schützt die Körperzellen vor Zerstörung durch die Freien Radikale, ist beteiligt an der Bildung bestimmter Hormone und hat möglicherweise Krebsschutzwirkung.
Vorkommen: Vor allem in Obst, Zitrusfrüchten, Beerenobst, auch in Gemüse, auch Kartoffel, Sauerkraut, Gemüsepaprika; den höchsten Gehalt an Vitamin C haben Wildkräuter und Wildfrüchte wie Sanddorn.
Mangelzustände: Zahnfleischbluten, Neigung zu Blutergüssen, schlecht heilende Wunden, überhaupt deutliche Störungen im allgemeinen Wohlbefinden.
Achtung: Vitamin C ist hochempfindlich gegen Hitze, Luftsauerstoff, helles Licht, Wasser und langes Lagern.

Mineralstoffe und Spurenelemente

Mineralstoffe sind für unsere geistige und körperliche Gesundheit genau so lebenswichtig wie die Vitamine, mit denen sie eng zusammenarbeiten. Vitamine erzielen ihre segensreiche Wirkung im Organismus so gut wie immer in engstem Zusammenspiel mit den Mineralstoffen und Spurenelementen. Kein noch so genialer Biochemiker hätte erdenken können, wie die Natur Vitamine und Mineralstoffe in einem optimalen Verhältnis vor allem in den Pflanzen vorkommen lässt. Die beste Quelle für diese Zündstoffe des Organismus sind daher unsere pflanzlichen Lebensmittel, also Gemüse und Obst.

Die Zwerge mit der Riesenkraft

Sie kommen im Körper in jeder einzelnen Zelle vor, alle Gewebe und Körperflüssigkeiten enthalten unterschiedliche Mengen an Mineralien. Sie sind Bestandteil von Knochen und Zähnen, Bindegewebe, Muskeln und Nervenzellen. Dennoch machen sie nur knapp fünf Prozent unseres Körpergewichts aus. Folgende Elemente stecken im Körper:

Kalzium 1000–1500 g
Phosphor 700–860 g
Schwefel 135–300 g
Kalium 140–180 g
Chlor 74–80 g
Natrium 64–100 g
Magnesium 225–35 g

Diese Mineralstoffe nennt man Mengenelemente. Wenn der Mensch weniger als 10 mg am Tag benötigt und auch nur kleine Mengen in sich trägt, spricht die Wissenschaft von Spurenelementen. Manche werden nur in Mikrogramm-Tagesrationen gebraucht. Spurenelemente hat der Körper nur in allerkleinsten Rationen vorrätig, sie müssen also ständig ersetzt werden. Ihr Gesamtgewicht ergibt nur etwa 10g, allerhöchstens 0,005 Prozent des ganzen Körpergewichts.

Beispiele:
Eisen 4,5–5,5 g
Zink 2–3g
Selen 0,01–0,015 g

Baustoffe und Impulsgeber

Auch nach ihren Aufgaben lassen sie sich einteilen. Die Mengenelemente sind vor allem als Baustoffe tätig, zum Beispiel für Knochen und Zähne. Die Spurenelemente dagegen haben eine lebenswichtige Rolle als Impulsgeber, als „Starter" für Enzyme und auch Hormone. Fehlt auch nur eines der Spurenelemente, das ein Enzym zur Erfüllung seiner Aufgabe braucht, dann gerät seine Aktivität ins Stocken.

Die Aufgaben der Mineralstoffe

In gelöster Form nennt man sie Elektrolyte und sie sind verantwortlich für die Physik und Chemie in unseren Körperflüssigkeiten und Zellen. Sie sorgen unter anderem für die Elektrizität, die unsere „Batterie" immer wieder auflädt, versorgen die Reizleitungen der Körperströme, die zuständig sind für Verdauung und Stoffwechsel, für den osmotischen Austausch zwischen Lymphe, Blut und Zellen. Sie sind das „Vehikel" für den Transport des Sauerstoffes, von dem alles Leben abhängt. Zusammen mit den Vitaminen sind die Mineralstoffe notwendig für die Bildung der Neurotransmitter, den Botenstoffen, die eine Verbindung zwischen dem Gehirn über die Nervenbahnen zu den Organen schaffen. Und sie haben viele Schutzfunktionen, zum Beispiel auch in der Tumorprophylaxe.

Mineralstoffe im Gleichgewicht

Viel zu wenig bekannt ist, dass sich Mineralstoffe gegenseitig beeinflussen. Ein Zuviel des einen Elementes kann die Resorption des anderen hemmen, fördern oder sogar potenzieren. Beispiel: Zuviel Zink verschlechtert die Eisenverwertung und hemmt die Kupferaufnahme. Bei einem schlechten Kalzium-Magnesium-Verhältnis (viel Kalzium, wenig Magnesium) beobachtet man oft Osteoporose. Wenn man viel Gemüse und Obst isst, kommt es durch die hohe Dichte an Vitaminen, sekundären Pflanzenstoffen und den Mineralstoffen und Spurenelementen zu einer optimalen Versorgung des Körpers. Angst vor einer einseitigen Überversorgung mit einzelnen Stoffen braucht man dabei nicht zu haben. Nimmt man Mineralstoffe aber als Nahrungsergänzungsmittel zu sich, sollte man sich vorher genau über ihre Wirkung und Wechselwirkungen informieren.

Wie Mängel entstehen

Wie auch durch Untersuchungen gezeigt werden konnte, gehen bei der industriellen Verarbeitung von Nahrungsmitteln große Mengen an Vitaminen und Mineralstoffen verloren. Wer also seine Nahrungsaufnahme primär mit Fertigprodukten deckt, sollte dennoch nicht zu Mineralstoffpräparaten greifen, sondern wenigstens versuchen, ein bis zweimal am Tag frisches Obst und Gemüse zu konsumieren.

Die wichtigsten Mineralstoffe und Spurenelemente

Kalzium: Das Kalzium ist am Aufbau der Knochen und Zähne beteiligt, steuert die Erregung der Muskeln und Nerven, stabilisiert Zellmembranen und aktiviert einige Enzyme und organisiert über die Nebennieren die Bildung von Hormonen, wichtig ist es auch für die Blutgerinnung.

Kalziummangel: In schweren Fällen Verkrampfungen und Störung der Blutgerinnung, ungenügende Verknöcherung des Skelettes.

Achtung: Phosphor bindet Kalzium, Phosphate sind erlaubte Zusätze z. B. bei Schmelzkäse, Cola-Getränken, Wurstwaren, Schinken, Fertigsuppen, Saucen etc. Solche Nahrungsmittel sollten Menschen, die viel Kalzium aus der Nahrung brauchen, wie Kinder, Schwangere und Stillende und ältere Menschen, meiden. Auch zuviel Fett, Phytinsäure (z. B. in Kleie) und Oxalsäure (z. B. in Sauerampfer, Spinat, Rhabarber) hemmen die Resorption von Kalzium.

Kalziumquellen: Milch und Milchprodukte, Käse, Eigelb, Nüsse, Hülsenfrüchte, alle dunkelgrünen Blattgemüse (z. B. Grünkohl, Brokkoli, Salat), Petersilienblatt, Schnittlauch und überhaupt alle Wildkräuter.

Phosphor: Kommt im Körper in Verbindung mit Sauerstoff als Phosphat vor und zwar in relativ hohen Mengen. Phosphor ist Baustein von Knochen und Zähnen, wobei er fest an das Kalzium gebunden ist, Bestandteil von vielen Enzymen, für den ganzen Stoffwechsel mitverantwortlich. Die Phosphate sind Bestandteil des Kerneiweiß, das die Erbsubstanz trägt und sind auch beteiligt an der Energiegewinnung und -übertragung, also auch an der Muskel-, besonders aber an der Gehirn- und Nerventätigkeit. Kein Hormon ist ohne Phosphor möglich.

Phosphormangel: Gibt es praktisch nicht, da unsere Nahrung mehr als reichlich tierisches Eiweiß enthält und in Fertigkostprodukten enthalten ist. Es stellt sich daher eher die Frage: Schadet zu viel Phosphor? Das Zusammenspiel mit Kalzium ist dort nachzulesen. Erhöhten Kalziumspiegel kann man bei Unterfunktion der Nebenschilddrüse und bei Nierenschwäche feststellen. Eine umstrittene Theorie sieht den Phosphatüberschuss als eine der Ursachen des hyperkinetischen Syndroms („Zappelphilipp“) bei Kindern.

Natürliche Phosphorquellen: Fleisch, Fisch, Geflügel, Kuhmilch, Vollkorn, besonders Hafer, Gerste, Mais, Hülsenfrüchte, Champignon, grüne Blattgemüse (fast alle Kohlarten), Erdbeeren, überhaupt alle Beeren.

Kalium: Es ist für Herz und Gefäße lebensnotwendig. Es reguliert als Gegenspieler von Natrium unseren Wasserhaushalt, ist beteiligt an den Reizleitungen der Nerven und Muskeln, besonders auch des Herzmuskels, normalisiert den Herzrhythmus und den Blutdruck. Kalium hilft uns, „klar“ zu denken, indem es Sauerstoff zum Gehirn dirigiert und es stimuliert die Nieren bei der Ausscheidung.

Kaliummangel: Tritt häufig auf bei Menschen, die sich sehr einseitig ernähren, bei Magersucht und Abführmittelmissbrauch oder Medikamenten zur Entwässerung, bei starkem Durchfall und auch bei zu starkem Schwitzen. Folgen von Kaliummangel sind Muskelschwäche, Herzrhythmusstörungen, herabgesetzte Darmperistaltik (Laxativ-Dickdarm).

Kaliumquellen: Die kaliumreichsten Lebensmittel sind Gemüse (z. B. Tomaten), Kartoffeln, Reis und vor allem Früchte wie Marillen

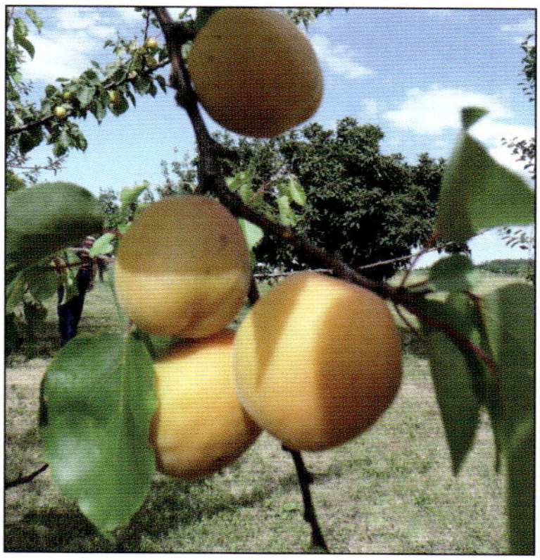

Marillen liefern viel Kalium

(getrocknete Marillen sind gut für alle Sportler), Äpfel, Zwetschken, Bananen, Beeren, Wildkräuter und da besonders Brennnessel, natürlich auch Milch und Milchprodukte.

Natrium: Es ist zusammen mit Chlorid (NaCl) unser Kochsalz und als Gegenspieler von Kalium verantwortlich für den osmotischen Druck, der die Gewebespannung der Körperflüssigkeit ausmacht. Natrium reguliert den gesamten Wasserhaushalt und das Säure-Basen-Gleichgewicht. Natrium und Chlorid halten das Wasser im Gewebe zurück, während Kalium die Wasserausscheidung fördert. Natrium hilft bei der Eisenauswertung und baut lebenswichtige Verdauungssäfte auf.

Natriummangel: Unser Natrium- bzw. Salzkonsum ist in der Regel zu hoch. Viele Fertigprodukte enthalten „heimliches" Salz (z. B. Cornflakes). Zu hoher Salzkonsum wird als Ursache für den weitverbreiteten Bluthochdruck gesehen. Weniger salzen wäre sicher zu empfehlen, wichtiger ist aber, auf eine gute Natrium-Kalium-Balance zu achten. Natriummangel entsteht bei einer Schwäche der Nebennieren und auch durch starke Durchfälle und Schwitzen.

Natürliche Natriumquellen: Meeresfrüchte, Fisch, Algen, Sellerie, Karotten, Kohlgerichte, Kartoffeln, Nüsse, Kakao.

Magnesium: Magnesium ist nahezu in alle Stoffwechselfunktionen eingeschaltet. Viele Enzyme entfalten ihre Wirkung erst in Verbindung mit Magnesium. Es verbessert die Leistung des Herzmuskels, erweitert die Herzkranzgefäße und beeinflusst die Gerinnungsfähigkeit des Blutes günstig. Da es auch blutfettsenkend wirkt, ist Magnesium wichtig für die Herzinfarktprophylaxe.

Magnesiummangel: Bei vielen Menschen besteht ein leichter Magnesiummangel. Ursache dafür sind fettreiche Nahrung (hemmt die Magnesiumresorption), vermehrte Aufnahme von Fertig- und Weißmehlprodukten, die magnesiumarm sind. Eiweißreiche Ernährung bedingt eine höhere Magnesiumzufuhr, auch zu viel Kalzium führt zu einer verminderten Magnesiumresorption und einer erhöhten Magnesiumausscheidung. Auch Alkohol hemmt die Magnesiumresorption. Abführmittelmissbrauch und harntreibende Mittel „schwemmen" Magnesium und andere Mineralstoffe aus dem Körper ebenso wie körperliche Überanstrengungen durch übertriebenen Sport, Mangelsymptome erkennt man an muskulären Verkrampfungen, vor allem an Wadenkrämpfen, Herzjagen, Rhythmusstörungen sowie Taubheitsgefühle in den Händen.

Natürliche Magnesiumquellen: Magnesium ist ein Baustein des Chlorophylls, findet sich also in allen grünen Pflanzen und auch im Getreide. Auch Hülsenfrüchte, Nüsse und Trockenfrüchte (z. B. Marillen, Datteln, Bananen) und die grünen

Gewürz- und Wildkräuter enthalten viel Magnesium.

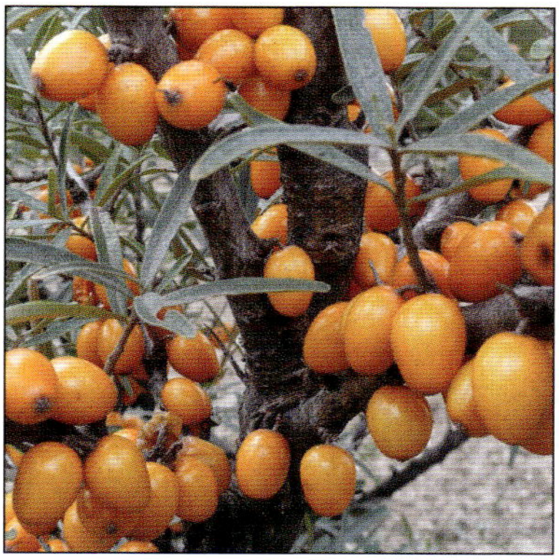

Sanddorn bringt Vitamine und wichtige Mineralstsoffe

Eisen: Zählt zu den Spurenelementen und entfaltet in unserem Körper äußerst wichtige Funktionen. Eisen ist Bestandteil des roten Blutfarbstoffes Hämoglobin, der für den Sauerstofftransport von der Lunge zu den Körperzellen, ganz besonders aber ins Gehirn und in die Muskeln, verantwortlich ist. Eisen ist aber auch notwendig als Baustein bestimmter Enzyme, die für Entgiftungsreaktionen sorgen, indem das im Körper entstehende Kohlendioxid abtransportiert wird. Eisen macht zusammen mit Phosphor einige B-Vitamine erst verfügbar und macht uns widerstandsfähiger gegenüber Stress und Krankheiten.

Eisenmangel: Nach WHO-Berichten ist Eisen das große „Mangelelement" auf der Welt, vor allem in den Ländern, in denen wenig Fleisch – die reichste Eisenquelle – zur Verfügung steht. Bei Frauen wird immer davor gewarnt, dass sie durch den Blutverlust während der Menstruation gefährdet sind und daher einen Eisenmangel haben. Ein niedriger Eisenspiegel schützt aber vor Infektionen und daher ist das auch ein Schutz für Frauen im gebärfähigen Alter. Männer dagegen haben oft einen zu hohen Eisenspiegel, was die Bildung von Sauerstoff-Radikalen und damit das Risiko von Herzinfarkt beschleunigt.

Mangelerscheinungen zeigen sich in schneller Ermattung und Müdigkeit, rauer Haut und Blässe, Mundwinkeleinrisse, Zungenentzündungen, brüchigen Haaren, Rillen in den Fingernägeln.

Achtung: Eisenpräparate nicht in Eigenregie einnehmen, da hinter Eisenmangelsymptomen auch andere Krankheiten stecken könnten.

Natürliche Eisenquellen: Es werden immer tierische Nahrungsmittel wie Schweineleber, andere Innereien und überhaupt Fleisch als gut verwertbare Eisenquellen empfohlen. Doch der Gehalt an mg Eisen / 100g Nahrungsmittel ist gleich bei Sesamsamen und Rindsniere (nämlich 10 mg / 100 g) und beim Petersilienblatt vergleichbar mit Rindsleber (7 mg / 100 g). Also, es muss nicht unbedingt Fleisch sein, neben Petersilie enthalten auch Liebstöckel- und Sellerieblätter prozentuell viel Eisen, dazu Hülsenfrüchte (vor allem Bohnen und Linsen), Hirse, alle grünen Blattgemüse, Pilze, Zwiebel und Lauch und auch Beeren, vor allem Säfte von Wildfrüchten wie Sanddorn. Die beste Eisenzufuhr im Frühjahr ist der reichliche Genuss von Wildkräutern, wobei die Brennnessel und die Vogelmiere die besten Eisenlieferanten sind.

Achtung: Eine verringerte Aufnahme von Eisen erfolgt durch Phytinsäure (Kleie), Oxalsäure (z. B. Spinat), Alginate (in Puddingpulver und Fertigsuppen), Tannine (Schwarztee), Antibiotika, Antazide (Magensäure puffende Medikamente).

Kupfer: Kupfer ist ein lebensnotwendiges Spurenelement, da es in Form eines Coenzyms an der Mobilisierung von Eisen im Stoffwechsel beteiligt ist. Erst dadurch steht Eisen für die Bildung von Hämoglobin und für die Sauerstoffversorgung zur Verfügung. Ferner ist Kupfer wichtig für das Zellwachstum, den Eiweißstoffwechsel, den Aufbau der Markscheiden von Nervenfasern und den Pigmentstoffwechsel, ohne den eine Haut- und Haarfärbung nicht möglich wäre. Außerdem braucht unser Organismus Kupfer, da es eng mit antioxidativen Vitaminen zusammenarbeitet und somit Entzündungsvorgängen im Körper vorbeugen kann.

Kupfermangel: Äußert sich in Blutarmut, Beeinträchtigung der Geschmacksnerven, Pigmentstörungen (frühes Ergrauen), gestörtem Immunsystem, kann zu hohem Cholesterinspiegel und Arteriosklerose führen.

Kupferquellen: Leber, Austern, Muscheln, aber auch Kakao, Schokolade, Nüsse, Haferflocken, Pilze, Hülsenfrüchte, grüne Blattgemüse, Rosinen, Beeren (z.B. Ribisel).

Zink: Das Spurenelement aktiviert 70 Enzyme. Zink kommt in Bauchspeicheldrüsenzellen vor und erhöht die Insulinwirkung. Es beeinflusst Sexualhormone, spielt bei der Wundheilung, dem Geruchssinn und dem Immunsystem eine wichtige Rolle.

Zinkmangel: Zink zählt laut WHO ebenfalls zu den „Mangelelementen". Die Folgen: Unfruchtbarkeit, schlechte Infektabwehr, Zinkmangel hemmt die Insulinwirkung und kann daher bestehenden Diabetes verschlechtern, Zinkmangel während der Schwangerschaft verursacht Fehlbildungen. Weiße Flecken in den Fingernägeln können auf Zinkmangel hinweisen.

Zinkquellen: Austern und Innereien, aber auch Weizenkeime, Hülsenfrüchte, Nüsse, Pilze (z. B. Champignon), Kürbiskerne, Sesam, Orangen, Pfirsiche.

Selen: Selen galt früher als giftig (was es in hohen Dosen auch ist) und wurde erst vor nicht allzu langer Zeit als wichtiges Spurenelement erkannt. Leider hängt der Selengehalt in Pflanzen vom Selengehalt in Böden ab. Es gibt Regionen mit selenarmen Böden, aber in erster Linie hängt es von der Düngung ab, ob eine

Pflanze viel oder wenig Selen aus dem Boden aufnehmen kann. Selen gehört zu den wichtigsten Schutzstoffen in der Krebs- und Infarktabwehr. Selen hat gemeinsam mit Vitamin E einen stimulierenden Effekt auf das Immunsystem, ist notwendig zur Erhaltung der Sehfähigkeit und kann die Bildung von Lipofuszinen (cholesterinhaltige bräunliche Pigmente) verhindern.

Selenmangel: In Gegenden mit Selenmangel im Boden treten Herzerkrankungen, bestimmte Rheumaformen und Krebserkrankungen statistisch häufiger auf.

Selenquellen: Bierhefe und Weizenkeime sind die besten Quellen, aber auch Vollkornprodukte aus Weizen, Reis (ungeschälter Reis enthält 15 mal mehr Selen als polierter), Pilze, Brokkoli, Rettich, Bohnen und ganz besonders Zwiebel und Knoblauch.

Achtung: Selen tritt bei der Zubereitung ins Kochwasser über, das sollte man mitverwenden.

Mangan: Mangan wurde als Aktivator wichtiger Enzyme erkannt, die unter anderem bei der Knochenbildung, bei der Blutgerinnung (gemeinsam mit Vitamin K, Phyllochinon) sowie im Zucker- und Fettstoffwechsel eine wichtige Rolle spielen. Mangan hilft bei der Ernährung von Gehirn und Nerven und beim Aufbau von Sexualhormonen.

Manganmangel: Manganmangel hemmt den Kalzium-Einbau in Knochen und Zähnen. Auch bei Allergikern, Rheumatikern und Diabetikern ist oft ein Manganmangel festzustellen.

Manganquellen: Grundsätzlich sorgt vollwertige Nahrung für ausreichende Versorgung, besonders reichlich in Nüssen, grünem Blattgemüse, Hülsenfrüchten, Petersilienblatt, Hirse, Mais, Kartoffeln, Pilzen.

Sekundäre Pflanzenstoffe

Im sekundären Stoffwechsel bilden Pflanzen Stoffe, die sie u.a. als Abwehrstoffe gegen Schädlinge und Krankheiten brauchen, als Wachstumsregulatoren oder auch als Lockstoffe, um Tiere anzuregen, Pflanzen zu fressen und so zur Vermehrung beizutragen.

Sekundäre Pflanzenstoffe sind nur in Spuren in Nahrungspflanzen enthalten, mit einer gemischten Kost werden täglich schätzungsweise etwa 1,5g aufgenommen. Als Duft- und Geschmacksstoffe beeinflussen sie die Nahrungsauswahl des Menschen, in den Heilpflanzen können sie mit anderen Wirkstoffen die Grundlage der Heilwirkung ausmachen.

Chlorophyll: Die Pflanze stellt aus dem CO_2 der Luft und dem H_2O, sprich Wasser, mit Hilfe der Sonnenenergie und Bakterien durch die Photosynthese Chlorophyll her.

Das Pflanzengrün hat beim Menschen folgende Wirkungen:
- Es hilft, Zellen zu reparieren und neu aufzubauen.
- Es stärkt die Leber in ihrer Entgiftungsarbeit.
- Es wirkt bei der Bildung der roten Blutkörperchen (Erythrozyten) mit.
- Es hemmt die Bildung von krebsauslösenden Stoffen, sprich, freien Radikalen im Körper.

Zusammenfassend kann man Sekundären Pflanzenstoffen folgende Wirkungen zuschreiben:
- Sie wirken antioxidativ, das heißt, sie bekämpfen die Freien Radikalen, die als Sauerstoff-Radikale aus der Luft, aber auch als aggressive Stoffwechselprodukte des Körpers entstehen können.
- Sie wirken antikanzerogen, das heißt, sie schützen vor Krebsentwicklung.
- Sie wirken antimikrobiell, das heißt, sie schützen gegen Krankheitserreger der verschiedensten Art.
- Sie wirken immunmodulierend, d.h., sie beeinflussen unser Immunsystem positiv.

Carotinoide

Alpha- und Beta-Carotin, Lykopin: In allen roten, gelben und grünen Früchten und Gemüse wie Marillen, Kürbis, Zitrusfrüchten, Karotten, Tomaten, Paprika, Beeren, Wildkräuter und -früchten wie Sanddorn. Verhindern Zellveränderungen, entschärfen Raucherschäden, hemmen Tumorentwicklungen, vorbeugend gegen Sonnenbrand. Sind relativ hitzebeständig und lipophil .

Zeaxanthin, Lutein: In grünblättrigen Pflanzen wie Spinat, Kohlgewächsen, Salat, Erbsen, Petersil. Schützen vor Freien Radikalen und stärken die Sehkraft, vorbeugend gegen Macula-Degeneration. Werden durch Hitze zerstört, daher soviel wie möglich roh essen.

Polyphenole, Phenolsäuren

Ellagsäure in den Blättern und Früchten von Brombeeren, Himbeeren, Erdbeeren etc., Frauenmantel, Walnüssen, auch in Randschichten von Getreide. Schützt die Erbsubstanz, Schutz vor Darm-, Brust- und Lungenkrebs und auch vor dem Pilzgift Aflatoxin. Je frischer, desto besser, also Beeren möglichst roh essen.

Chlorogensäure: In Heidelbeeren, Erdbeeren, Paprika, Karotten, Ananas. Verhindert Einnistung von Kanzerogenen im Körper.

Flavonoide

Derzeit rund 5000 bekannt, meist Farbstoffe (*flavus*, lat. gelb).

Anthocyane: In dunkelroten Früchten und Gemüsen wie Melanzani, Rotkraut, rote Zwiebel, rote Rüben, rote Kohlrabi, Kirschen, Holunderbeeren etc.

Hesperidin: In Zitrusfrüchten (vor allem in der Schale und der weißen Innenhaut)

Quercetin: In Äpfeln, Zwiebeln, Fisolen etc

Gemeinsam ist den Flavonoiden eine sehr starke antioxidative Wirkung, sie hemmen Entzündungen, dichten Gefäße ab, senken den Cholesterinspiegel, hemmen Krebsentstehung durch verschiedene Entgiftungsfunktionen, wirken antimikrobiell. Flavonoide sind hitzestabil, dennoch sollte man soviel wie möglich roh essen.

Glucosinolate: Wurden früher unter dem Begriff Senfölglykoside zusammengefasst, derzeit 80 verschiedene bekannt. Zu ihnen zählt man heute die Isothyocyanate, Thyocanate, Sulforaphane, Indole und Curcumin. In allen Kohlgewächsen, besonders in Kren, Rettich, Kohlrabi, Brokkoli, Senf, aber auch in Himbeeren, Trauben, Curcumin in Gelbwurz. Sie gelten zurzeit als die potentesten „Cancer-Fighter“, sind stark antioxidativ, hemmen Bildung vieler Krebsarten, vor allem Brustkrebs, Indole balancieren auch den Hormonhaushalt, alle Glucosinolate wirken antibakteriell (Kren bei Harnwegsinfektionen), antiviral, fungizid sowie entgiftend. Senföle entstehen erst durch Sauerstoffeinwirkung beim Schälen oder Zerkleinern, beim Kochen gehen leider bis zu 50% verloren.

Sulfide: Sind auch Bestandteile der Senfölglykoside und schwefelhaltige Stoffe, die in Zwiebeln, Knoblauch, eigentlich in allen Lauchgewächsen vorkommen. Sulfide entgiften Kanzerogene, hemmen die Entwicklung verschiedener Krebsformen, vor allem in Speiseröhre, Magen, Darm, Leber. Neutralisieren Nitrosamine, wirken antibiotisch, vor allem gegen krankmachende Darmbakterien, sind antiviral. Werden durch Kochen zerstört, Knoblauch und Zwiebeln also auch soviel wie möglich ungekocht genießen.

Phytosterin: Beta-Sitosterine (z. B. in Kürbiskernen) und viele andere. In fettreichen Pflanzenteilen wie Samen, Nüssen, Weizen, Soja, Sonnenblumenkernen, Kürbiskernen und auch deren Öl oder deren Keimlingen. Durch ihre chemische Verwandtschaft zu Cholesterin können sie verhindern, dass dieses aus tierischen Nahrungsmitteln aufgenommen wird. Wirken vermutlich auch auf die Zellbildung der Dickdarmschleimhaut positiv.

Protease-Inhibitoren: Stoffe, die Enzyme, vor allem im Verdauungstrakt wie Trypsin, Papain etc. hemmen. Der krebshemmende Wirkmechanismus wird über eine Verminderung der Aminosäurenverfügbarkeit diskutiert (besonders an Leucin, Phenylalanin, Tyrosin), die vor allem Brust- oder Leberkrebs vorbeugen kann. Vorbeugend auch gegen Zungen-, Speiseröhren-, Magen-, Dickdarm- und Lungenkrebs. In Sojabohnen, Mungobohnen, Erbsen, Erdnuss, Kartoffel, Mais, Reis, Hafer und Weizen. Ungekocht ungenießbar, Keimlinge müssen blanchiert werden.

Mono-Terpene: Kommen in ätherischen Ölen vor. Als antikanzerogen haben sich vor allem Limonen und Carvon, Anethol, Menthol und Fenchon erwiesen. In allen Zitrusfrüchten, überhaupt allen Gewürzkräutern und Gewürzsamen von Doldenblütlern wie Fenchel, Kümmel etc. Machen Nitrosamine unschädlich, entgiften die Leber, aktivieren viele Entgiftungsenzyme, protektiv gegen Magen-, Brust- und Lungenkrebs. Sehr flüchtig, erst nach Kochende dazu geben.

Phytoöstrogene

Schützen vor hormonbedingten Krebsformen wie Brust- oder Gebärmutterkrebs, wahrscheinlich auch vor Darmkrebs, haben eine Anti-Östrogen-Wirkung, weil sie die Rezeptoren für Östrogene blockieren und dadurch den Hormonstoffwechsel beeinflussen. Dadurch wirken sie auch vorbeugend gegen Osteoporose, aber auch gegen Arteriosklerose, sie helfen, das Blut flüssiger zu halten und senken somit das Infarktrisiko bei Frauen nach dem Wechsel.

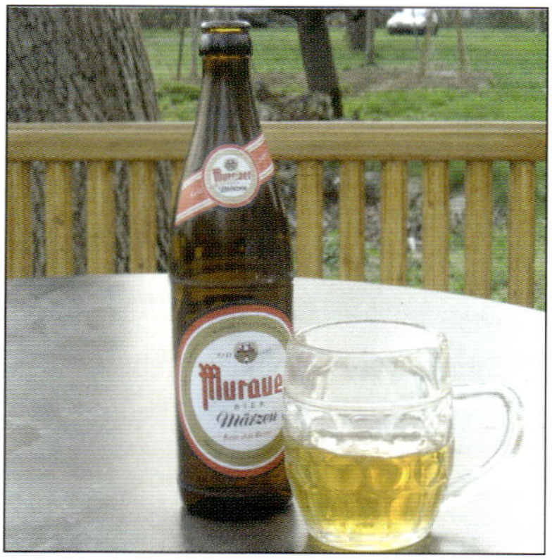
Bier enthält Hopfen und somit auch Phytoöstrogene

Isoflavone: Wie Genistein, Daidzein, Formononetin, Dihydroxyisoflavon in Sojabohnen, Kohlgewächsen, Hopfen also auch Bier, Wanzenkraut (Cimicifuga), das gerne als Heilpflanze gegen Wechselbeschwerden verschrieben wird.

Lignane: Sind in den Randschichten des Getreides enthalten, also in Weizenkleie, Leinsamen, Roggenmehl, Buchweizenmehl, Haferflocken, Maismehl etc, aber auch in Keimöl.

Therapeutisch wirksame Inhaltsstoffe

Ätherische Öle: Verleihen vielen Pflanzen ihren charakteristischen Duft. Äußerlich angewendet führen sie zu einer Anregung der Durchblutung, innerlich wirken sie ebenfalls durchblutungsfördernd und aktivieren so die Sekretion von Verdauungssäften. Manche werden durch die Lunge ausgeschieden und sind daher in diesem Bereich durchblutungsfördernd und damit krampflösend. Diese Wirkung kann je nach Art der Verteilung und Ausscheidung im Körper in unterschiedlichen Organen ansetzen. Alle Gewürze und Gewürzkräuter enthalten ätherische Öle.

Bitterstoffe: Führen zu einer vermehrten Bildung von Magensaftsekreten und Verdauungssäften. Sie sind daher appetitfördernd, weshalb sie oft in Aperitif-Getränken verwendet werden. Insgesamt sind sie verdauungsfördernd. In vielen Gewürzkräutern wie Salbei sind auch Bitterstoffe enthalten.

Gerbstoffe: Wurden früher verwendet, um tierische Haut zu Leder zu gerben. Medizinisch angewendet können sie entzündetes Gewebe oberflächlich unempfindlich gegen Bakterien machen und so Schleimhautentzündungen und Durchfälle lindern. In allen Lippenblütengewächsen sind Labiatengerbstoffe wie Rosmarinsäure enthalten, die auch antiviral wirken.

Saponine: Besitzen eine chemische Struktur, die ihnen seifenähnliche Eigenschaften verleiht (lat. *sapo*, Seife). Dadurch können sie schleimlösend bei Husten wirken oder die Nierentätigkeit anregen und auch zur Venenstärkung eingesetzt werden. In Soja, Kichererbsen, Bohnen, Linsen, Spinat, Knoblauch und vielen Gewürzkräutern sind Saponine enthalten. Wirken über die Zellmembranen des Darms, können krankmachende Keime bekämpfen, wirken vor allem Dickdarmkrebs vorbeugend, binden Gallensäuren und Cholesterin, wirken immunstimulierend.

Die Würze des Lebens

Einst wurden Gewürze mit Gold aufgewogen, sie waren Anlass für Eroberungskriege und der Handel mit ihnen begründete den Reichtum großer Dynastien. Besitz und Gebrauch von Gewürzen waren Zeichen von Wohlstand. Heute sind Gewürze auch für den Durchschnittshaushalt erschwinglich, und durch die Vielfalt der Kulturen, die sich in unseren Heimatländern angesiedelt haben, hat sich auch der Gewürzhorizont erweitert. Längst ist es kein Problem mehr, auf Märkten oder in Spezialgeschäften Gewürze wie Kaffirlimette *(Citrus hystrix)* oder Zitronengras *(Cymbopogon citratus)* für thailändische Suppen oder Kreuzkümmel, Koriander, Kardamom und Bockshornklee für selbstgemischtes Garam masala (in Hindi, heißes Gewürz) für indische Gerichte zu besorgen. Dennoch muss man auf der anderen Seite feststellen, dass sowohl im Haushalt als auch der Gastronomie meist zu fertigen Gewürzmischungen gegriffen wird: Brathuhngewürz, Fischgewürz, sogar Salatkräutermischungen, alles genormt, alles schmeckt gleich und dank Glutamat auch intensiv. Wie schön ist es doch, wenn mein Gulasch jedes Mal anders schmeckt, natürlich immer mit rotem Gewürzpaprika, aber einmal mit Rosmarin mediterran gewürzt zu Polenta als Beilage oder mit Kümmel, Majoran und Lorbeer als Wiener Saftgulasch.

Das Gehirn liebt Überraschungen

Studien haben gezeigt, dass das Gehirn Überraschungen liebt. Ein Forscherteam an der Emory University in Atlanta untersuchte die Gehirnaktivität während eines Geschmackstests. Bisher ging man davon aus, dass das Gehirn am stärksten auf den Geschmack reagieren müsste, der dem Menschen am besten gefällt und den er gewohnt ist. Doch bei dem Experiment zeigte sich, dass der Nucleus accumbens bei unerwarteten Geschmacksreizen höchste Aktivität zeigt. Das bedeutet, dass das Gehirn unerwartete Genüsse eher belohnt als erwartete. Der Nucleus accumbens ist ein Teil des körpereigenen Belohnungssystems. Bei einem guten Essen, aber auch beim Sex, wird in dieser Gehirnregion der Botenstoff Dopamin freigesetzt, der ein Glücksgefühl hervorruft. Das erklärt, warum man nach einem guten Essen zufrieden und entspannt ist.

Können Gewürze schädlich sein?

Noch immer findet man in Diätbüchern den Hinweis, dass manche Gewürze „schädlich“ sein können. Vor allem dem Pfeffer wurde jahrzehntelang vorgeworfen, bei häufigem Genuss nierenschädigend und hautreizend zu wirken. Leider muss man sagen, dass diese Behauptung auf sogenannte „Untersuchungen“ im Dritten Reich zurückgeht. Exotische Gewürze kosteten in der Hitlerzeit Devisen, und die sollte man Ländern zahlen, die als Feinde galten. Also musste man den deutschen „Pfeffersäcken“ – die Deutschen waren, fast unvorstellbar, in Europa die größten Pfefferverbraucher – den Pfeffergenuss gefährlich machen. Im Rahmen der allgemeinen Autarkiebestrebungen drosselte man den Import auch von Muskat, Zimt und Nelken sowie exotischen Heilpflanzen. Heimische Kräuter, die als Ersatz dienen sollten, wurden übrigens versuchsweise im KZ Dachau angebaut. Kriegskochbücher stellten der „deutschen Frau“ die Kräuter vor, die als Ersatz für exotische Gewürze herhalten sollten, z. B. die Samen der Pfeilkresse (*Cardaria draba*) statt Pfeffer. Nach dem Krieg geriet übrigens die Verwendung der heimischen Wildkräuter, die ja den Ruf als minderwertiger Ersatz hatten, bald in Vergessenheit, doch seit etlichen Jahren ist es nun wieder zu einem regelrechten „Wildkräuter-Boom“ gekommen. Die Meinung von der angeblich gesundheitsschädlichen Wirkung der exotischen Gewürze hat sich aber recht lange hartnäckig gehalten.

Es war das Verdienst von Prof. Dr. Hans Glatzel, Ernährungsphysiologe am Max-Planck-Institut in Dortmund, der schon in den 70er Jahren Untersuchungen mit verschiedenen Gewürzen, vor allem aber dem Gewürzpaprika durchführte. Er war der erste, der konkret wissenschaftlich die enorme Gesundheitswirkung der Gewürze nachweisen konnte. Er war es auch, der die Frage beantwortete, ob ein Übermaß an Gewürzen einem gesunden Menschen schaden kann. Sie ist einfach zu beantworten – die Verwendung der Gewürze setzt sich selbst Grenzen. Wird überwürzt, sind die Speisen kaum genießbar. Herkömmliche Gewürzanwendungen – und das gilt

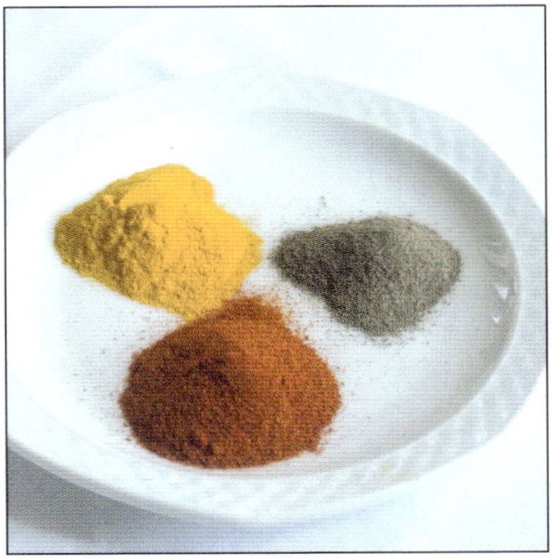

Auch die Farben der Gewürze tragen zu ihrer Heilkraft bei

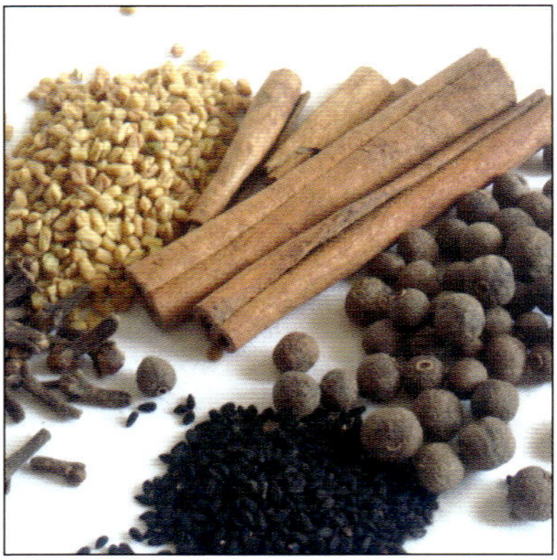

Die klassischen Gewürze

natürlich auch für Pfeffer – sind nicht nur unschädlich, sondern wertvoll für unsere Gesundheit.

Was sind Gewürze?

Gewürze sind Teile von Pflanzen (Blätter, Blüten, Rinden, Zwiebeln, Samen oder Früchte), die meist aromatisch oder scharf schmecken und Speisen zur Geschmacksverbesserung zugesetzt werden. Nach dem österreichischen Lebensmittelgesetz sind Mischungen von Gewürzen mit anderen Stoffen, z.B. Salz oder Glutamat als Geschmacksverstärker, keine Gewürze im Sinne des Gesetzes und werden dann mit speziellen Namen wie Brathuhngewürz bezeichnet. Im internationalen Sprachgebrauch und auch in der Literatur unterscheidet man daher zwischen **Gewürzen** und **Würzmitteln**, die alle natürlich vorkommenden oder künstlich hergestellten Stoffe oder Stoffgemische umfassen, die eine bestimmte Geschmacksempfindung vermitteln, wenn man sie Speisen oder Getränken zusetzt. Daher zählen Salz und Zucker, Essig und Essenzen, aber auch Pilze oder Würzsaucen zu den Würzmitteln.

Ein Beispiel: Curry Pulver ist ein Würzmittel auf Basis von Kurkuma, daneben Kreuzkümmel, Bockshornklee, Ingwer und Cayennepfeffer, dazu 5 % Kochsalz, Stärke, Zucker und maximal 10% Hülsenfruchtmehle.

Gewürzzubereitungen enthalten auch noch neben Gewürzen, Kochsalz, Glutamat andere Zusätze (Brühkonzentrat, reichlich Zucker, Stärke und bis zu 5% Kochsalz ohne notwendige Kenntlichmachung auf der Verpackung). Stellt sich doch die Frage, ob es nicht einfacher und gesünder ist, Gewürze (die, wie gesagt, pflanzlicher Herkunft ohne irgendwelche Zusätze sein müssen) selber zu mischen und nicht auf fertige Würzmittel zurückzugreifen.

Rein theoretisch ist dagegen die Abgrenzung von **Gewürzen** und **Gewürzkräutern**. In der Regel zählt man zu den Gewürzen nur die Produkte tropischer Länder. Alle auch bei uns vorkommenden und angebauten würzenden Pflanzen, die vor allem auch frisch verwendet werden können, wären dann Gewürzkräuter. In der Theorie klingt das gut, ist aber schwer haltbar. Kümmel wird bei uns angebaut, verwendet werden aber die Samen als Gewürz. Auch wenn die Trennung in Gewürzkräuter und Gewürze spitzfindig ist, wurde sie in diesem Buch beibehalten. Basilikum, Liebstöckel oder Thymian sind Beispiele für Gewürzkräuter, und Pfeffer, Muskat und Zimt sind klassische Gewürze.

Warum würzen?

Mit Gewürzen kann man aus jeder Speise ein sinnliches Erlebnis für den Geruchs-, Geschmacks- und Sehsinn machen. Gewürze verleihen Speisen nicht nur einen charakteristischen Geschmack und Duft, viele von ihnen bringen auch Farbe in die Speisen. Wir essen schließlich mit allen Sinnen, und nicht nur der Duft der Speisen lässt uns das Wasser im Mund zusammenrinnen. Ein leuchtend rotes Gulasch oder goldgelber Safranrisotto machen gleich mehr Appetit auf die Speisen. Übrigens hat eine ernährungsphysiologische Untersuchung mit Studenten in Deutschland, bei der die Ärmsten einen Monat lang „weiß" essen mussten – nichts gegen Grießkoch, Haferbrei und weißen Reis – gezeigt, dass sie psychisch und körperlich, sprich verdauungsmäßig, beeinträchtigt waren. Gut gewürzte Speisen können also Sinnlichkeit in unser Leben bringen.

Schlechte Aussichten für Bakterien

Da viele Gewürze antibakteriell wirkende ätherische Öle und Gerbstoffe enthalten, helfen sie auch, Speisen keimfrei zu halten. Besonders Zimt, Gewürznelken, Oregano und Thymian können schädliche Bakterien, aber auch Schimmelpilze in Schach halten. Bestreicht man zum Beispiel ein Nahrungsmittel mit Zimtöl, so wachsen dort im Gegensatz zur unbehandelten Vergleichsportion keine Schimmelpilze. Versuche zeigten, dass Gewürze auch die Vermehrung von Escherichia coli-Bakterien und sogar Salmonellen verhindern können. Auch scharfe Gewürze wie Chili können die Vermehrung von Keimen hemmen. Damit verbessern sich die Bedingungen für Lagerung und die Hygiene von Speisen. Es ist sicher kein Zufall, dass gerade in den Ländern mit tropischem Klima besonders scharf gegessen wird.

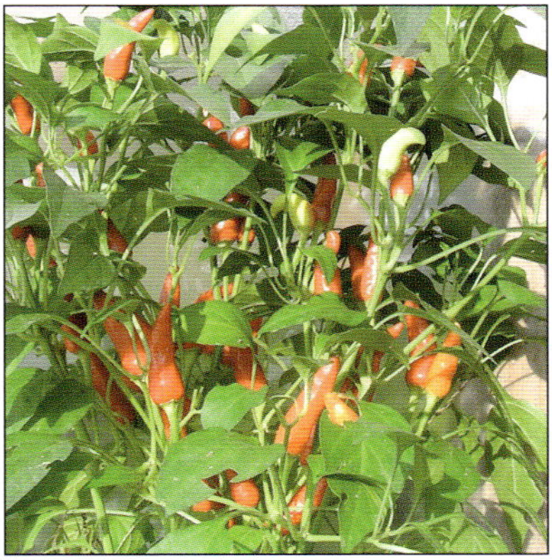

Scharfe Chilis schützen vor Montezumas Rache

Es wäre daher auch für Touristen empfehlenswert, landesübliche Speisen zu essen, auch wenn für westliche Gaumen das scharfe Essen etwa in Südindien, Thailand, Indonesien oder Mexiko sehr gewöhnungsbedürftig ist. Übrigens sollten die Menschen nicht so präpotent sein, zu glauben, dass die Gewürze keimhemmende Stoffe uns zuliebe produzieren, sie bilden diese primär, um sich selbst vor Bakterien, Pilzen oder auch Schadinsekten zu schützen.

Wie wirken Gewürze?

- Anregung der Speichelabsonderung (gut gewürzte Speisen lassen eben „das Wasser im Mund zusammenrinnen“) und dadurch reflektorisch eine Steigerung der Produktion der Verdauungsfermente. Zusätzlich fördern die Gewürze eine höhere Neuraminsäurekonzentration im Speichel. Das heißt, dass dadurch der Speichel besser schluckbare Bissen bilden kann und außerdem verhindert wird, dass Mikroorganismen in der Nahrung in das Körperinnere vordringen können.
- Gewürze fördern die Durchblutung der Bauchorgane. Dadurch kommt es zu einer verbesserten Tätigkeit von Magen, Darm und Verdauungsdrüsen. Gewürze regulieren die Darmbewegung und wirken krampflösend und dadurch auch blähungswidrig.
- Vermutlich sind Gewürze imstande, die Nebennierenrinde zu einer höheren Hormonproduktion anzuregen. Dadurch würde erklärt, warum der nach jedem Essen zu beobachtende Abfall des Hormonspiegels im Blut durch entsprechenden Gewürzzusatz gebremst werden kann.
- Gewürze haben nachgewiesenermaßen auch eine Wirkung auf die Herztätigkeit: Nach jeder Mahlzeit schlägt das Herz in der Regel schneller, auch der Blutdruck erhöht sich. Gewürzte Speisen sorgen dafür, dass das erhöhte Schlagvolumen sich vermindert. Sie bewirken also, dass das Herz mit einem geringeren Arbeitsaufwand die gleiche Leistung bringt.
- Bei einigen Gewürzen wie rotem Paprika wurde die Beobachtung gemacht, dass sie die Neigung des Blutes zur Verklumpung von Thrombozyten (Blutplättchen) herabsetzen können.
- Zusammenfassend zur Wirkung der Gewürze möge Prof. Dr. Glatzel zitiert werden: „Heute wissen wir, dass die Leistungsfähigkeit bestimmter Organe und Funktionen mit bestimmten Gewürzen gezielt gesteigert und gesteuert werden kann. Die Menschen sollen erfahren, dass sie mit überlegter Gewürzwahl ihre Gesundheit und Leistungsfähigkeit in vielerlei Richtung fördern, ihre Krankheitsneigungen und Krankheiten bekämpfen können“.

Von den erwünschten „Nebenwirkungen" – Die Heilkraft der Gewürze

Alle Gewürze und Gewürzkräuter enthalten vor allem ätherische Öle, die an sich schon sehr komplex zusammengesetzt sind. Ihre Bausteine haben je nach Zusammensetzung ein breites Spektrum an Wirkungen – von antibakteriell bis hormonell. Auch den Gerbstoffen, Glykosiden, scharfen Alkaloiden etc. sind konkrete therapeutische Wirkungen zuzusprechen.

Die heilsamen „Nebenwirkungen" der Gewürze sind vielfältig:

- antibakteriell, pilzhemmend, in gewisser Weise auch antiviral
- blähungswidrig, gallenflüssigkeitsanregend, cholesterinregulierend
- kreislaufanregend, herzstärkend
- thrombosevorbeugend
- harntreibend und entgiftend
- nervenstärkend, stimmungsaufhellend
- hormonell wirksam, auch aphrodisierend
- antioxidativ, somit zellschützend, tumorvorbeugend

Geschmacksvolle Gesundheitsprophylaxe

Alle Gewürze können in irgendeiner Form, sei es als Tee, Tinktur etc. bei bestimmten Krankheiten auch therapeutisch eingesetzt werden. Besonders angenehm ist aber der prophylaktische Nutzen der Gewürze – man kann sie schon vorbeugend gegen bestimmte Krankheiten in Form genussvoller Speisen einsetzen. Beispiele:

- Salbei hilft gegen Wechselprobleme, wie wäre es mit Saltimbocca a la romana als Prophylaxe?
- Basilikum hilft gegen Antriebslosigkeit, Spaghetti mit Pesto hoffentlich auch.
- Thymian und Lorbeer wirken stärkend und bakterienhemmend auf die Atemwege, da helfen vielleicht auch Erdäpfelsuppen mit Lorbeer und Thymian gewürzt, Husten vorzubeugen.

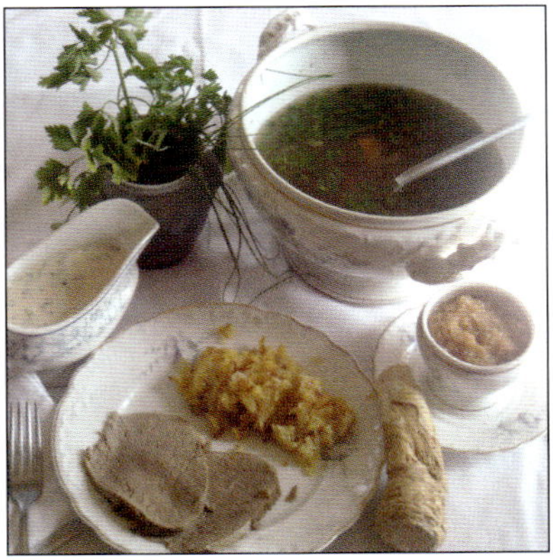

Ein Tafelspitz mit Apfelkren und Schnittlauchsauce ist angenehme Prophylaxe

- Warum warten, bis Cholesterinprobleme auftreten? Eine Zehe Knoblauch pro Tag hilft dies vorzubeugen.
- Kren desinfiziert die Harnwege, Tafelspitz mit Apfelkren auch.
- Bohnenkraut ist „gut für die ehelichen Werke“, vielleicht auch ein Erdäpfelgulasch ordentlich mit Bohnenkraut gewürzt.
- Anis wurde im alten Rom gegen Albträume empfohlen, wie wäre es mit Anisplätzchen oder Anisbögen als „Leckerli“ vorm Schlafengehen?
- Und als letztes Beispiel: Ingwer hilft gegen Drehschwindel, denken Sie daran in der nächsten Ballsaison, Schwindelgefühlen beim Walzertanzen vielleicht mit Hühnerflügerl in Soja und Ingwer mariniert, vorzubeugen.
- Gesundheitsprophylaxe kann und soll heiter und schmackhaft sein!

„Orthomolekulartherapie“ mit Gewürzen

Alle Gewürze, vor allem aber die Gewürzkräuter sind auch reich an Mineralstoffen und Spurenelementen. Alle grünen Kräuter wie Petersilie oder Schnittlauch enthalten reichlich Natrium, Kalium und Magnesium, auch Kalzium. Außerdem sind sie neben Sellerieblättern und Liebstöckel die besten Eisenquellen, wenn man sie nur richtig nutzt. Auch Spurenelemente wie Kupfer, Zink, Mangan und Selen sind reichlich enthalten. Das heißt, dass unsere grünen Kräuter und auch die Gewürze neben Gemüse und Obst wesentlich zu unserer Mineralstoffversorgung beitragen können. Die Orthomolekularmedizin meint, dass Krankheiten entstehen, wenn im Körper ein biochemisches Ungleichgewicht herrscht. Ausgeglichen werden soll es durch richtige Ernährung, aber auch durch Hinzunahme von Nahrungsergänzungsmitteln, sprich Multivitaminpräparaten, Magnesiumbrause, Selenkapseln etc. Auch wenn die Orthomolekularmediziner der Meinung sind, dass isolierte Mineralstoffpräparate für den Körper verträglicher sind als Pflanzenextrakte, so spricht dem die Evolution entgegen. Die Entwicklung des Menschen verlief parallel mit der von den Pflanzen, und der Genuss dieser ist dem Organismus des Menschen schon länger vertraut als der von isolierten Vitaminen und Mineralstoffen in einer Form, wie sie in der Natur nicht vorkommen. Bleiben wir also lieber „steinzeitlich“ und genießen wir Orthomolekularmedizin mit aromatischen grünen Kräutern und noch besser in Form von Gemüsebrühen oder Gerichten, in denen Gewürzkräuter mitgekocht werden. Erfahrungsgemäß kann man beispielsweise Eisenmangelzustände mit Gemüsebrühen, in denen Liebstöckel, Petersilie und Sellerieblätter mitgekocht werden, binnen kurzer Zeit ausgleichen und das, ohne Angst vor einer Überdosierung haben zu müssen. Ein weiterer Aspekt, der für das Würzen mit grünen Kräutern spricht, ist ihre Hilfe durch den relativ hohen Kalium-Gehalt beim Ausgleichen des Säure-Basen-Haushalts im Körper. Ganz wichtig in der heutigen Zeit – durch den hohen Natriumgehalt helfen sie, Salz zu sparen, da man Speisen, in denen man grüne Kräuter mitkochen lässt, weniger salzen muss.

„Orthomolekulare" Suppenwürzemischung

Mischen Sie zu gleichen Teilen getrocknete, zerkleinerte Blätter von Liebstöckel, Petersilie und Schnittsellerie, außerdem könnte man noch Basilikumblätter und getrocknete Gundelrebenblätter dazu geben. Diese Blätter mischt man mit grob zerstoßenen Piment- und Pfefferkörnern und zerbröselten Lorbeerblättern. Füllen Sie diese Mischung in ein Gefäß – schon haben Sie jederzeit ihre Suppenwürze zum Mitkochen griffbereit.

Richtig würzen

Mitkochen oder nicht, gemahlen oder nicht gemahlen – auch wenn man meinen könnte, dass der richtige Umgang mit Gewürzen heute selbstverständlich sein sollte, werden solche Fragen ständig gestellt. Und oft falsch beantwortet! Beim Liebstöckel ist meist nachzulesen, dass man die Blätter mitkochen MUSS. Wie schade, denn frisch gehackter Liebstöckel schmeckt wunderbar zu vielen Gerichten. Petersilienblätter dagegen sollen nicht mitgekocht werden, da dabei die Vitamine zerstört werden! Petersilie brauchen wir sicher nicht zur Vitaminversorgung, da hilft Obst und Gemüse besser. Wichtiger ist zu wissen, dass beim Mitkochen Mineralstoffe und Spurenelemente besser gelöst werden. Auch diese machen einen Teil der Geschmacksverbesserung aus. Die echten Aromaträger sind aber vor allem die ätherischen Öle und die werden durch Kochen tatsächlich weitgehend verändert. Trotzdem erlangen viele Gerichte ihr typisches Aroma erst dadurch, dass man die Gewürze mitkochen lässt.

Der Rat, richtig zu würzen, ist daher einfach: Alle Gewürze und Kräuter, auch frischen Knoblauch von Beginn an mitkochen lassen und wenn man das Aroma oder die Schärfe verstärken will, kurz vor dem Kochende noch entsprechend nachwürzen. Auch die Frage „ganz oder gemahlen?" ist einfach zu beantworten: Wer den intensiven Duft und Geschmack der Gewürze liebt, würzt sein Gericht bei Tisch mit frisch gemahlenem Gewürz nach.

Gewürzkräuter

Basilikum

Ocimum basilicum, Lippenblütengewächs

Mit seinem unvergleichlichen Geschmack und Aroma symbolisiert Basilikum Sommer, Feste und köstliche Gerichte. Aus italienischen Gerichten ist es nicht wegzudenken. Es gibt aber viele unterschiedlich duftende Basilikumarten, die auch zu exotischen Gerichten passen.

Königliches Kraut

Das Basilikum ist ein wahrhaft königliches Kraut (*basileus*, griech. König), das angeblich Alexander der Große von einem seiner Feldzüge aus Indien, der Heimat des Basilikums mitbrachte. Ihm zu Ehren soll es seinen königlichen Namen bekommen haben. Es kann aber auch sein, dass der Name daher kam, weil Basilikum in Indien Vishnu, dem Bewahrer, einem der Götter der Hindu-Dreiheit, gewidmet war. Bei den Griechen galt Basilikum als Symbol der Trauer und wurde in erster Linie als Heilmittel verwendet. Die Römer schätzten es als Gewürz und im ersten römischen Kochbuch von Apicius wurde es für Erbsengerichte empfohlen. Dennoch trauten ihm die römischen Schriftsteller nicht ganz. Sie empfahlen, Basilikum nur unter Schimpfen und Fluchen auszusäen und waren überzeugt, dass unter den Blättern des Basilikums Skorpione ausgebrütet würden. Das glaubten übrigens noch die Kräuterkundigen im 17. Jahrhundert.

Basilikum und die Liebe

In einem mittelalterlichen Kräuterbuch heißt es: „*Das Kraut bewegt zu ehelichen Werken*“. Man war der Überzeugung, dass auf der Brust oder im Strumpf getragene Blätter Zuneigung erwecken können. Man dachte, dass es Herz und Geist öffnen und daher die Liebe und Zuneigung fördern kann. Im „Decamerone“ erzählt Giovanni Boccaccio die Geschichte der Lisabetta, deren Geliebter von ihren Brüdern ermordet wurde. In einem Blumentopf bewahrte sie seinen Kopf und

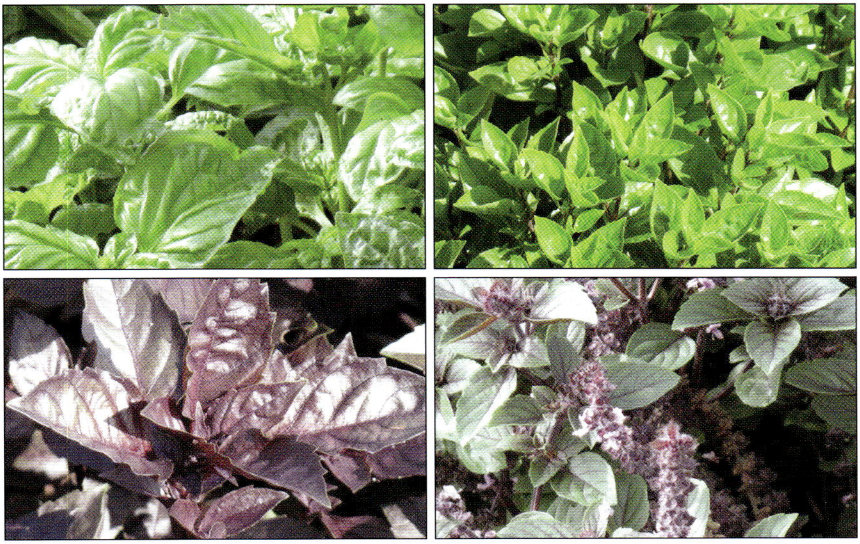

Verschiedene Basilikumformen – großblättriges, rotlaubiges und besonders würziges kleinblättriges und zimtduftendes

umpflanzte ihn mit Basilikum, das dank ihrer Tränen besonders wohlriechend wurde. Die alten Kräuterkundigen verordneten Basilikum übrigens auch traurigen Menschen, denn es „*benehme die Traurigkeit, so von der Melancholey entspringt*".

Basilikum – Botanik

Die Herkunft des Basilikums ist nicht eindeutig geklärt, weil es keine Wildformen gibt. Das Heilige Basilikum *(Ocimum tenuifolium syn. sanctum)* stammt vermutlich aus Indien und ebenso das bei uns gebräuchliche Basilikum. Gewöhnlich ist es ein vielgestaltiges, meist einjähriges Kraut und selten eine kurzlebige Staude. Faszinierend ist die Vielfalt, was den Duft und Geschmack der Basilikumarten betrifft. Die Wissenschaft erklärt das mit dem Vorkommen von diversen Chemotypen. Der klassische Mittelmeertyp gilt als Chemotyp Linalool, daneben gibt es zitronig duftende Arten (meist *O. americanum*-Typen), anisartig duftend sind vor allem die rotblättrigen Typen, zimt- bis gewürznelkenartig duftend sind *O. tenuifolium syn. sanctum* und das ausdauernde *O. gratissimum*, das in Indien und auch in Afrika heimisch ist ebenso wie das kampferhaltige *O. kilimandscharicum*, das in seiner Heimat Afrika gegen Fieber eingesetzt wird.

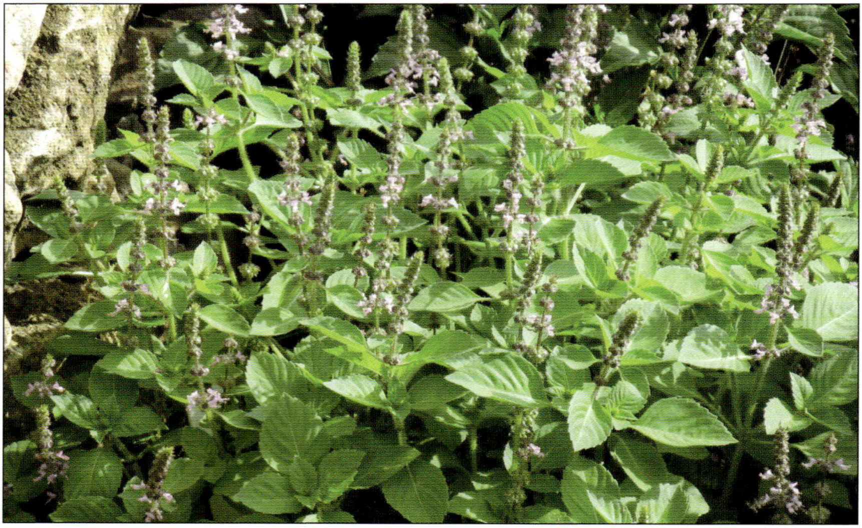

Als Tulsi sind bei uns meistens Formen von Ocimum canum im Handel

Heiliges Basilikum

In Indien wird *O. tenuifolium(syn. sanctum*, lat. heilig*)* Tulsi oder Tulasi genannt. Das bedeutet im Sanskrit „Die Unvergleichliche". Im Hinduismus wird dieses Basilikum als Pflanze betrachtet, die die Gegenwart des Gottes Vishnu und seiner Inkarnation Krishna und damit seinen göttlichen Schutz anzeigt. Daher wächst Tulsi in Indien rund um Tempel und auch um die Häuser. Es wird in Opferritualen vor allem zu Ehren von Lakshmi, der Gattin Vishnus verwendet. Wegen seiner Heiligkeit wird Tulsi nicht in der Küche verwendet, sondern allenfalls als Heiltee. Eine „heilige" Pflanze muss schließlich auch eine heilende sein und im Ayurveda wird die Pflanze sehr geschätzt. Tulsi enthält ein ätherisches Öl, das Eugenol enthält und daher ähnlich wie die Gewürznelken antibakteriell wirkt. Der Tee aus den Blättern ist aber auch immunstärkend, hilft bei Erkältungserkrankungen, stärkt die Nerven und wirkt schmerzstillend. Auch bei Depressionen und zur Verbesserung der Gedächtnisleistung kann man Tulsi einsetzen.

Basilikum – kulinarisch

Basilikum assoziiert man in erster Linie mit der italienischen Küche, wobei Tomaten und Basilikum fast so ein Geschwisterpaar sind wie Romulus und Remus.

Insalata caprese (Tomatensalat mit Mozarella), Pizza Margherita (eine Pizza mit Tomaten und Knoblauch) und überhaupt alle Tomatensaucen zu Spaghetti sind ohne Basilikum undenkbar. Doch auch zu Pilzgerichten oder Gemüse wie Zucchini passt frisches Basilikum und natürlich zu allen Käsearten. Da es ein empfindliches Würzkraut ist, sollte man es erst am Ende der Garzeit zu den Speisen geben. Getrocknetes Basilikum dagegen kann man, beispielsweise zu Tomatensuppen, mitkochen lassen. Das berühmteste und eindrucksvollste Basilikumgericht ist wohl die ligurische Pestosauce.

Pestozubereitung

Eine große Menge frischer Basilikumblätter fein hacken und im Mörser mit frischem Knoblauch, Pinienkernen, Salz und wenn möglich Pecorino (italienischer Hartkäse aus Schafmilch) oder Parmesan mit Olivenöl zur Paste stampfen. Pesto ist in erster Linie Pastasauce, kann aber auch als Brotaufstrich und als Dipp verwendet werden und passt zu Fischgerichten.

Soupe au pistou

Auch in der Provence verwendet man viel Basilikum und das französische Äquivalent zu Pesto heißt dort Pistou. Die Pistou-Suppe ist quasi eine Minestrone, aber eben mit wunderbarem Basilikumgeschmack. Also Karotten, Zwiebeln, Fisolen, wenn verfügbar grüne Bohnen (die einzige heimische Bohnenart ist die Puffbohne, Vicia faba, die man schon ab Februar anbauen kann und deren dicke Bohnen im Sommer grün geerntet werden können), Zucchini, Kartoffeln und Tomaten kleingeschnitten halbweich kochen, dann zerkleinerte Makkaroni in der Suppe weich kochen. Zum Schluss kommt Pistou dazu: 1 Handvoll Basilikum, Knoblauchzehen, Parmesan und Olivenöl zu einer dicken Paste mörsern und in die Suppe geben.

Basilikum in Öl konservieren

Wenn man Basilikum optimal was Farbe und Aroma betrifft, konservieren will, empfiehlt sich, es nur in Öl einzulegen. Blätter zerkleinern, etwas salzen, in kleine Tiegel einschichten und mit Öl der Wahl übergießen und verschließen. Kleine Tiegel deshalb, weil man nach Öffnen der Tiegel diese schnell verbrauchen sollte. In dieser Form konserviert, kann man Basilikum für verschiedene Speisen anwenden.

In der Thai-Küche ist Basilikum besonders beliebt. Die Thais verwenden drei Basilikumarten: Das süß nach Anis riechende *horapha* für scharfe Suppen oder cremige Currys, das nach Gewürznelken duftende *krapao* für Wok-Gerichte und das nach Zitronen duftende *manglak*, das als Kräutergarnitur frisch für Fischgerichte verwendet wird.

Heilsames Basilikum

Tee aus dem üblichen Basilikum hilft bei Erkältungen, Grippe und bei Entzündungen im Rachenraum wird er in den Mittelmeerländern zum Gurgeln verwendet. Vor allem aber ist Basilikum als Tee bei Magen-Darmbeschwerden und Blähungen wirkungsvoll. Da das ätherische Öl auch Estragol enthält, sollte von einer Daueranwendung des Tees abgeraten werden. Aus wissenschaftlicher Sicht wird vermutet, dass Estragol bei übermäßiger Anwendung eine mutagene, also Zell schädigende Wirkung haben kann. Auch während der Schwangerschaft sollte daher auf Basilikum als Tee verzichtet werden, eine moderate Anwendung als Gewürz ist aber kein Problem.

Der Duft des Basilikums

In der Aromatherapie wird dem Basilikum eine starke psychische Wirkung zugesprochen: Aufmunternd, nervenstärkend, antidepressiv. Der wunderbar durchdringende, süße, aber auch strenge Duft des Basilikums beruhigt und stärkt die Nerven. Er hilft bei Antriebsschwäche, Lustlosigkeit und bei nervösen Zuständen, aber auch bei Angst und Traurigkeit. Das ätherische Öl kann bei vielen stressbedingten Beschwerden eingesetzt werden wie zum Beispiel bei Kopfschmerzen, Migräne, Wetterfühligkeit und Erschöpfung. In Massageölen hilft Basilikum auch bei müden, schmerzenden Muskeln und Gelenken.

Anwendung: Auf 50 ml Mandelöl 15 Tropfen ätherisches Öl.

Tipp: Die Wirkung des Duftes gegen Antriebslosigkeit kann sich aber auch beim Hineinschnuppern in Spaghettigerichte mit Pesto entfalten.

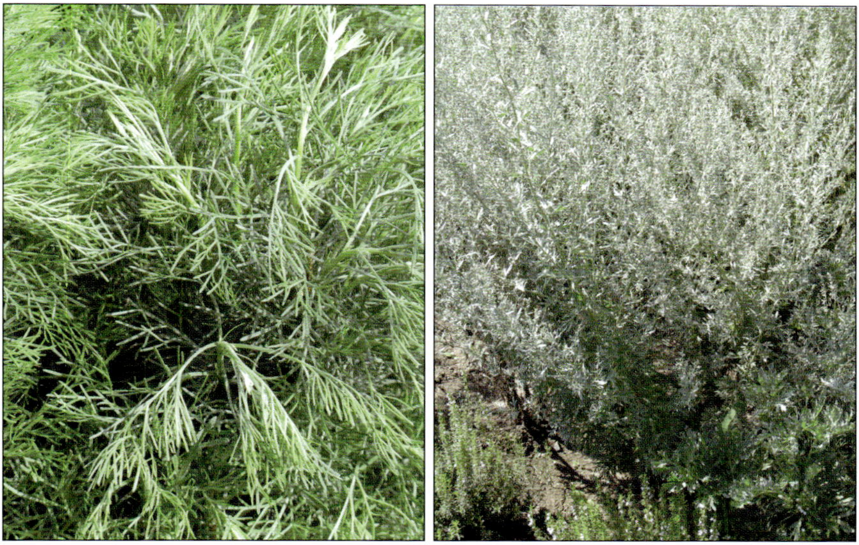

Die Eberraute und der Strand-Beifuß werden eher als Heilpflanzen verwendet

Beifuss

Artemisia vulgaris, Korbblütengewächs

Die botanische Pflanzenfamilie, zu der auch der Beifuß zählt, wird Artemisia genannt. Artemisia-Arten wachsen rund um unsere nördliche Halbkugel von den Steppen Amerikas bis zu den Tundren Sibiriens. Der einzige „Ausreißer" ist der afrikanische Beifuß *(A. afra)*, der von Südafrika bis zu den Tropenwäldern Ostafrikas vorkommt und dort als Heilpflanze gegen Infektionen verwendet wird.

In Nordamerika verwendeten vor allem die Präriestämme Beifußarten zum Räuchern, um böse Energien zu vertreiben. Dabei nutzten die Männer eigene Arten *(A. ludoviciana* und *A. tridentata)*, die daher *„male sage"* (fälschlicherweise von den Weißen mit sage = Salbei verwechselt) genannt wurden. Den Frauen war eine niedrige Art vorbehalten, der *„female sage"* (*A. frigida*). Aus den Steppen Zentralasiens stammt der Wurmsamen (*A. cina*), der mit seinen giftigen Inhaltsstoffen Würmer austreiben kann.

Im Fernen Osten, in China, Tibet und Japan werden ebenfalls Beifußarten zum Räuchern gegen böse Geister verwendet. Eine Art (*A. douglasiana*) wird als

Moxakraut verwendet, indem man auf bestimmten Akupunkturpunkten erbsengroße Kegel aus fein zerriebenen, gepressten Beifußblättern abbrennt. Das Wort *Moxa* entstammt dem japanischen Wort für Beifuß, Mogusa (Brennkraut). Durch die Hitze entsteht eine starke Wirkung auf die betreffenden Meridiane. Der Einjährige Beifuß *(A. annua)*, der vor allem in China wächst, ist ein äußerst wirkungsvolles Heilmittel gegen Malaria und eine andere Art, Yomogi genannt *(A. princeps)* wird in Japan als Würzkraut für Reisküchlein verwendet.

Heimische Beifußarten

In unseren Landen gibt es ebenfalls viele verschiedene Beifußarten. Manche wachsen in hohen Regionen der Alpen wie die Echte Edelraute *(A. umbelliformis)* oder die Schwarze Edelraute *(A. genipii)*, die dazu genutzt werden, um besonders heilkräftige Liköre herzustellen. Andere dagegen, wie der Strand-Beifuß *(A. maritima)* wachsen an den Küsten der Nordsee ebenso wie im Mittelmeerraum und werden auch zu Likören verarbeitet. Der äußerst bittere Wermut *(A. absinthium)*, einer der wirkungsvollsten Gallentees, kommt wild wachsend bei uns im Osten Österreichs vor, genau so wie einige dekorative und daher als Zierpflanzen für den Garten geeignete Arten, zum Beispiel der Pontische Beifuß *(A. pontica)* oder der Waldsteppen-Beifuß *(A. pancicii)*. Und der Gemeine Beifuß *(A. vulgaris)*, den wir zum Gänsebraten nutzen, ist eine sogenannte Ruderalpflanze, die in jedem Garten zu finden sein sollte, und weil man ihren Wert nicht kennt, meist als Unkraut betrachtet.

Im Kräutergarten können Artemisia-Arten gezogen werden wie die Eberraute (*A. abrotanum*), die als Duftkraut zwischen die Bettwäsche gelegt werden kann oder als ganz zart genutztes Würzkraut für Fischgerichte. Nicht fehlen sollte im Kräutergarten der Estragon *(A. dracunculus,* siehe Seite).

Beifuß, Zauberpflanze und Sonnwendgürtel

Für die germanischen Stämme galt der Beifuß als die mächtigste aller Pflanzen. Mugwurz, also „Machtwurz“, nannten sie ihn und englisch heißt er noch immer *mugwort*. Der Wortstamm „Mug“ könnte vom keltischen *miegle* (= wärmen) herrühren, und tatsächlich hat der Beifuß eine innerlich wärmende Wirkung. Zur Machtwurz wurde der Beifuß vor allem dann, wenn man ihn am Tage der Sommersonnenwende pflückte und einen Kranz daraus band, der als Gürtel getragen werden konnte. Ein solcher Gürtel half nicht nur beim Springen über das Sonnwendfeuer, sondern wurde aufbewahrt, um ihn als Zauber abwehrendes Kraut zu nutzen und als Schutz gegen Gewitter ins Herdfeuer zu werfen. Zur

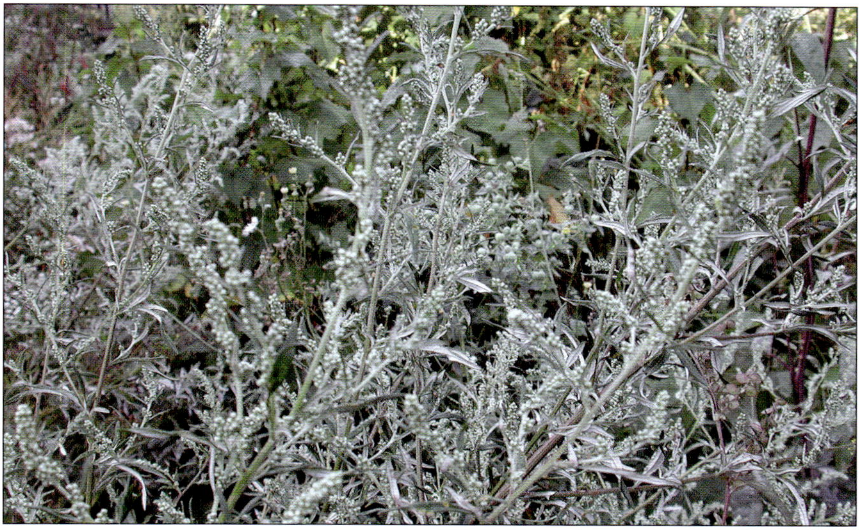

Der Beifuß, Heilpflanze und Zaubermittel

Wintersonnenwende wurde er ebenfalls als Räucherpflanze verwendet, um während der Raunächte Haus und Hof zu schützen.

Mutter der Kräuter, Kraut der Mutter

Der botanische Name der Pflanzenfamilie stammt von Artemis, der antiken Göttin der Jagd und der Wildnis, aber auch der Beschützerin der werdenden Mütter. Eine Pflanze wie der Beifuß, die dieser Göttin gewidmet war, ist natürlich auch eine Frauenheilpflanze. Beifuß, das *„sonderlich frawenkraut"*, sollte die Fruchtbarkeit anregen, Menstruationsschmerzen verhindern und die Geburt erleichtern. Leider ist diese Anwendung in Vergessenheit geraten, denn Beifußtee könnte tatsächlich krampflösend wirken und vor allem bei Erkrankungen der weiblichen Organe helfen, die durch Kälte entstanden sind und mit kalten Füßen einhergehen.

Kraftpflanze der Wanderer

Schon in der Antike glaubte man, dass Beifuß *„in die Schuhe gelegt oder an das Bein gebunden, den Wanderer vor Müdigkeit schützt"*, wie Plinius schrieb. Gemeint war damit eigentlich, dass der Beifuß als Zauberpflanze alle bösen Geister, die den Wanderer schrecken können, fernhalten könnte. Doch auf Grund der Inhaltsstoffe kann man allen Walkern und Wanderern empfehlen, beim Heimkommen ein Fußbad mit Beifuß zu machen.

Fußbad: 2 bis 3 Handvoll Beifußkraut ungefähr 5 Minuten kochen lassen, dann abseihen und zum Badewasser dazu schütten..

Einreiböl: Blätter und Blüten vom Beifuß zerkleinern, in einem Glas mit Olivenöl bedecken und 3 Wochen an einem warmen Ort stehen lassen, dann abfiltern. Mit diesem Öl kann man die Beine vor und nach dem Wandern einreiben.

Heilpflanze Beifuß

Wie sein botanisch nahe Verwandter, der Wermut, enthält der Beifuß in den Blättern Bitterstoffe und ätherische Öle, weshalb er in der Kräuterheilkunde zu den Amara aromatica, den aromatischen Bitterstoffdrogen zählt. Diese sind tonisierend auf Magen und Gallenblase, daher appetitanregend und gallenflüssigkeitsfördernd. Beifuß- und Wermuttee helfen vor allem bei Verdauungsproblemen, die durch Gallenfunktionsstörungen bedingt sind. Die krampflösende Wirkung kann man beim sogenannten Oberbauchsyndrom – druckartigen Schmerzen im Oberbauchbereich – nutzen.

Teezubereitung: 1 TL / 1/4l Wasser im Aufguss, 5 Minuten ziehen lassen, 1 bis 2 Tassen täglich.

Achtung: Nicht bei Magen-Darm-Geschwüren, während Schwangerschaft und Stillzeit, nicht bei Korbblütlerallergie

Beifuß als Würzkraut

Auch wenn die Blätter des Beifuß weniger bitter sind als die des Wermut – zum Würzen sind sie nicht geeignet, da dadurch die Speisen zu bitter würden. Zum Würzen verwendet man nur die Blüten. Da es Beifußblüten nicht als Gewürz im Handel gibt, muss man sie selber sammeln. Man schneidet dazu die Pflanze ab, lässt sie, verkehrt herum hängend, trocknen. Dann werden die Blätter abgestreift, um Tee daraus zuzubereiten. Die Blüten (wenn wenige Blätter dabei sind, spielt das keine Rolle) werden getrennt abgestreift und trocken aufbewahrt, um sie zum Würzen zur Verfügung zu haben.

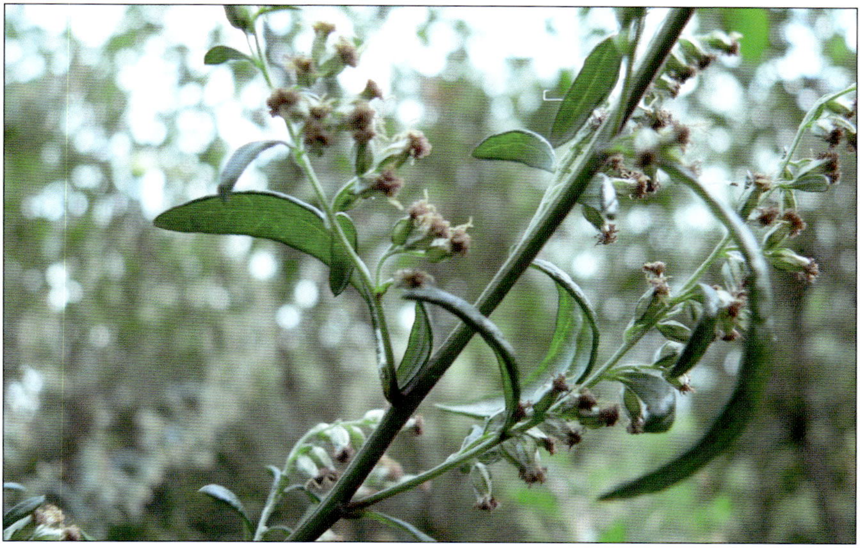

Nur die Blüten des Beifuß kann man als Gewürz verwenden

Frau Holle, die Gans und der Beifuß

Die Gans ist ein uraltes Symbol für die abnehmende und wieder zunehmende Kraft der Sonne. Im Frühling kündigen die Wildgänse den Sieg der Sonne an, und wenn sie mit ihren klagenden Rufen im Spätherbst wieder abziehen, ist der Winter nicht mehr weit. Die Vogelmutter, die zugleich die Mutter der toten Seelen ist, begegnet uns im Märchen der Frau Holle. „*Mother goose*" (Gänsemutter) nennt man sie in englischen Sagen, und wenn sie im Spätherbst mit ihren Gänsen wegfliegt, wird ihr zu Ehren eine Gans geopfert – bei uns die Martinigans oder die Weihnachtsgans. Und um dieses „Fleischopfer" zum Schutz vor den bösen Dämonen des nahenden Winters besonders zauberkräftig zu machen, wurde die Gans mit Beifuß eingerieben. „*Biboz*" nannte man im Mittelalter den Beifuß, was nach Sicht der Sprachwissenschaft „stoßen" bedeutet. Der Beifuß ist daher das Gewürz, das zur Speise „gestoßen" wird. Doch als Gallenflüssigkeit anregendes Kraut sollte Beifuß nicht nur zum Würzen von Gänsebraten, sondern für alle Speisen, die fett sind, also auch Enten, Schweinsbraten und auch Fische wie Karpfen und Aal verwendet werden. Auf Grund seiner blähungswidrigen Wirkung sollte man Grünkohlgerichte damit würzen. Außerdem passt Beifuß gut zu Kartoffelsuppen, Bohnengerichten und Pilzen.

Burgenländisches Gansl zum Martinitag

Weidegans außen mit Kurkuma, Rosmarin (Pulver) und Beifuß einreiben, innen ziemlich viel Beifuß reinschütten. Als Fülle kann man Semmelwürfel in Milch einweichen, zwei bis drei Dotter darunter mischen, dazu angeröstete Zwiebelwürfel, Apfelstücke, Leberstücke (Gänseleber ist zu schade, kann auch Schweineleber sein), Petersilblätter, Majoran, alles vermischen und die Gans damit füllen. Gans braten (je nach Gewicht, burgenländische Laufgänse brauchen 1 Stunde pro kg), die Haut wird schön knusprig, wenn man kurz vor der Endphase noch einen Schuss Schnaps darüber schüttet. Serviert wird die Gans mit Rotkraut, Serviettenknödeln, glasierten Maroni und Dörrzwetschken in Speck gewickelt.

Bohnenkraut

Satureja montana, Lippenblütengewächs

Bei den Griechen und Römern scheint das Bohnenkraut schon früh bekannt gewesen zu sein, sie gaben ihm den Namen „Saturei" nach dem Satyr, dem lüsternen Waldgeist, dessen Name synonym für einen abnorm gesteigerten Geschlechtstrieb des Mannes war. Verwendet haben die Römer das Bohnenkraut allerdings in erster Linie für schwer verdauliche Gerichte wie fettes Fleisch. Während des Mittelalters wurde Bohnenkraut als Arzneimittel in den Klostergärten gepflanzt und Pfefferkraut genannt. Matthiolus, ein Kräuterarzt des späten Mittelalters, schrieb: *„Saturey gibt eine liebliche Schärpff, damit sie den lust und begierd zum Essen erweckt, bringt die unkeusche begirde auff die ban, darumb etliche meinen, sie habe den namen von den geylen Satyris"*. Den Ruf als geeignetes Gewürz zur Anregung ehelicher Werke hatte es auch bei den berühmten mittelalterlichen Kräuterdoctores. In der heutigen Zeit müsste es „wissenschaftlich" überprüft werden.

Bohnenkraut, kulinarisch

Vom Bohnenkraut werden bei uns üblicherweise zwei Arten kultiviert: das einjährige Sommer-Bohnenkraut *(Satureja hortensis)*, das etwas milder im Geschmack ist und das ausdauernde Winter-Bohnenkraut *(Satureja montana)*. Das Winter-Bohnenkraut ist dem Thymian nicht nur vom Wuchs her ähnlich, sondern erinnert

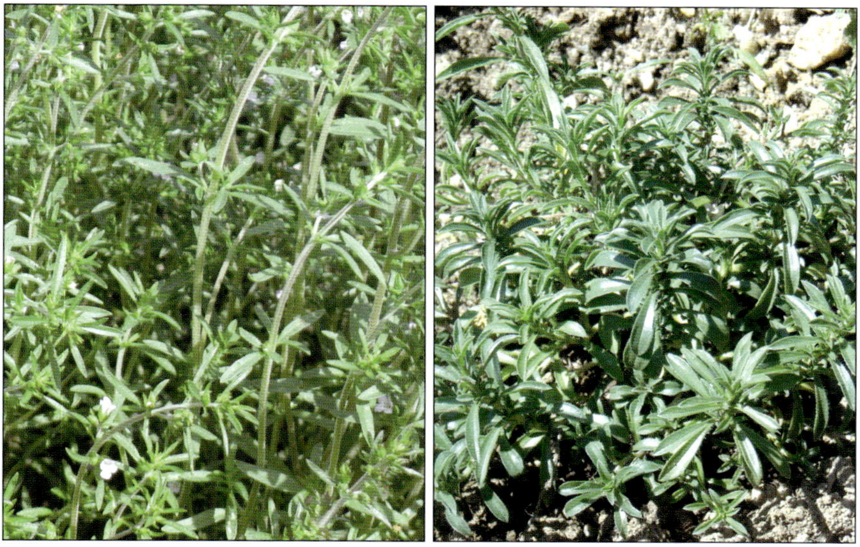

Das einjährige Sommer-Bohnenkraut schmeckt lieblicher – Das Winter- Bohnenkraut ist „pfeffrig"

auch von der Gewürzwirkung an ihn, allerdings schmeckt und riecht es strenger. In Südosteuropa ist Bohnenkraut sehr beliebt, vor allem in Bulgarien, wo es „djubritsa" genannt wird. Dort wird es fast universell eingesetzt, aber vor allem, auf Sauerkraut weich gedünstet, zu Sarmi: Krautrouladen mit einem Gemisch aus Reis und Faschiertem gefüllt – die mit Bohnenkraut einen ganz besonderen Geschmack bekommen. Als Djubritsa bezeichnet man in Bulgarien aber auch eine Mischung von Bohnenkraut und Bockshornkleeblättern, die als Pulver angeboten wird und Gemüsegerichten wie Zucchinipuffern ein wunderbares Aroma verleiht. Bohnenkraut passt sehr gut zu allen Gerichten mit Hülsenfrüchten, daher der Name Bohnenkraut. Es eignet sich aber auch für alle Gemüse-, Pilz- und Kartoffelgerichte. Eine Erdäpfelsuppe oder ein Erdäpfelgulasch am Abend, für geliebte Ehemänner mit Bohnenkraut gewürzt, könnte vielleicht durch seine „pfeffrige" Wirkung tatsächlich zu ehelichen Werken anregen. Zu allen Kohlgerichten, aber auch zu Rindsgerichten mit Saft oder Gulasch kann man Bohnenkraut verwenden.

Bohnenkraut als Medizin

Die Wirkung des Bohnenkrautes geht auf die Kombination des ätherischen Öles und der Gerbstoffe zurück. Bohnenkraut ist zwar phytotherapeutisch nicht gebräuchlich, kann aber als Arznei für sommerliche Gastroenteritis, also Durchfälle verwendet werden. Neue wissenschaftliche Untersuchungen zeigen, dass die Wirkstoffe des Bohnenkrautes antiviral, antibakteriell, fungizid und antioxidativ sind, also vielleicht auch Tumor vorbeugend sein können. In der Aromatherapie werden dem ätherischen Öl auch antiparasitäre Wirkungen zugesprochen (weshalb es zu Anti-Kopflaus-Shampoos zugesetzt werden sollte). Ob man von dem Tee auch eine Laus vertreibende Wirkung erwarten kann, müsste erst erprobt werden. Auf jeden Fall ist das Bohnenkraut blähungswidrig und somit ein optimales Gewürz für Hülsenfrüchte.

Borretsch

Borago officinalis, Rauhaargewächs

Ganz sicher ist nicht, woher die Pflanze stammt. Doch man nimmt an, dass sie im Vorderen Orient beheimatet ist und über die Araber nach Spanien kam. Darauf könnte auch die Herkunft des Namens deuten: *abu buraq*, arab. Vater des Schweißes. Manche meinen, dass der Name von *borra*, lat. Gewebe aus rauer Wolle, stammt (Borretsch ist ein spürbares Rauhaargewächs). Manchmal wird der Name aber von lat. *corago*, ich belebe das Herz, zurückgeführt, denn im gesamten Mittelalter wurde ihm eine herzstärkende Wirkung zugeschrieben. Eine weitere Deutung für den Namen wäre das keltische *borrach*, Mut. Im Englischen gibt es das Sprichwort „*borage for courage*", also Borretsch macht Mut. Hildegard von Bingen und andere Kräuterautoren sprachen dem Borretsch tatsächlich zu, „*die Blätter in Wein eingelegt und davon getrunken, machen fröhlich und vertreiben die traurigkeit und allerley schwermütigkeit.*" In der Volksmedizin wurde Borretsch „Herzfreund" genannt, denn man schrieb ihm zu, bei nervöser Herzschwäche und Herzklopfen zu helfen. Hieronymus Bock fasste zusammen, dass „*die holdseligen Boragenblumen mögen in Speis und Trank fröhlich benutzt werden, denn sie stärken das Herz und Hirn, erwecken die Verzagten und die traurigen und melancholischen Menschen zur Freude und munteren Sinn und läutern das Geblüt.*"

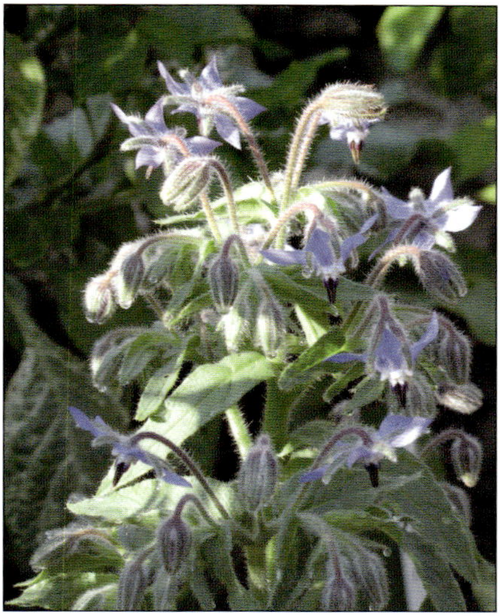
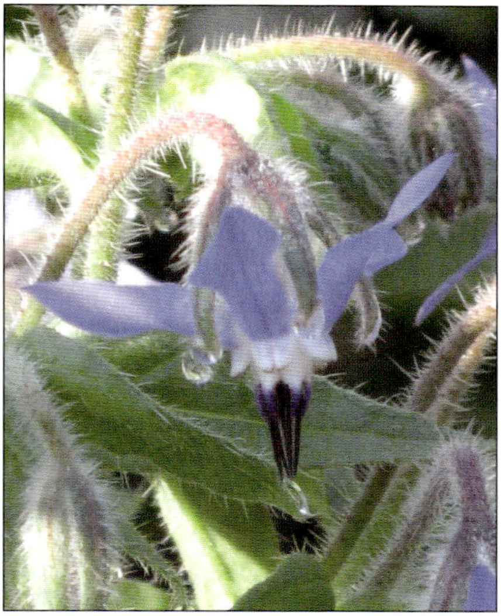

Die Blüten des Borretsch sind himmelblau

Borretsch als Heilpflanze

Aus heutiger wissenschaftlicher Sicht wird geraten, etwas vorsichtig zu sein mit einer langfristigen Anwendung der Blätter, da sie wie alle Rauhaargewächse Pyrrolizidinalkaloide enthalten, die Leber schädigend wirken können. Populär geworden ist allerdings die Verwendung des Borretsch-Samenöles. Der Anteil an Gamma-Linolensäure beträgt 20% und übertrifft damit sogar das Nachtkerzensamenöl. Gamma-Linolensäure brauchen Menschen, denen ein Enzym fehlt, sodass der Organismus es nicht selber aus der Linolsäure, die in vielen pflanzlichen Ölen enthalten ist, herstellen kann. Daher brauchen vor allem Menschen mit extremer Hauttrockenheit, Neurodermitiker, aber auch Menschen mit Polyarthritis die Zufuhr von Gamma-Linolensäure. Das Samenöl gibt es in Form fertiger Präparate.

Borretsch als Gewürz

Auch wenn die Blätter wunderbar nach Gurken riechen, besonders aufregend ist der Borretsch als Gewürz nicht. Frisch und zerkleinert kann man die Blätter zu Saucen, Aufstrichen und Salaten mischen. In Ligurien wird Borretsch wie Blattspinat gekocht und als Füllung für Ravioli oder zu Risotto verwendet.

Dill

Anethum graveolens, Doldenblütengewächs

Der Dill ist eine mediterrane Pflanze und seit der Antike bekannt. In den Arzneibüchern des Mittelalters hatte er einen festen Platz. Nicht nur, dass er gegen das „*Grimmen im Leib, heftige Winde und Reißen im Gedärm*" helfen sollte, auch als Zauberpflanze wurde er verwendet. Gegen böse Hexen und andere Albträume sollte er helfen: „*Diejenigen so des Nachts mit schrecklichen Träumen geplagt werden, unruhig schlafen, viel im Schlaf schnarchen und bisweilen aufwachen und aus dem Bett springen, denen soll man frisch Dillkraut unter den Kopff legen*". Wer Dill auf der bloßen Haut trug, sei gegen Verzauberung gefeit, doch er sollte helfen, Männer zu verzaubern. Beim Heiraten sollte die Frau in den Strümpfen Kümmel und Dill tragen und beim Durchschreiten des Kirchentores murmeln: „*Ich trag in den Strümpfen Kümmel und Dill, jetzt muss der Mann tun, wie ich will*". Sicher die beste Voraussetzung für eine gute Ehe, vor allem, da alle Samengewürze von Doldenblütlern wie Dill, Fenchel und Kümmel auf Frauen eine östrogenisierende Wirkung haben können. Allerdings sollten Frauen sich hüten, dem ehelich Angetrauten zu viel Dill zu geben, denn Hildegard von Bingen meinte, dass Dill den Männern „*zur Unterdrückung sinnlicher Triebe*" verhilft.

Medizinische Wirkung

Der Name des Dill kommt vermutlich vom Altnordischen *dilla*, beruhigen, beschwichtigen; angeblich war „dilla" aber auch das englische Ammenwort für „einlullen". Schon lange gilt Tee aus Dillsamen (Samen etwas zerstoßen, Aufguss, 5 Minuten ziehen lassen) als traditionelles Kinderschlafmittel. Überhaupt wird dem ätherischen Öl der Dillsamen eine beruhigende Wirkung bei überstrapazierten Nerven und in Stresssituationen zugesprochen. Ähnlich wie Fenchel und Kümmel hat Dill eine entspannende Wirkung auf die Peristaltik, ist also blähungswidrig. Wenn Babys unter Bauchzwicken leiden, lohnt sich der Versuch, statt der üblichen „Windmischung" Fenchel und Kümmel nur Dillsamentee zu geben. Stillende Mütter sollten allerdings zur Milchbildung einen Tee aus den vier Doldenblütlern trinken: Anis, Dill, Fenchel und Kümmel. Dilltee hilft aber nicht nur Babys bei Blähungen, auch bei Erwachsenen ist er krampflösend und wirkt auch beim Roemheld-Syndrom, einem Zwerchfellhochstand, der durch Gasbildung im Dickdarm bedingt ist und Herzbeschwerden verursacht.

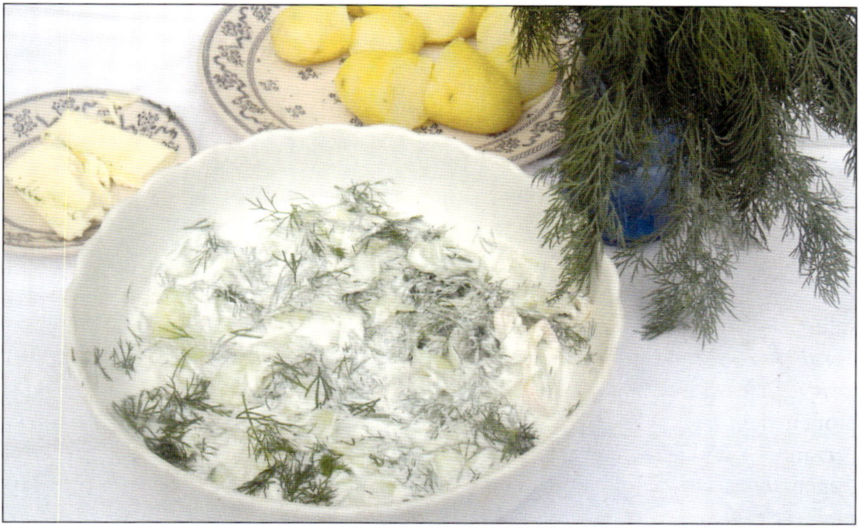

Nicht nur im Garten, auch in der Salatschüssel sind Dill und Gurken gute Partner

Dill, kulinarisch

Trotz seiner mediterranen Herkunft spielt Dill in den Mittelmeerküchen eine geringe Rolle außer in Griechenland, wo vor allem Tsatsiki, also Gurken in Joghurt mit Knoblauch und eben Dill gewürzt werden, im Unterschied zur Türkei, wo das Äquivalent Cacik mit Minze gewürzt wird. In Mitteleuropa ist Dill vor allem zu sauren Speisen beliebt. Eingebrannte Erdäpfel mit Dill und Gurkerl ist eine traditionelle Zuspeise der Wiener Küche zu gekochtem Tafelspitz. Allerdings findet man auch eine gekochte Dillsauce mit Rahm in den Kochbüchern als Beilage zum Rindfleisch. Dill und Gurken lieben nicht nur im Garten die Nähe, sondern auch in der Salatschüssel. Selbst eingelegte Gurken bekommen ihren letzten Gewürzschliff, wenn man die Samendolden vom Dill zum Schluss dazu gibt. Anders in Osteuropa – dort gibt man ganze Dillzweige zu eingelegtem Gemüse und Gurken. In Norddeutschland und Skandinavien ist Dill dagegen das Fischgewürz schlechthin. Gravlax wird mit Salz, Zucker und Dill gebeizt und viele Fischgerichte mit einer eher süßen Dill-Senf-Sauce serviert.

Viel zu wenig bekannt ist, dass *Dillsamen* auch als Gewürz verwendet werden können. Erdäpfel- oder Roter Rübensalat mit Dillsamen sind ein Muss zum Ausprobieren im Winter, wenn frisches Dillkraut nur mehr aus den Glashäusern verfügbar ist.

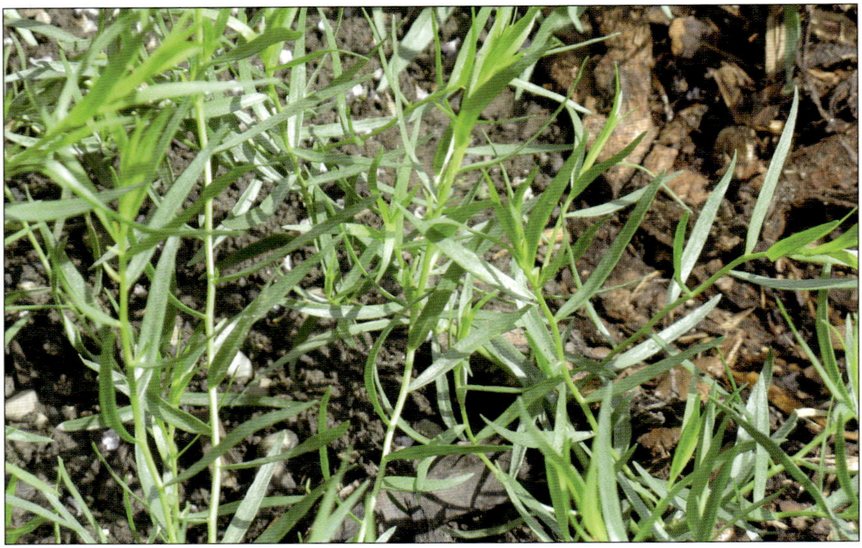

Nur der französischer Estragon ist würzig

Estragon

Artemisia dracunculus, Korbblütengewächs

Der Name des Estragon ist abgeleitet von lat. *draco*, Drache, Schlange. Der Estragon ist als *dracunculus* also ein kleiner Drache. Seit Plinius Zeiten war man der Auffassung, ein in der Kleidung verborgenes Sträußchen Estragon schütze den Träger vor Schlangenbiss und tollwütigen Hunden. Zu uns kam er vermutlich über die Kreuzritter recht spät, aber alle Bezeichnungen gehen auf den Drachen zurück. Erst wurde das Kraut zu Heilzwecken verwendet, aber bald kam man in Frankreich zur Überzeugung, dass sich das feine Aroma in der Küche besser nutzen lässt.

Estragon-Kulinarik

In der französischen Küche ist Estragon auch heute noch ein viel verwendetes Küchenkraut. In der Kombination Fines Herbes wird er gemeinsam mit Petersil und Kerbel vor allem für Fisch-, Kalb- und Geflügelgerichte, die in Oberssauce gedünstet werden, verwendet. Poulet à l'estragon ist ein delikates Beispiel der französischen Küche (in Brühe gekochtes Huhn, das man mit einer Oberssauce, die mit Estragon gewürzt wird, serviert). Ein Klassiker ist die Sauce Bearnaise, eine Buttersauce mit Weißweinessig und Estragon. Senf wird oft mit Estragon aromatisiert, aber in erster Linie Essig. Auch zum Einlegen von Gewürzgurken sollte man Estragonzweige geben. In Kärnten nennt man den Estragon Bertram. Dort wird er traditionell zu Bertramstrudel oder zu Bertramreindling (ein Germteigkuchen, salzig und mit Estragon gewürzt, Klassiker zum Osterschinken in Kärnten) verwendet.

Bertramstrudel

Strudelteig mit folgender Mischung füllen: Semmelwürfel (eher frische Semmeln verwenden) mit Mischung aus Rahm oder Obers, aufgesprudelten Eiern und viel Estragon (=Bertram) übergießen und kurz anziehen lassen. Strudelblätter damit füllen, einrollen, backen. zwischendurch immer wieder mit etwas Rahm, dann kurz vor Backende mit Öl bestreichen, damit der Strudel knusprig wird. Mit Salat servieren.

Französischer Estragon

Ganz wichtig ist, wenn man Estragon im Garten kultivieren will, darauf zu achten, dass man die Unterart bekommt, die im ätherischen Öl Estragol enthält, wodurch der Estragon sein anisartiges Aroma erhält. Diese wird üblicherweise als Französischer Estragon verkauft. Der sogenannte Russische Estragon enthält dagegen kein Estragol, ist wenig aromatisch und eignet sich höchstens zum Einlegen in Essig.

Estragon als Medizin

Estragon hat eine ausgleichende Wirkung auf das vegetative Nervensystem. Wenn Sympathikus und Parasympathikus aus dem Gleichgewicht geraten, helfen Gerichte mit Estragon. Auch bei psychischen Schwächezuständen hilft der Estragon.

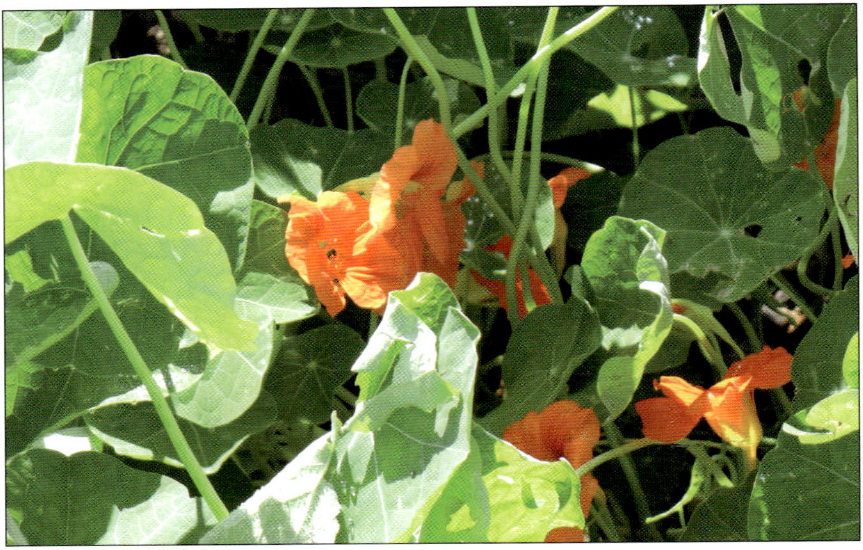

Sowohl die Blüten als auch die Blätter der Kapuzinerkresse können verwendet werden

Kapuzinerkresse

Tropaeolum majus, Kapuzinerkressengewächs

Die Kapuzinerkresse ist ein Kind Amerikas und stammt aus dem tropischen Peru. Die spanischen Eroberer brachten sie im 16. Jahrhundert nach Europa. Bis in jüngste Zeit wurde sie bei uns allerdings nur als Zierpflanze betrachtet.

Kapuzinerkresse als Antibiotikum

Dass die Blätter der Kapuzinerkresse ähnlich scharf schmecken wie die der Brunnen- und Gartenkresse und als würzende Zutat für Salate verwendet werden können, ist nun doch schon seit einiger Zeit bekannt. Weniger verbreitet ist das Wissen, dass die Kapuzinerkresse auf Grund des hohen Anteiles an Benzylsenfölen gegen Viren, Bakterien und auch gegen Pilzerkrankungen als Heilmittel verwendet werden kann. Ähnlich wie Kren hilft der Einsatz bei Atemwegserkrankungen und auch vorbeugend gegen entzündliche Prozesse im Harnwegsbereich. Wegen der Breitbandwirkung gegen Bakterien versuchte man, fertige Präparate aus der

Kapuzinerkresse herzustellen, die im Apothekenhandel erhältlich sind. Man kann aber auch eine Tinktur aus den Blättern machen oder die Blätter als Zugabe zu Salaten nutzen. Allerdings ist maßvoller Genuss anzuraten, da die scharfen Inhaltsstoffe auch die Magen- und Darmschleimhaut reizen können.

Kapuzinerkresse, kulinarisch

Erdäpfelsalat, mit Kapuzinerkresseblättern gewürzt, ist sicher eine angenehme Form einer Anti-Schnupfen-Therapie oder eine vorbeugende Maßnahme gegen Ansteckungsgefahr in Grippezeiten. Für den regelmäßigen Genuss frischer Blätter im Winter braucht man nur Pflanzen, die im Topf kultiviert werden, an hellen und kühlen Plätzen in der Wohnung aufstellen. Grundsätzlich können die Blätter als Würze so verwendet werden wie andere Kressearten – zu Salaten, Saucen oder auf belegte Brötchen. Die Blüten sind nicht nur schön, sondern auch eine delikate Dekoration für Speisen. Die grünen Früchte der Kapuzinerkresse kann man ähnlich wie Kapern einlegen.

Kerbel

Anthriscus cerefolium, Doldenblütengewächs

Der Echte Kerbel kam aus Südostrussland zu uns, ist aber mittlerweile auch wild wachsend bei uns zu finden. Der Unterschied zum Wiesenkerbel ist leicht zu erkennen – der Kerbel zum Würzen hat nicht nur viel zartere Blätter, sondern ein typisches Aroma, das zwischen Anis und Estragon liegt.

Gegen Triefaugen, Schwindel, Beulen und Appetitmangel empfahl ihn Tabernaemontanus: „*Körbelkraut an der Speiss oder sonst auf andere Manier gebraucht, wie man immer will, ist dem Magen und Haut gesund, von wegen seines lieblichen Geruchs und Geschmacks, es reinigt das Geblüt und macht lustig zu essen*".

Dass er tatsächlich gut für die Haut sein könnte, erzählt eine Anekdote: Ninon de Lenclos war im 19. Jahrhundert eine von vielen Männern sehr gefragte Gesellschaftsdame und blieb das bis in ihr hohes Alter. Als sie starb, stürmten ihre Konkurrentinnen die Wohnung, um das Geheimnis ihrer Schönheit zu finden. Das einzige, was sie fanden, waren Büschel von Kerbel in ihrem Badezimmer.

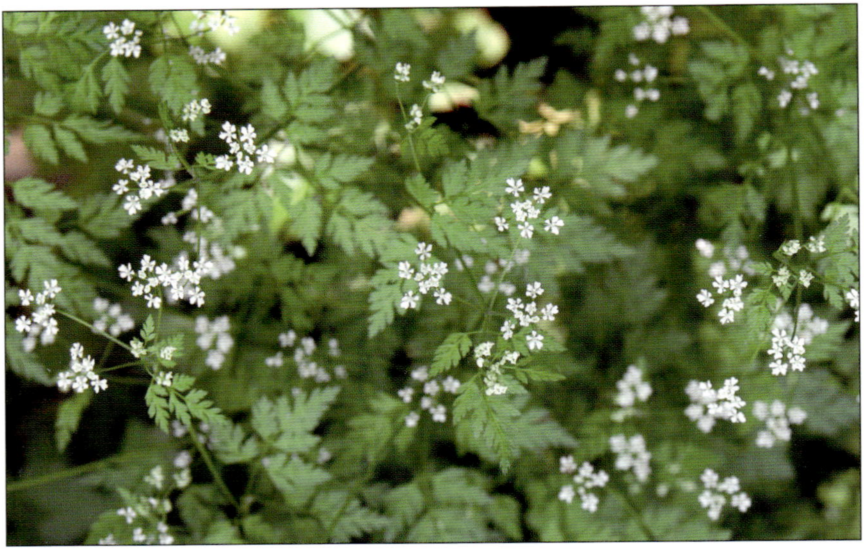

Kerbel hat anisartig duftende Blätter

Tatsächlich spricht man Kerbel und Petersilie eine gute Wirkung gegen Hautunreinheiten zu, wenn man sie, in Essig angesetzt, äußerlich anwendet.

Gesichtsreinigung à la Lenclos

Kerbel- und Petersilieblätter fein wiegen, mit heißem Wasser übergießen, zudecken und eine Stunde lang ziehen lassen. Abseihen und zu dieser Flüssigkeit etwas Apfelessig plus Wodka oder 40% Alkohol dazu geben. Zur Gesichtsreinigung bei unreiner oder gereizter Haut.

Kerbel, kulinarisch

Kerbel ist in Frankreich und der Schweiz besonders beliebt. Das anisartige feine Aroma der zarten Blättchen würzt Suppen, Saucen und auch Fisch. Kerbel ist Bestandteil der französischen Fines herbes, einer Kräutermischung von frischem Schnittlauch, Estragon, Petersilie und Kerbel, die fein gehackt über die Speisen gestreut wird. Zur berühmten Frankfurter Grünen Sauce, die zu gekochtem Rindfleisch serviert wird, gehört Kerbel ebenso wie zu den Kärntner Kasnudeln: Teigtascherln mit Topfen gefüllt und mit Nudelminze und auf gut kärntnerisch Keferfil gewürzt.

Waadtländer Kerbelsuppe

Zwiebel mit Speckwürfelchen anrösten, Erdäpfelwürfel mitdünsten, mit Gemüsesuppe oder Wasser aufgießen und ca. 20 Minuten kochen lassen. 1 Glas Weißwein, etwas Butter und viel fein gehackten Kerbel dazugeben, noch kurz kochen lassen.

Frankfurter Grüne Sauce

Petersilie, Schnittlauch, Sauerampfer, Borretsch, Kresse, Pimpinelle (= Wiesenknopf) und Kerbel fein hacken, 2 gekochte Eier zerdrücken, mit Creme fraiche, etwas Essig und Öl vermischen, Kräuter darunter geben, salzen. Zu gekochtem Rindfleisch oder auch nur zu gekochten Kartoffeln servieren.

Knoblauch

Allium sativum, Zwiebelgewächs

Knoblauch ist weltweit eines der beliebtesten Gewürze. In Europa allerdings ist der Knoblauch nicht überall beliebt. Vor allem Nordeuropäer schrecken vor Knoblauchduft zurück, südeuropäische Köche verwenden dagegen sehr viel Knoblauch. Österreich liegt zum Glück in der Mitte, aber auch bei uns scheiden sich die Geister am würzigen Duft des Zwiebelgewächses (das früher zu den Liliengewächsen gezählt wurde!). Daher wird Knoblauch meist mitgekocht, was sein Aroma weitgehend mildert. Roh verspeisen ihn dagegen meist nur echte Knoblauch-Aficionados, auch wenn gerade der Genuss der rohen Zehen die Heilkraft des Knoblauchs vermitteln würde.

Knoblauch – seit 5000 Jahren beliebt

Der Knoblauch ist eine der ältesten Heil- und Würzpflanzen der Welt. In der altindischen Medizin ist er als kostbares Heilmittel genannt, chinesische Kräuterbücher loben ihn seit 4000 Jahren und in Ägypten wurde er gemeinsam mit der Zwiebel als heilige Pflanze betrachtet, unter deren Anrufung Eide geschworen wurden. Beim Bau der Pyramiden wurde den Sklaven Knoblauch verabreicht, um ihre Kräfte zu erhalten. Herodot berichtet, man habe ihm eine Inschrift an der Cheopspyramide gezeigt, wonach für die Versorgung dieser Zwangsarbeiter Rettich, Zwiebeln und Knoblauch im Wert von 1600 Talenten Silber (heute etwa 9 Millionen Euro) beschafft worden seien. In Ägypten haben ihn auch die Israeliten kennen und schätzten gelernt und diese Liebe auch bei ihrer Rückkehr ins Gelobte Land beibehalten. Bei den Griechen und Römern galt er ebenfalls als Heilkraut, Kraftbringer und Gewürz. Dioskorides rühmt ihn als Mittel gegen Wurmbefall, Schlangenbiss und Zahnschmerz. Der römische Dichter Vergil lobte dagegen die Potenz steigernde Wirkung des antiken „Viagra". Aber auch im antiken Rom war er mehr ein Essen der armen Leute, denn *„alliate"*, Knoblauchesser, bedeutete soviel wie „arme Schlucker".

Knoblauch – Zaubermittel gegen Tod, Teufel und Vampire

Bei den Germanen war Knoblauch schon lange bekannt, bevor die Römer ihre Eroberungsfeldzüge antraten. Unser Wort Knoblauch leitet sich aus dem althochdeutschen *Klobelouh* her, was soviel bedeutet wie „gespaltener Lauch", ein Hinweis auf die Gestalt der Zwiebel. Allerdings spielte der Knoblauch vor allem eine Rolle als Zaubermittel, als Amulett getragen sollte er vor Geistern und allem Bösen schützen. In einem angelsächsischen Arzneibuch aus dem 10. Jahrhundert wird ein Trank aus Knoblauch und Weihwasser gegen Irresein empfohlen. Geisteskrankheiten galten als angezaubert und der Knoblauch sollte als apotropäisches Mittel gegen diesen Zauber wirken. Knoblauch wurde auch in Ställen aufgehängt, um Unheil fern zu halten.

Ganz besonders geschätzt war Knoblauch als Zauber abwehrendes Mittel in Südosteuropa. In Rumänien sollten dem Verstorbenen in den Mund gelegte Knoblauchzehen verhindern, dass der Tote als Vampir umgeht, was seit den Dracula-Filmen wohl jedem bekannt ist.

Die Männer stärkende Wirkung des Knoblauchs lobten viele berühmte Kräuterbuchautoren. Matthiolus und Brunnfelß schrieben: *„Machet Neigung zum Schlaff und Lust zu den ehelichen Werken."*

Knoblauch – Botanik

Der botanische Name *Allium sativum* (*sativum*, lat. gepflanzt) deutet darauf hin, dass der Knoblauch eine alte Kulturpflanze ist. Ihr Ursprung wird im zentralasiatischen Raum vermutet. Durch Züchtungen, die bis in die Zeit um 2000 v. Chr. zurückreichen, entwickelte sich der Knoblauch in seiner heutigen Form. Es ist nicht mehr genau nachvollziehbar, welche Wildarten in den Knoblauch eingeflossen sind. Die Zwiebel ist zusammengesetzt mit als Zehen bezeichneten rundlichen „Nebenzwiebeln", die in eine gemeinsame Haut eingeschlossen sind. Wenn man Knoblauch selbst im Garten kultivieren will, steckt man im Herbst diese „Zehen" in gut mit Stickstoff versorgten Boden. Man kann die Pilz hemmende Wirkung auch im Garten nutzen, indem man Knoblauch zwischen Pflanzen wie Erdbeeren, die mehltaugefährdet sind, kultiviert. Auf die Baumscheiben von Pfirsichen gepflanzt, hilft Knoblauch, die Kräuselkrankheit zu vermeiden.

Knoblauch als Gewürz

In der österreichischen Küche wird Knoblauch für viele Gerichte verwendet. Ein Schweinsbraten ist ohne Knoblauch nicht denkbar und auch in Gulaschspeisen gehört Knoblauch. Roh dagegen wird er für Salate empfohlen, aber nur zum Einreiben der Salatschüssel. Südeuropäische Gerichte schwelgen dagegen im Knoblauchduft. Die berühmte *aioli* ist eine Mayonnaise mit fein gepresstem Knoblauch, *Spaghetti aglio e olio* sind Spaghetti mit Knoblauch in Öl geschwenkt. Knoblauchsaucen werden zu gegrilltem Fisch und Meeresfrüchten serviert, und mit Rot- oder Weißwein zubereitete Speisen verlangen ebenfalls Knoblauch als Würze.

Spanische Sopa de ajo

Weißbrot vom Vortag in Würfel schneiden, in Olivenöl goldbraun anbraten, viel Knoblauch darüber pressen, mit Paprikapulver und etwas Cayennepfeffer würzen, salzen, mit Suppe aufgießen und köcheln lassen, bis die Semmelwürfel weich sind, dann mit Schneebesen schlagen, bis die Suppe sämig ist. Vom Herd ziehen und verquirlte Eier unter die Suppe mischen.

Knoblauch als Heilmittel

Grundsätzlich wird zur Anwendung als Heilmittel die Einnahme der frischen Knoblauchzehen empfohlen. Ca. 4 g pro Tag werden in der Literatur als mittlere Tagesdosis genannt. Dies entspricht ungefähr zwei mittelgroßen Zehen, die über den Tag verteilt verzehrt werden sollten. Wichtig ist jedoch, die Zehen frisch einzunehmen und nicht über einen längeren Zeitraum aufgeschnitten liegen zu lassen. Wer davor zurückscheut, Knoblauch roh zu essen, kann auf Fertigprodukte zurückgreifen, die in großer Vielfalt in Apotheken erhältlich sind. Empfehlenswert sind in erster Linie Kapseln mit Knoblauch-Trockenpulver. Die meisten klinischen Untersuchungen sind zur besseren Vergleichsmöglichkeit auf der Basis von Präparaten, die auf einen Allicin-Wirkstoffgehalt standardisiert sind, durchgeführt worden. Abraten sollte man vor Präparaten, die auf Basis eines Ölmazerats hergestellt werden, da der Hauptwirkstoff Allicin nicht fettlöslich ist.

Inhaltsstoffe des Knoblauchs

Die heilbringende Wirkung des Knoblauchs wird im Wesentlichen auf die schwefelhaltigen Inhaltsstoffe zurückgeführt. Wird eine Knoblauchzehe zerkleinert, wird eine geruchlose, schwefelhaltige Substanz namens Alliin durch das Enzym Alliinase in das geruchsintensive Allicin umgewandelt, das für die meisten Wirkungen des Knoblauchs verantwortlich ist. Leider sind diese schwefelhaltigen Verbindungen des Knoblauchs sehr instabil und flüchtig.

Neben dem Hauptwirkstoff Allicin finden sich im Knoblauch noch ätherisches Öl, Vitamine A, B_1 und C, hormonähnliche Stoffe, Saponine und Flavonoide und auch viele Mineralstoffe, aber vor allem auch wichtige Spurenelemente wie Selen.

Heilwirkung des Knoblauchs

Die Wirkung des Knoblauchs kann man folgendermaßen zusammenfassen:

Gefäßerweiternd: bis in die peripheren Gefäße. Diese Wirkung findet sich vor allem in den Armen und Beinen, weshalb Knoblauch auch bei Erkrankungen empfohlen wird, die durch Gefäßverengungen bedingt sind wie Netzhautprobleme bei Diabetikern und die sogenannte Schaufensterkrankheit, eine durch Verengung der Wadengefäße verursachte Neigung zu Krämpfen in der Wadenmuskulatur, die dazu führt, dass man nur mehr kurze Strecken schmerzlos zurücklegen kann. Die gefäßerweiternde Wirkung findet man natürlich auch bei den Herzkranzgefäßen und auch im Gehirn, weshalb Knoblauch hilft, bis ins hohe Alter hinein sein Gedächtnis zu behalten.

Antiarteriosklerotische Wirkung: Knoblaucheinnahme führt dazu, dass die Elastizität der Blutgefäße erhalten bleibt und dort wieder hergestellt wird, wo sie durch Blutfettablagerungen verengt sind. Dies ist in erster Linie auf die Cholesterin regulierende Wirkung des Knoblauchs zurückzuführen. In vielen Studien konnte gezeigt werden, dass der Gesamtcholesterinspiegel nach Anwendung von Knoblauchpräparaten signifikant gesenkt wurde. Wichtig ist, dass vor allem das Verhältnis der beiden Cholesterinfraktionen, des sogenannten „guten" HDL und des „bösen" LDL verbessert wird, indem das HDL erhöht und das für die Gefäßschäden verantwortliche LDL gesenkt wird. Auch der Triglyceridspiegel wird durch regelmäßige Knoblaucheinnahme gesenkt. Knoblauch ist also das wirkungsvollste Mittel, um die Blutfettwerte unter Kontrolle zu bringen.

Thrombosevorbeugende Wirkung: Knoblauch führt zu einer Verbesserung der

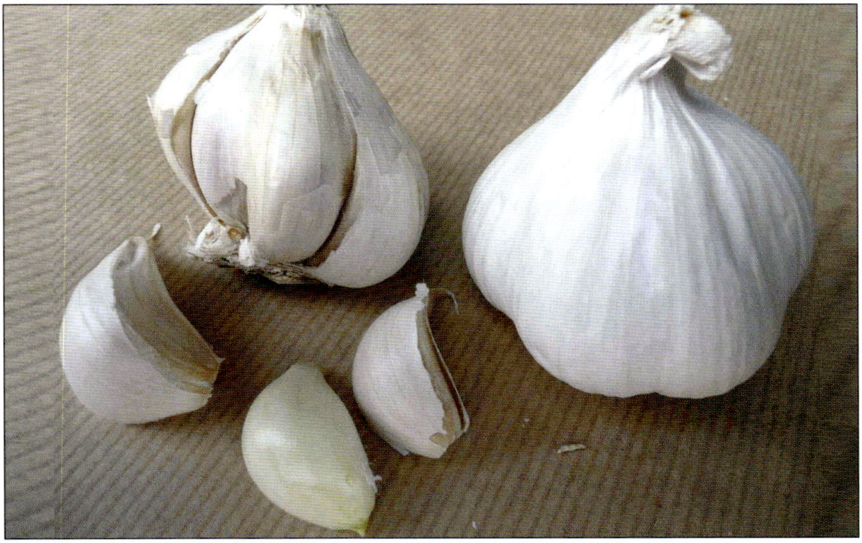

Knoblauch, heilsam für Mensch, Tier und Pflanzen

Fließfähigkeit des Blutes. Die Gefahr, dass die Thrombozyten, also die Blutplättchen, miteinander verklumpen, was zur sogenannten Thrombose führen kann, wird stark reduziert. Knoblauch ist somit die beste Prophylaxe gegen Herzinfarkt und Schlaganfall.

Blutdrucksenkende Wirkung: Die blutdrucksenkende Wirkung des Knoblauchs ist zwar beobachtet worden, ist aber nicht immer sicher.

Antioxidative Wirkung: Knoblauch hat durch die Vielfalt seiner sekundären Pflanzenstoffe ein hohes antioxidatives Potential und kann somit auch Krebserkrankungen vorbeugen. Untersuchungen zeigten, dass in Gegenden, wo Knoblauch zur täglichen Nahrung gehört, bestimmte Krebsformen des Magen-Darmtraktes wesentlich seltener auftreten.

Antibakterielle und Pilz hemmende Wirkung: Besonders im Darm hilft der Knoblauch, krankmachende Keime unter Kontrolle zu halten, ohne die körpereigene gesunde Darmflora zu stören. Knoblauch hilft vor allem auch bei Candida-Pilzerkrankungen im Darm.

Entgiftende Wirkung: Dass Knoblauch gegen Bleivergiftungen eingesetzt werden kann, ist seit altersher bekannt. Neueste Untersuchungen zeigten, dass Knoblauchgenuss auch hilft, andere Gifte wie Quecksilber (man denke an die Amalgamplomben) und Schwermetalle wie Cadmium, das vor allem auch über den Zigarettenrauch zugeführt wird, auszuleiten. Das kommt daher, dass der Schwefel, der in den Senfölglykosiden enthalten ist, die Schwermetalle in unlösliche Verbindungen umwandelt, was ein Ausscheiden ermöglicht.

Vitalisierende Wirkung: Bestimmte Inhaltsstoffe des Knoblauchs sollen tatsächlich helfen, die Produktion von Sexualhormonen zu steigern. Die Erkenntnisse, dass Knoblauch „gut für die ehelichen Werke" ist, konnten somit bestätigt werden.

Insgesamt kann man sagen, dort, wo die Menschen regelmäßig viel Knoblauch genießen, bleiben sie vital und gesund bis ins hohe Alter.

Kren, Meerrettich

Armoracia rusticana, Kreuzblütengewächs

Das „Penicillin des Gartens" nennt man ihn auf Grund seiner starken antibiotischen Wirkung. Nur in den Monaten, in deren Namen ein „r" vorkommt, solle man Kren essen, hieß es früher. Natürlich hatte das damit zu tun, dass die Krenwurzeln erst im Herbst geerntet wurden, weil sie dann besonders saftig und dick sind und für die Verwendung im Winter in Sand gelagert wurden. Heute gibt es Kren das ganze Jahr hindurch zu kaufen. Dennoch kann man empfehlen, vor allem in den Monaten ab September Kren zu essen, da seine Schärfe unsere Harnwege desinfizieren hilft.

Kren ist übrigens ein slawisches Wort und deutet darauf hin, dass diese Pflanze im Mittelalter aus dem Osten zu uns gekommen ist. Im Westen ist der Kren nur unter dem Namen Meerrettich bekannt, was nichts mit dem Meer zu tun hat, sondern von „Mehr-rettich" im Sinne von „größerer" Rettich kommt.

Die beißende Schärfe des Kren

Unverletzter Kren strömt so gut wie kein Aroma aus. Das Prinzip, das unsere Augen tränen und die Nase rinnen lässt, entsteht erst beim Reiben. Da wird näm-

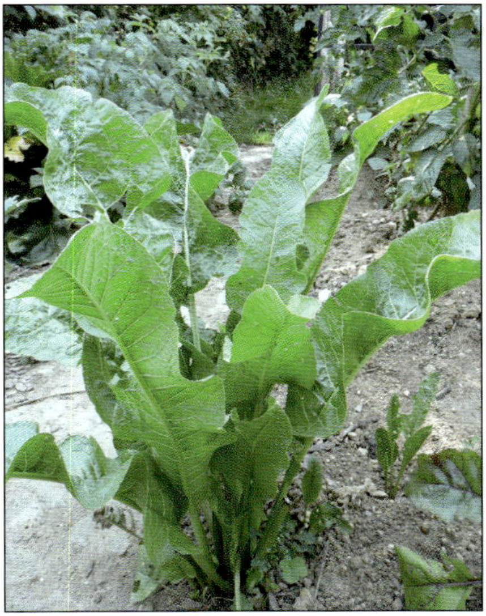
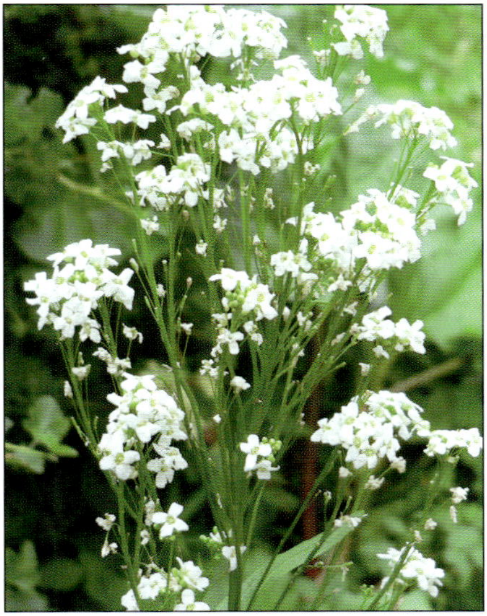

Die Blätter des Kren zeigen seine Größe ... und wenn er blüht, sieht man seine Herkunft als Kreuzblütler

lich aus dem Senfölglykosid Sinigrin das stechend scharfe Allylisothyocyanat. Dieser Stoff wirkt antibakteriell und durchblutungsfördernd. Kren hilft daher bei Erkältungserkrankungen, Schnupfen und auch gegen Durchfall. In erster Linie hat er aber eine vorbeugende Wirkung gegen Harnwegsinfekte, da die Bakterien hemmenden Senföle im Dünndarm resorbiert und über die Harnwege ausgeschieden werden.

Wirkung:
- antibakteriell und durchblutungsfördernd
- bei Erkältungserkrankungen, Schnupfen und auch gegen Durchfall
- vorbeugende Wirkung gegen Harnwegsinfekte

Kren, kulinarisch

Tafelspitz mit Apfelkren – das ist doch eine angenehme Prophylaxe gegen Harnwegsinfekte! Kren darf nicht mitgekocht werden, sondern wird üblicherweise als Zutat in Saucen serviert. Die Wiener Küche kennt eine Fülle von Krensaucen zu gekochtem Rindfleisch: Apfelkren, Semmelkren, Mandelkren, Essigkren, Oberskren etc. In Skandinavien werden süß-scharfe Krensaucen zu Fisch gegessen. Frisch geriebener Kren wird zu Schinken und Würsten gereicht. Versuchen Sie aber einmal zum Osterschinken ein Kärntner Rezept.

Eierrahmkren

Hart gekochte Eier (fallen genug beim Eierfärben an) mit Sauerrahm zerdrücken, salzen, frisch geriebenen Kren darunter mischen, das ist eine saftige Sauce zum Schinken.

Burgenländischer Semmelkren

Im Burgenland ist Semmelkren die beliebteste Beilage zu gekochtem Rindfleisch. Im Unterschied zu klassischen Rezepten wird er auch mit Knoblauch gewürzt. Frische Semmelwürfel in Öl mit feingehacktem Knoblauch anrösten, dann mit Rindsuppe aufgießen und mit einem Schneebesen fein verschlagen. Vor dem Servieren geriebenen Kren nach Geschmack dazugeben.

Kresse

Lepidium sativum, Kreuzblütengewächs

Scharf-würzig sind viele Kräuter, die als Kresse bezeichnet werden. Die eigentliche Gartenkresse stammt aus Westasien und ist seit dem Altertum im Mittelmeergebiet bekannt. Heute kennt man sie hauptsächlich als Keimsprossen, die auf Watte gezogen, auch im Supermarkt angeboten werden. Baut man Kresse im Garten an, entwickeln sich Pflanzen bis zu 80 cm Höhe. Die Blätter sind rettichartig scharf. Für Gärtner, die nicht jedes Jahr Kresse im Garten anbauen wollen, wäre *Lepidium latifolium* zu empfehlen. Sie ist ausdauernd und breitet sich mit Wurzelausläufern im Beet aus. Wenn sie zu maßlos wird, können die Ausläufer ausgerissen und deren Wurzeln wie Kren verwendet werden.

Hinweis: Andere Kresseverwandte wie die Brunnenkresse oder die Winterkresse sind unter den Wildkräutern nachzulesen.

Kresse, kulinarisch

Durch ihre erfrischende milde Schärfe passen Kresseblätter gut zu zarten Speisen. Ihr Aroma ist stark temperaturempfindlich. Sie sollten daher frisch für Salate,

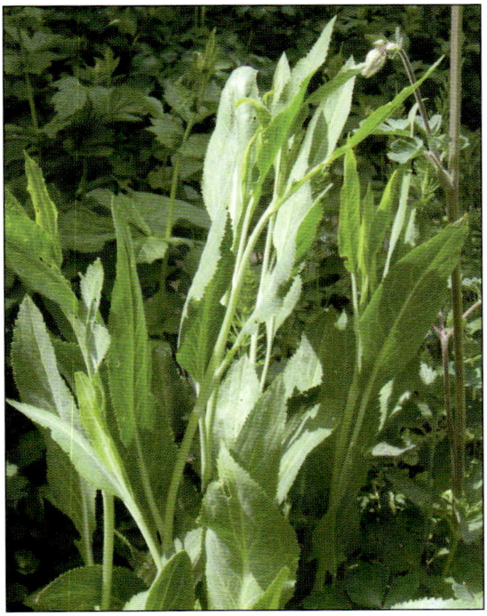

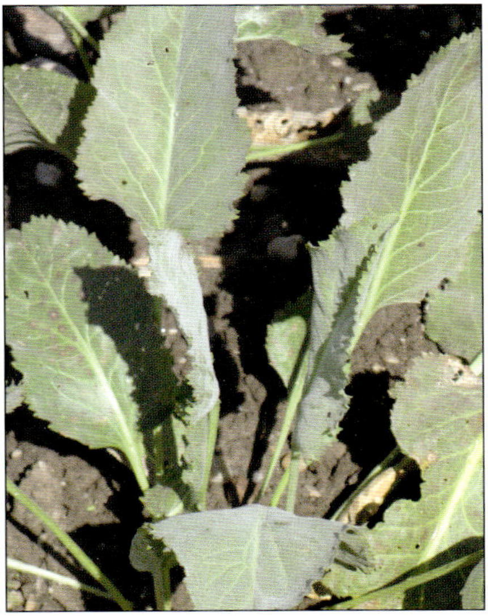

Die ausdauernde Kresse liefert das ganze Jahr scharfe Blätter, die auch gut zu Sushis passen

Aufstriche und überhaupt auf belegte Brote verwendet werden. Wenn man sie über warme Speisen wie eine Eierspeise gibt, werden die Blätter erst beim Servieren über die Speise gestreut.

Gesundheitsnutzen

Wie bei allen Pflanzen mit Senfölglykosiden kann man der Kresse eine starke Stoffwechsel anregende Wirkung zusprechen. Auch heute kann man noch Lonicerus zustimmen, wenn er empfahl: „*Ist gut wider die Gicht*". Außerdem ist die Kresse reich an Vitamin C, B_1 und B_2 und liefert wertvolle Spurenelemente wie Eisen, Jod (für die Schilddrüsen) und Chrom (steuert das Gefühl für Sattsein, hilft also, weniger Hunger zu haben). Dass sie daneben auch viel Kalzium, Kalium und Magnesium enthält, ist bei einem grünen Kraut schon selbstverständlich.

Lavendel

Lavandula angustifolia, Lippenblütengewächs

Den Duft des Lavendels lieben nicht nur die Menschen, Bienen und Hummeln umschwirren ihn und auch die Schmetterlinge holen sich den Nektar aus den Lavendelblüten. Man bringt es fast nicht übers Herz, ihnen die duftende Nahrung wegzunehmen. Doch die heilenden Wirkungen für den Menschen sind vielfältig, es lohnt sich also, eine „Lavendel-Hausapotheke“ anzulegen.

Richtig ernten

In der Grasse in Frankreich, wo die Lavendelfelder wie ein blauer Teppich bis zum Horizont reichen, wird der Lavendel so geerntet, dass man die Stiele bis unter die obersten Blattpaare abschneidet. Bei dieser Behandlung wachsen die Pflanzen zu dichten Büschen heran und brauchen im nächsten Frühjahr nur mehr einen leichten Korrekturschnitt.

Die Lavendelsträuße trocknet man, indem man sie verkehrt herum aufhängt. Auf diese Weise wird das ätherische Öl in den Blüten konzentriert und sie lassen sich leicht abstreifen, wenn sie trocken sind. Die übrig gebliebenen Stängel sollten nicht auf den Komposthaufen wandern, sondern auf die Glut beim Grillen, was dem Grillgut ein feines Aroma verleiht.

Lavendelbeete im Garten

Der Rat, Lavendel zu Rosen zu setzen, ist nicht immer von Vorteil. Lavendel stammt aus den trockenen Steppen Persiens und ist im westlichen Mittelmeerraum, vor allem in Südfrankreich beheimatet. Wo immer er wild wachsend vorkommt, bevorzugt er steinige, trockene Böden. Die behagen Rosen aber gar nicht. Es ist also nicht leicht, einen Standort im Garten zu finden, der beiden Pflanzen behagt.

Einen Hauch von Provence bringt es aber, wenn man ein Beet nur mit Lavendel, möglichst im sonnigsten Teil des Gartens anlegt. Dabei kann man ganz im Sinne der englischen „Knotengärten“ Muster schaffen, indem man verschiedene Lavendelsorten setzt. Es gibt dunkellila, blau, rosa und weiß blühende Sorten ebenso wie hoch und niedrig wachsende.

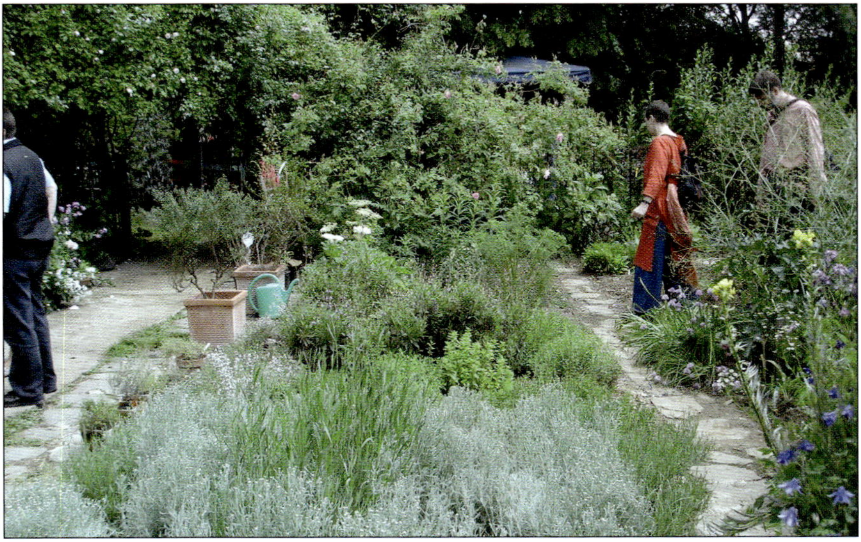

Am schönsten ist Lavendel im Garten in Beeten mit Zypressenkraut

Lavendel, beliebtes Duftkraut

Für Griechen und Römer war Lavendel der beliebteste Badezusatz, daher kommt auch sein Name von lat. *lavare*, waschen. Doch anders als bei saponinhaltigen Pflanzen, die tatsächlich eine seifenähnlich reinigende Wirkung haben, ist es beim Lavendel der Duft, der vor allem geistige Reinigung schafft.

In den mitteleuropäischen Kräutergärten taucht der Lavendel erstmals im 11. Jahrhundert auf. Das Blau der Blüten, das an den Mantel der Mutter Maria erinnert und der klare, reine, kühlende Duft machten den Lavendel zu einer Symbolpflanze der Mutter Gottes. Zudem glaubte man, dass der Lavendel die *„unkeuschen Gelüste"* vertreibt. Im Mittelalter und in der Renaissance zählte Lavendel zu jenen Kräutern, die man auf den Fußboden streute, um die Pest, aber auch Fliegen und Motten abzuhalten. Immer aber fand man den Duft, der ein Gefühl innerer Harmonie vermitteln kann, hilfreich gegen Liebeskummer, Hexen und den Teufel.

„Seelenpflanze" Lavendel

„Was Rosmarin für den Geist, ist Lavendel für die Seele", lautet ein alter Spruch. Lavendel wirkt klärend und bringt Ruhe und Nervenkraft. Er bringt seelische

Klarheit und lenkt das Bewusstsein auf Lebensbereiche oder Beziehungen, die zu bereinigen sind und in denen Klarheit geschaffen werden soll. Menschen, die immer wieder seelische Krisen erleben, das heißt in Kraft, Mut und Lebenswillen vorübergehend geschwächt sind, gibt der Lavendel den Anstoß, zu einer richtigen Einschätzung seiner selbst zu kommen und den persönlichen Lebensweg anzunehmen. Lavendel hilft daher vor allem auch in Lebenskrisen und Übergangssituationen.

Lavendel richtig anwenden

Grundsätzlich sollte man unterscheiden, ob man die Lavendelblüten als Droge (getrocknete Blüten), als Tinktur oder als Lavendelöl (ätherisches Öl) anwendet. Da die medizinische Wirkung des Lavendels hauptsächlich auf dem ätherischen Öl beruht, unterscheidet sich die Anwendung nicht so gravierend.

Inhaltsstoffe

Die Zusammensetzung des ätherischen Öles ist sehr unterschiedlich und hängt von der botanischen Herkunft und davon ab, ob der Lavendel aus Wildsammlung oder Anbau herstammt.

Lavandula angustifolia ist die Stammform, aus deren Blüten das ätherische Öl destilliert wird. In Frankreich baut man auch Hybridsorten an, die Lavandin genannt werden, bei denen die Ausbeute an ätherischem Öl größer ist. Dieses ist unterschiedlich in der Zusammensetzung, vor allem enthält es mehr Kampfer, der Haut reizend wirken kann. Lavandinöl wird aber ebenso wie Lavendelöl verwendet. Neben dem ätherischen Öl, das hauptsächlich aus Linalylacetat (entspannend) und Linalool (entzündungshemmend) besteht, enthalten die Blüten auch Gerbstoffe (hauptsächlich antivirale Rosmarinsäure) und Flavonoide.

Anwendungsgebiete

Als *Tee* hilft Lavendel vor allem bei vegetativ labilen Zuständen, bei denen Nervosität, verbunden mit Magenschwäche im Vordergrund stehen. Lavendeltee hilft also bei Unruhezuständen, nervösem Reizmagen mit Druckgefühl im Oberbauch, bei Blähungen, nervösen Darmbeschwerden. Durch die Gerbstoffe hilft der Tee aber auch bei sommerlichen Brechdurchfällen und Darminfektionen.

Zubereitung: 1 TL Blüten mit ¼ l heißem Wasser im Aufguss, nicht länger als 5 Minuten ziehen lassen, da sonst zu viele Gerbstoffe gelöst werden, die eventuell Magenschleimhaut reizend sein könnten.

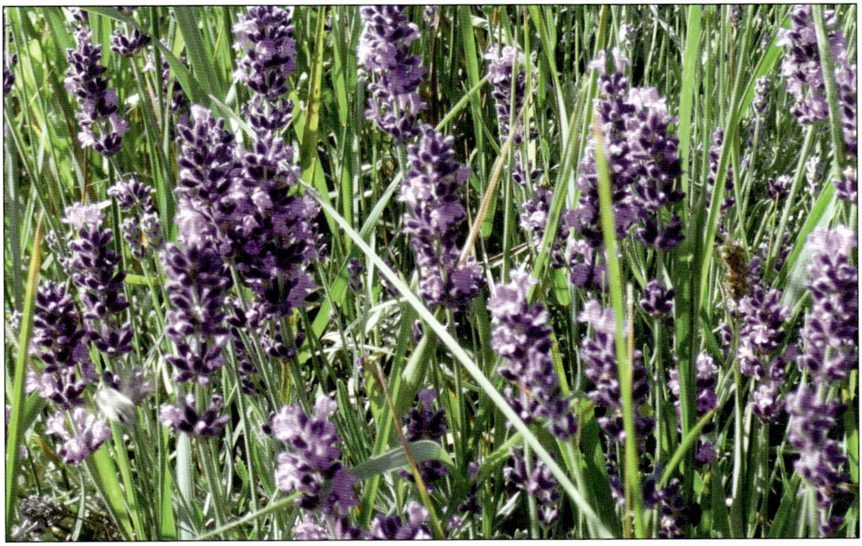

Die blauen Lavendelblüten signalisieren seine entspannende Wirkung

Als *Badezusatz* wirkt der Lavendel vor allem durch seinen Duft entspannend auf Geist und auch auf die Muskeln, kreislaufberuhigend und vegetativ ausgleichend. Lavendelbäder sind daher besonders Menschen zu empfehlen, die stark unter Stress stehen.

Anwendung als Badezusatz: Die einfachste Form der Anwendung ist, die Blüten in ein Leinensäckchen zu geben, dieses unter den Wasserhahn der Badewanne zu hängen und das heiße Wasser darüber rinnen zu lassen.

Die *Lavendeltinktur* wird in erster Linie äußerlich angewendet und hilft bei Muskelschmerzen und -kater, bei Nervenschmerzen, Prellungen und Zerrungen und generell bei Verspannungen.

Herstellung: Frische Lavendelblüten in ein Glas geben, mit 40% Alkohol bedecken und 3 Wochen an einem warmen Platz ausziehen lassen. Dann abfiltern.

In gleicher Weise kann ein *Lavendelölauszug* hergestellt werden, indem dass man die Blüten mit Mandelöl ausziehen lässt; die Wirkung ist dieselbe wie bei der Tinktur.

Das ätherische Lavendelöl

Durch die große Breite der Anwendungsmöglichkeiten des ätherischen Öles ist ein Fläschchen quasi schon eine Hausapotheke für sich. Lavendelöl ist neben dem Rosenöl das einzige ätherische Öl, das pur auf der Haut angewendet werden kann. Dennoch ist es besser (und sparsamer) für äußere Anwendungen, es in einem Trägeröl verdünnt (auf 50 ml Mandelöl 20 Tropfen) zu verwenden. Als Badezusatz muss das Lavendelöl emulgiert werden, am besten mit Milch (in wenig Milch pro Badewanne ca. 7–10 Tropfen ätherisches Öl verschütteln, dann ins Wasser geben).

Eigenschaften des Lavendelöls

Krampflösend, entzündungshemmend, beruhigend, schmerzstillend, Juckreiz stillend, zellbildungsanregend, Narben glättend, Kreislauf regulierend, antibakteriell, Pilz hemmend.

Hauptindikationen

Haut:
- Insektenstiche (wirkt abschwellend, Juckreiz stillend und entgiftend)
- leichte Verbrennungen (kühlend, Schmerz stillend, hautbildungsanregend),
- auch bei Sonnenbrand
- Akne und auch Ekzeme (antibakteriell, entzündungshemmend)
- Verletzungen (zellbildungsanregend, Narben glättend)
- als regelmäßige Hautpflege bei Neurodermitis
- gegen Fußpilz und Schweißfüße

Muskel:
- Wadenkrämpfe
- Verspannungen, auch der Nackenmuskulatur, dadurch auch gegen Kopfweh
- Muskelkater
- Zerrungen, Prellungen
- leichte Formen von Ischias
- rheumatische Schmerzen

Kreislauf:
- Blutdruck stabilisierend
- bei Herzklopfen und nervösen Herzstörungen (Herzgegend einreiben)

Psyche:
- Nervöse Spannungen
- Unruhezustände (auch bei Kindern)
- Schlafstörungen (hilft vor allem bei Durchschlafstörungen)
- Ängstlichkeit
- Reizbarkeit
- Lavendelöl wirkt ausgleichend, daher auch bei Erschöpfung und Müdigkeit

Lavendel als Gewürz

Lavendel wird als Gewürz nur in der südfranzösischen Küche verwendet. Die Blätter sind leicht bitter und stark würzig, sie verfeinern Lammgerichte und Fischsuppen. Man sollte die Blätter nicht mitkochen lassen (wegen des bitteren Geschmackes), sie eignen sich aber hervorragend für Grillgerichte.

In Südfrankreich ist es üblich, Lavendel in der Kräutermischung „Herbes de Provence“ anzuwenden: Majoran, Bohnenkraut, Rosmarin, Thymian, Estragon und Lavendel zusammenmischen. Passt zu Fisch, aber auch zu Gemüse, vor allem zu Ratatouille, einem würzigen Gemüsetopf aus Tomaten, Melanzani und Zucchini.

Liebstöckel

Levisticum officinale, Doldenblütengewächs

Vermutlich stammt er aus Persien, obwohl er schon in der altrömischen Küche eines der beliebtesten Kräuter war und an der ligurischen Küste wuchs. Daher stammt übrigens der Name, *ligusticum*, Kraut aus Ligurien, aus dem dann im Capitulare de villis, der Landgüterverordnung Karls dem Großen *Levisticum* wurde. Mittelhochdeutsch nannte man ihn *liebstockel* und bei Hildegard von Bingen hieß er *lubestuchel*. Warum so viele Namenserklärungen?. Es wird immer erklärt, dass der Liebstöckel seinen Namen nicht von der Liebe (und dem dafür passenden männlichen Werkzeug) hätte. Irgendetwas muss der Liebstöckel wohl in dieser Richtung bewegen, immerhin ist er ja harntreibend und vielen solchen Kräutern, z. B. Petersilie wird eine Manneskraft anregende Wirkung zugeschrie-

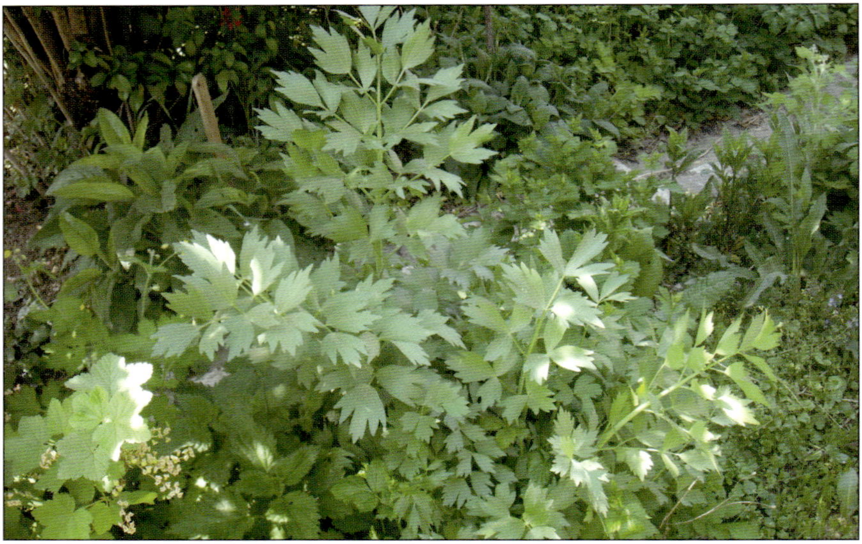

Auch aus den Blättern des Liebstöckels kann man Tee machen

ben. Auch die englische Bezeichnung „lovage“ lässt darauf schließen und in Kärnten nennt man ihn „Lustock“ und verwendet ihn gerne und reichlich.

Liebstöckel als Heilmittel

Im Mittelalter wurde dem Liebstöckel große Heilwirkung zugesprochen. Tabernaemontanus empfahl ihn gegen ein halbes Hundert von Krankheiten und schlug ihn vor allem als Arznei für Bergleute „*wider die giftigen metallischen Schwaden und Dampff* „ vor. In der heutigen Zeit ist das Thema Schwermetallausleitung recht aktuell und dafür könnte auch der Stoffwechsel anregende und harntreibende Liebstöckel verwendet werden. In der Phytotherapie wird die Wurzel des Liebstöckels verwendet und gilt als sehr starkes Aquaretikum, also Harnwege durchspülendes Mittel. Während der Schwangerschaft sollte dieser Tee aber nicht verwendet werden.

Liebstöckel, gute Eisenquelle

Liebstöckel hat einen sehr hohen Eisengehalt (neben Kalium, Magnesium, Kalzium etc.). Eine Gemüsebrühe, in der viel Liebstöckel und die ebenfalls sehr eisenreichen Petersilie- und Sellerieblätter mitgekocht werden, ist eine ausgezeichnete, für den Organismus gut verfügbare Eisenquelle, die vor allem Schwangeren, aber eigentlich allen Frauen empfohlen werden kann, da sie vor dem Wechsel durch die Menstruationsblutung manchmal an Eisenmangel leiden. Durch das Mitkochen werden übrigens mögliche abortiv wirkende ätherische Öle zerstört.

Liebstöckel, kulinarisch

Liebstöckelblätter haben einen würzigen, sellerieartigen Geruch und Geschmack, der an Maggi (dieses wird aber aus hydrolisiertem Protein aus Knochenhäuten hergestellt) erinnert. Deshalb wird Liebstöckl auch häufig „Maggikraut" genannt. Bei uns war es schon immer ein wichtiges Kraut für alle Suppen, aber besonders für Rindsuppe und auch für Gemüseeintöpfe. In Kärnten ist es ein „Muss" für Ritschert, einem Eintopf aus Rollgerste, Bohnen und Geselchtem. In Ligurien wird es auch heute noch zum Würzen von Minestrone, aber vor allem von Salaten verwendet. In Persien, seiner Heimat, werden getrocknete Liebstöckelblätter auch heute noch in der Kräutermischung Ghorme Sabsi für Ghoreshte-Gerichte (das sind Gemüse-Fleisch-Speisen, wie zum Beispiel Melanzani mit Lammfleisch) verwendet.

Tipp: Frische Liebstöckelblätter auf Tomatensalat oder auf Butterbrot schmecken wunderbar.

Ritschert nach Kärntner Art

Bohnen einweichen, Selchfleisch mit Suppengrün und -wurzeln, viel Liebstöckel- und Salbeiblätter (auch getrocknet) weich kochen. Gehackte Zwiebel anschwitzen, die abgetropften Bohnen und Rollgerste dazugeben, mit Selchfleischsuppe aufgießen und langsam weich kochen. Zugedeckt im Backrohr ausdünsten lassen. Die Speise soll etwas schleimig gebunden sein. Eventuell nachsalzen, pfeffern, noch mit Liebstöckel nachwürzen. „Ohne Lustock kein Ritschert!", ist ein Kärntner Spruch.

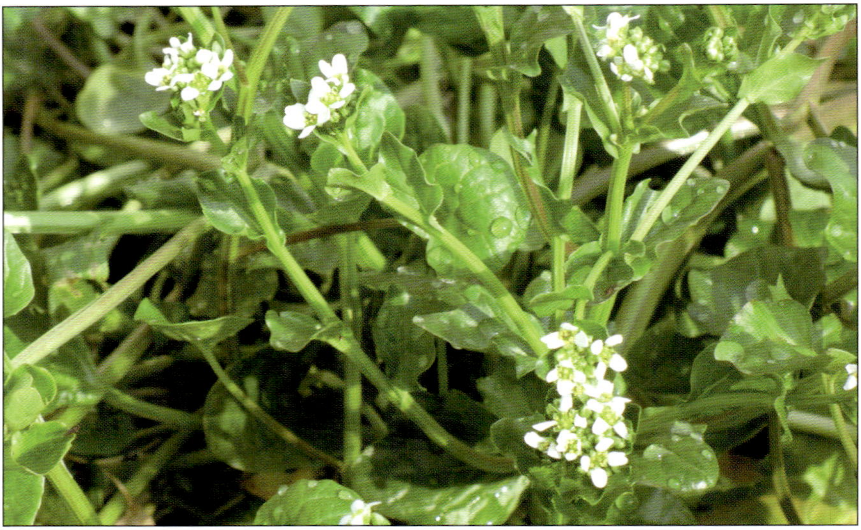

Zu kaufen gibt es das Löffelkraut nicht, das muss schon selber im Garten angebaut werden

Löffelkraut

Cochlearia officinalis, Kreuzblütengewächs

Das Löffelkraut stammt von den salzigen Küsten im Norden Europas. Im Mittelalter galt es als wirksames Mittel gegen Skorbut, und wurde eingesalzt und fassweise auf lange Seereisen mitgenommen. In den Gärten war es beliebt, da es auch unter einer Schneedecke grün bleibt und so im Winter Vitamin C und Senfölglykoside gegen Erkältungen liefern konnte. Heute ist es nahezu in Vergessenheit geraten. Wer auch in der dunklen Jahreszeit auf frisches Grün nicht verzichten möchte, sollte es im Garten ansiedeln. Es ist zweijährig und sät sich von selber aus. Mit dem scharfen, kresseähnlichen Geschmack passen die Blätter gut zu Erdäpfel – und auch anderen Salaten, aber auch aufs Butterbrot und in Aufstriche.

Majoran

Origanum majorana syn. Majorana hortensis, Lippenblütengewächs

Vom Majoran sagte man im 17. Jahrhundert: *„Der Majoran, der gibt dem Quendel nicht viel nach. / Er stillt die Nerven und der Mutter Ungemach. / Er stärkt das Hirn und Haupt, macht Niesen, treibt den Wind.“*

Geschichten um den Majoran

Amarakos nannten die Griechen in der Antike den Majoran. Die Wurzel dieses Wortes liegt vielleicht in Indien, im Sanskrit nennt man Majoran *maruva*. Lateinisch wurde daraus *amaracum* und wahrscheinlich geht der Ruf des Majorans als Liebesmittel nur auf dieses Wort zurück, denn man dachte, dass es mit *amor*, lat. Liebe, zu tun hat. In den meisten europäischen Sprachen wurde der Majoran aber vom lateinischen *maior*, größer, beeinflusst. Die Herkunft des Majorans liegt vermutlich ebenso wie bei dem zur gleichen botanischen Gattung zählenden Oregano im östlichen Mittelmeerraum und Kleinasien. Gekannt und genutzt sollen ihn schon die Ägypter haben.

Majoran, gut für die Liebe?

In der griechischen Mythologie wird erzählt, dass der Majoran von Aphrodite erschaffen wurde und daher alle Glückspilze, die vom „Amarakon-Duft“, der Aphrodite umgab, verzaubert wurden, dazu neigten, sich unsterblich zu verlieben. Die griechischen Hetären versuchten den Duft der Aphrodite zu nutzen, indem sie zwar mit Thymiansalbe den Hals, mit Minzensalbe die Arme, aber mit Majoransalbe die Augenbrauen und das Haar einrieben. Als Symbol der Liebe und Fruchtbarkeit wurde Majoran in die Kränze von Neuvermählten geflochten. Dies sollte ihnen Glück und ein langes Leben schenken. Als Manneskraft anregendes Mittel wurde der Majoran allerdings nie betrachtet. Im Gegenteil – im Mittelalter galt er als hervorragendes Mittel, wenn ein anormal starker Geschlechtstrieb gedämpft werden sollte.

Wärmender Majoran

Die Griechen verwendeten Majoran als krampflösendes Mittel und um den Geist zu stärken. Der englische Kräuterkundige Culpeper empfahl seine Anwendung bei

„kaltem Kummer im Bauch", der sich durch allzu viele Blähungen Luft zu machen versucht, und auch Menschen, die sich dem Seufzen zu sehr hingeben. All diese Erfahrungen konnten bestätigt werden. Die wärmende und gleichzeitig entspannende Wirkung lindert sowohl körperliche als auch geistige Anspannungen. Man kann die Wirkung vor allem bei steifen, schmerzhaft verspannten Muskeln spüren, wenn man Majoranöl in die Haut massiert. Im Verdauungstrakt wirkt Majoran krampflösend und hilft bei Blähungen und Koliken. Auch bei Blähungen der Säuglinge empfiehlt sich die Anwendung als Tee.

Tee: 1 TL Majorankraut mit ¼ l heißem Wasser im Aufguss zubereiten, 5 Minuten ziehen lassen.

Ölauszug: Ein Glas mit Schraubverschluss mit frischen Majoranblättern locker anfüllen, mit wenig 40% Alkohol beträufeln, dann Olivenöl darüber gießen, bis alle Blätter bedeckt sind. Verschließen, an einem Ort mit gleichmäßiger Temperatur zwei Wochen stehen lassen, abfiltern und in dunklen Fläschchen aufbewahren.

Majoran gegen Schnupfen

Der schon zitierte englische Kräuterkundige Nicholas Culpeper bemerkte auch, *„unser gemeiner Majoran ist wärmend und lindernd bei Erkältungen im Kopf"*. Tatsächlich ist Majoransalbe eines der bewährtesten Mittel bei Schnupfen, vor allem bei Säuglingen.

Majoransalbe: Die meisten Rezepte, die man in der Literatur findet, sind auf Butterbasis. 1 Teelöffel Majorankraut (getrocknet) übergießt man mit 1 TL Weingeist und lässt das Gemisch einige Stunden stehen. Dann gibt man 1 TL Butter dazu und erwärmt das Ganze im Wasserbad, bis die Butter geschmolzen ist. Abseihen und in kleine Tiegelchen abfüllen. Diese Salbe muss immer frisch hergestellt werden, da die Butter sonst ranzig wird. Für die Hausapotheke ist daher anzuraten, eine Salbe auf Basis Ölauszug plus Bienenwachs herzustellen. Die Salbe wirkt ausgezeichnet bei Schnupfen (sanft die wunden Nasenlöcher damit bestreichen), aber auch bei neuralgischen Schmerzen.

Entspannender Majoran

In der Aromatherapie wird das ätherische Öl des Majorans sehr geschätzt, nur leider ist selten Majoran drin, auch wenn der botanische Name auf den Fläschchen steht. Meistens wird eine spanische Thymianart, *Thymus mastichina*, als „Spanisches

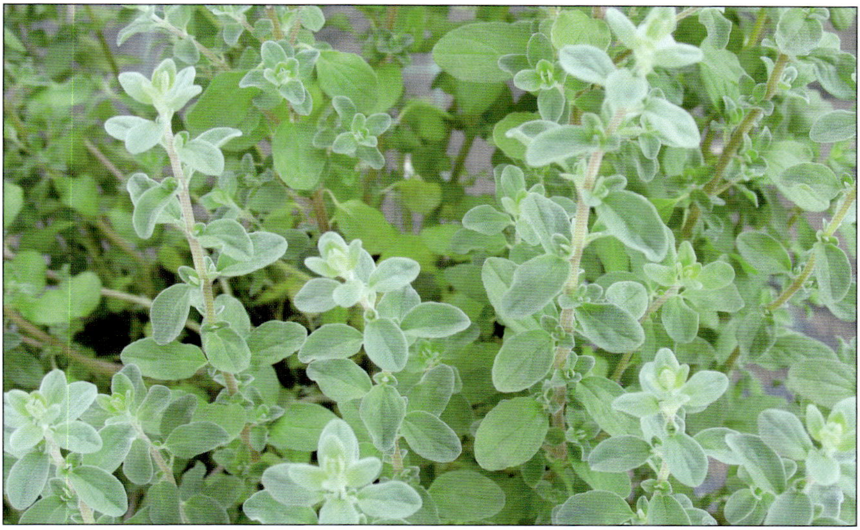

Majoran, unentbehrlich (nicht nur) für faschierte Laibchen

Majoranöl verkauft, die Wirkung ist jedoch ganz anders. Echtes Majoranöl hat eine stark vagotone Wirkung, das heißt, es ist entspannend, blutdrucksenkend, krampflösend und schmerzlindernd. Man kann das Öl in Form von äußerlichen Anwendungen (auf 50 ml Mandelöl 10 Tropfen Majoran) bei Migräne, rheumatischen Muskelschmerzen, Neuralgien, Spannungskopfschmerzen (im Nacken auftragen) anwenden. Wirkungsvoll bei hohem Blutdruck ist das Auftragen auf zwei kreisförmige Reflexzonen, rechts und links ca. 1 cm neben der Halswirbelsäule im Bereich des 6. Halswirbels. Diese Maßnahme kann vor allem bei Altershypertonie wunderbar unterstützend zusätzlich zu einer Therapie eingesetzt werden.

Majoran zum Abschalten

In der Aromatherapie wird dem Duft des ätherischen Öles eine starke entspannende Wirkung zugesprochen. Es soll Workaholics beim Abschalten helfen, indem er auch hilft, von nach außen gerichteter, sympathikotoner Energie auf eine vagotone Ruhe- und Erholungsphase umzuschalten.

Majoran ist also für Menschen, die in ständiger Anspannung leben, denen das Abschalten unmöglich ist, mehr als nur ein Würzkraut. Auf der Basis dieser vagotonen Wirkung ist vermutlich auch die oft behauptete anaphrodisierende Wirkung des Majorans auf Männer zu verstehen. Da Majoranöl relativ teuer ist, kann zur Entspannung auch eine Massage mit einem Ölauszug empfohlen werden.

Majoran, kulinarisch

Majoran ist ein intensives Gewürz, das sparsam dosiert werden sollte. Getrockneten Majoran kann man mitkochen lassen, frischen sollte man erst knapp vor dem Ende der Garzeit dazugeben. Wurstkraut nennt man den Majoran, da er in der Wurstproduktion häufig eingesetzt wird. Köchinnen denken bei Majoran an Würze für Faschiertes, aber natürlich gehört er auch in Kartoffelsuppen, zum Gänsebraten und zur gerösteten Leber. Das sind aber nur Beispiele, bei denen Majoran quasi ein „Muss" ist, er würzt noch viele andere Speisen, vor allem Fleischgerichte mit Sauce, z. B. Gulasch, Bohneneintöpfe und Erdäpfelgulasch.

Weiblicher Rat

Kochfreudige Ehefrauen sollten gut überlegen, ob sie ihren Ehemännern am Abend Erdäpfelgulasch mit entspannendem Majoran oder mit Bohnenkraut, das laut mittelalterlichen Kräuterbüchern gut „für eheliche Werke sein" sein soll, gewürzt servieren.

Biblische Würze

„*Entsündige mich mit Ysop, dann werde ich rein sein*", flehte König David, nachdem ihn Gott dafür bestrafte, dass er aus Leidenschaft zur schönen Bathseba deren Ehemann in den Tod geschickt hatte. Bibelfeste Botaniker bezweifeln allerdings, dass es sich tatsächlich um Ysop gehandelt haben kann, da dieser im Vorderen Orient nicht heimisch ist. Mit ziemlicher Sicherheit ist der biblische Ysop der Syrische Majoran (*Origanum syriacum*), der wie ein besonders aromatischer Oregano schmeckt. Der Syrische Majoran ist auch heute noch eines der beliebtesten Kräuter im Vorderen Orient, das zu den „Z'atars" zählt. Damit bezeichnet man Gewürzmischungen, zu denen eben auch der Syrische Majoran gehört und die vor allem für Lammgerichte verwendet werden.

Majoran selber kultivieren

Um Majoran frisch verwenden zu können, lohnt es sich, ihn selbst zu kultivieren. Die Samen keimen sehr unregelmäßig. Am besten kauft man vorkultivierte Pflänzchen und setzt sie im Garten an einen sonnigen Platz oder kultiviert sie in Töpfen. Majoran ist zwar ausdauernd, aber sehr frostempfindlich und wird daher am besten

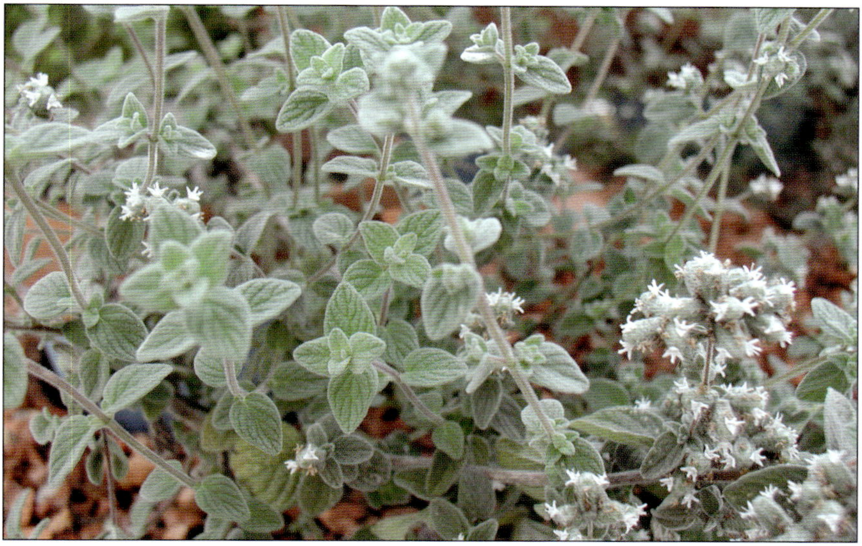

Der Syrische Majoran muss bei uns im Topf kultiviert werden

einjährig kultiviert. Es gibt aber auch Arten wie *Origanum x majoricum*, die winterhart sind. Der Syrische Majoran sollte dagegen nur im Topf kultiviert und frostfrei überwintert werden. Geerntet zum Trocknen wird der Majoran dann, wenn er zu blühen beginnt. Die Blättchen und Triebspitzen kann man kontinuierlich abzwikken, das ist sogar anzuraten, weil dann der Majoran viel buschiger wächst.

Melisse

Melissa officinalis, Lippenblütengewächs

Üblicherweise kennt man sie unter dem Namen Zitronenmelisse, doch ihr Name ist schlicht und einfach Melisse. Der lateinische Name *Melissa* ist abgeleitet von griech. *melissophyllon*, Bienenblatt. Die Melisse wurde schon immer geschätzt, weil

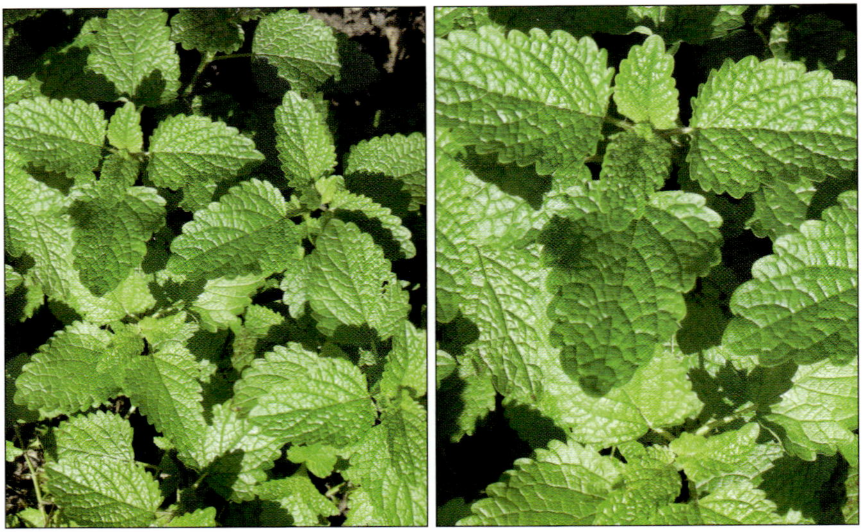

Melissenblätter duften wunderbar nach Zitrone

sie wegen ihres Nektarreichtums die Bienen in den Garten lockt und *mel*, lat. Honig ist dann das Ergebnis, wenn man die Pflanze im Garten wachsen lässt.

Zitroniger Duft

Weil die Blätter zart nach Zitrone riechen, nennt man die Pflanze meist Zitronenmelisse. Das reine ätherische Öl hat aber einen krautigen Unterton, der auf Bestandteile wie Geraniol zurückzuführen ist, die zitronigen Kopfnoten dagegen kommen von Citral oder Citronellal. Insgesamt besteht das Melissenöl aus mehr als 50 chemischen Bausteinen. Auch wenn die frischen Blätter intensiv riechen, enthalten sie nur zwischen 0,02 bis 0,1% ätherisches Öl, und um 1 kg des Öles zu gewinnen, benötigt man 5-8 Tonnen der Blätter. Aus diesem Grund ist das ätherische Öl nicht nur kostbar, sondern auch sehr teuer und wird höchstens in Mengen von 1 ml verkauft. Leider wird Melissenöl oft gestreckt angeboten oder es handelt sich dabei um das ätherische Öl einer anderen Pflanze, nämlich der tropischen Grasart Citronella (*Cymbopogon nardus*), die dann auf den Fläschchen als *Melissa indicum*, bezeichnet wird. Sie riecht zwar auch nach Zitrone, hat aber eine andere Wirkung auf den Organismus.

Weitere Inhaltsstoffe

Für die Gesamtwirkung der Melisse sind auch die weiteren Inhaltsstoffe wichtig, so zum Beispiel die Rosmarinsäure, ein sogenannter Labiatengerbstoff, der in Kombination mit dem ätherischen Öl eine antivirale Wirkung bringt, weshalb die Melisse gegen Herpes labialis eingesetzt wird. Darüber hinaus finden sich darin auch noch Bitterstoffe und Flavonoide.

Altbewährte Heilpflanze

Schon in der Antike war die Melisse eine geschätzte Heilpflanze, von der Plinius in seiner „Naturalis historia" meinte, dass sie gegen Hysterie helfe. „*Melisse macht das Herz froh und stärkt die Lebensgeister*" schrieb Avicenna im 10. Jahrhundert, „*sie vertreibt die dunklen Gedanken und gleicht übermäßige Schwarzgalle (damit ist die Melancholie gemeint) aus*". Auch Hildegard von Bingen meinte, dass „Binsuga" (Bienensaug), wie sie die Melisse nannte, das Herz stärkt und aufmuntert. Alle Kräuterdoctores des Mittelalters waren sich einig, dass die Melisse das Herz erquicken und stärken kann. Die Melisse zählte zweifellos zu den Lieblingspflanzen von Paracelsus. Er meinte „*von allen Dingen, die die Erde hervorbringt, ist sie* (die Melisse) *die beste Pflanzen für das Herz und sie ist ein Erneuerer der Lebensstärke*".

Die Heilwirkungen der Melisse

Das Wirkungsspektrum der Melisse ist unwahrscheinlich groß. Sie ist eine der wenigen Heilpflanzen, bei der keinerlei unerwünschte Nebenwirkungen bekannt sind, weshalb sie auch als Tee für Kleinkinder empfohlen werden kann. Auf Grund ihrer harmonisierenden, ausgleichenden Wirkung könnte man sie auch als Adaptogen bezeichnen, also ein Mittel, das die Folgen von einem Ungleichgewicht im vegetativen Nervensystem ausgleichen hilft.

- Wissenschaftlich erwiesen ist eine sedative Wirkung, das heißt, Melisse hilft bei leichten bis mittelschweren Einschlaf- und Durchschlafstörungen.
- Melisse hilft bei Einschlafstörungen, die mit Herzklopfen verbunden sind, da sie eine dämpfende Wirkung auf die Schilddrüse hat.
- Melisse hilft bei nervösen Herzbeschwerden, nervösen Magen- und Darmstörungen, bei Sodbrennen und vor allem Kindern bei psychisch bedingtem „Bauchweh".
- Melisse hat eine Gallenflüssigkeit anregende Wirkung und hilft auf Grund ihrer entkrampfenden Wirkung auch bei Blähungen.
- Melisse hilft auch bei krampfhaften Menstruationsschmerzen und nervöser

Unruhe im Klimakterium.
- Obwohl oder vielleicht gerade weil die Melisse entspannend wirkt, hilft sie auch bei Erschöpfungszuständen, weshalb sie auch alten Menschen empfohlen werden kann.
- Im 16. Jahrhundert bezeichneten die Kräuterkundigen die Melisse als „Gehirnbeschleuniger". Forschungsarbeiten an der Northumbria University bestätigten, dass Melisse die Denkleistung stärken kann.
- Melissentinktur hilft bei Kopfschmerzen und Wetterfühligkeit.

Melisse gegen Fieberblasen

Schon Paracelsus verwendete die Melisse als Schutzmittel vor Ansteckungen bei Infektionskrankheiten. Tatsächlich hat sie eine antibakterielle Wirkung. Interessant ist aber vor allem ihre antivirale Wirkung. Dieser Effekt geht auf die Rosmarinsäure zurück und wird so erklärt, dass diese Säure eine Bindung mit dem Eiweiß in den Zellmembranen eingeht und dadurch werden die Rezeptoren besetzt, über die Viren in die Zellen eindringen können. Man nutzt diesen Effekt vor allem gegen Herpes labialis. In der Apotheke gibt es Salben mit Melisse gegen Fieberblasen, die auch bei Gürtelrose verwendet werden können.

Anwendungsformen

Tee: Kann sowohl aus getrockneten als auch frischen Blättern hergestellt werden. 2 TL getrocknete Blätter mit ¼ l heißem Wasser übergießen, nicht länger als 5 Minuten ziehen lassen. Bei frischen Blättern kann die Dosierung höher sein.

Melisse als Badezusatz: Leinensäckchen mit Melissenblättern füllen, unter den Wasserhahn der Badewanne hängen und das heiße Wasser darüber rinnen lassen. Das ergibt ein wunderbar duftendes Bad, das besonders entspannend ist, weil dabei auch die Duftwirkung auf das Limbische System ausgeprägt ist und es zu einem angenehmen Wohlgefühl kommt.

Melissentinktur: Noch wirkungsvoller ist der alkoholische Auszug der Melissenblätter. Dazu ein Glas mit frischen Blättern füllen, mit 40% Alkohol bedecken, 2 Wochen an einem warmen Ort ausziehen lassen, dann abfiltern. Bei Bedarf je 10 Tropfen einnehmen.

Melissengeist: Für dieses legendäre Elixier der Karmeliterinnen von Paris gibt es viele Rezepte, und da das originale Rezept geheim gehalten wurde, sind sie zwar nur nachempfunden, aber sicher nicht weniger heilkräftig.

Melissengeist

500g Melissenblätter, 16g getrocknete Angelikawurzel, 125g Zitronenschale (biologisch) mit 3 Liter 33% Weingeist 9 Tage lang in einem verschlossenen Gefäß ziehen lassen. Jeden Tag schütteln. Durchseihen, dabei den Saft ausdrücken und Folgendes hinzufügen: 20g Korianderkörner, 4g grob geriebene Muskatnuss, 4g grob zerstoßenen Zimt, 2g Gewürznelke, dann weitere 8 Tage ziehen lassen und immer durchschütteln. Durchseihen, gut ausdrücken und mit 350g destilliertem Wasser auffüllen, 24 Stunden ruhen lassen, wieder filtern und dunkel abfüllen.

Melissengeist gegen Wetterfühligkeit

Studien von Medizinmeteorologen zeigten, dass dieser Melissengeist bei 87% von wetterfühligen Patienten eine eindeutige Befindensverbesserung brachte. Wetterfühligen kann daher empfohlen werden, Melissengeist in Zeiten extremer Wetterumschwünge, wie sie im Frühjahr häufig sind, kurmäßig, also täglich 2 mal 10 Tropfen einzunehmen oder spätestens, wenn der Wetterbericht ein Tief oder Föhn ankündigt, 3mal täglich 10 Tropfen zu nehmen.

Würzen mit Melisse

Die Melisse ist weniger ein Gewürz als ein Heilkraut. Dennoch können die frischen Blätter zum Aromatisieren von Getränken, aber auch zu Salat, Kräuteraufstrichen, Fischgerichten, Hühnerfrikassee und Obstsalat genutzt werden. Melissensirup ist eine erfrischende Alternative zur Coca Cola-Kultur für Kids.

Melissensirup

1½ l Wasser mit 1 kg Zucker aufkochen, bis der Zucker gelöst ist. Noch heiß über einige Hand voll frische Melissenblätter schütten, 24 Stunden ziehen lassen. Abseihen, 60g Zitronensäure einrühren, noch einmal 24 Stunden ziehen lassen und dann abfüllen.

Melisse im Garten

Sie liebt zwar humosen Boden, ist aber so anspruchslos, dass sie auch in trockenem Boden wächst. Sonne braucht sie allerdings, um genügend ätherische Öle auszubilden. Achtung: Melisse neigt zum Wuchern!

Tipp: Wenn man selber Melisse trocknen will, sollte sie dann geerntet werden, wenn sich die ersten Blüten zeigen. Kleine Sträuße binden und verkehrt herum aufgehängt trocknen lassen.

Achtung, Doppelgänger: Es gibt einige Pflanzen, die ebenfalls Melisse genannt werden, aber eine andere Heilwirkung haben. Die Monarde *(Monarda didyma)*, die aus Amerika stammt und wunderbare rote Blüten hat, wird meist Goldmelisse genannt. Als Weiße Melisse bezeichnet man vor allem in der Steiermark eine nach Zitronen duftende Katzenminze (*Nepeta cataria ssp. citriodora*). Beide Pflanzen liefern wohlschmeckenden Tee und aus den Blüten der Goldmelisse kann man nach obigem Rezept Sirup machen. Diese Kräuter sind im Kapitel „Aromatische Teekräuter" beschrieben.

Oregano

Origanum sp., Lippenblütengewächse

Oros, griech. Berg und *ganousthai*, sich erfreuen, Wonne, aus diesen Wörtern setzt sich der Name des Würzkrautes Oregano zusammen und auch die botanische Bezeichnung *Origanum* ist davon abgeleitet. Wer jemals in Griechenland war und über die Hügel wanderte, die von Oregano wie ein Teppich bedeckt sind und wo die Sommerluft mit seinem Duft erfüllt ist, wird den Namen Bergwonne billigen.

Die Kräuter der Götter

Für fast alle Heilkräuter und Blumen, die in Griechenland wachsen, gibt es Geschichten, die auf ihre göttliche Herkunft hinweisen. Von einer Oreganoart, der Adonaida (*Origanum microphyllum*), wird erzählt, dass sie entstand, als Adonis, der schönste Mann des Altertums, von einem Wildschwein, das ein eifersüchtiger Gott schickte, getötet wurde. Aus seinen Blutstropfen wuchs die würzige Adonaida. Der Diktam (*Origanum dictamnus*), eine andere Oreganoart, rettete Äneas, der nach dem Trojanischen Krieg nach Italien ging und dort in einer Schlacht schwer verletzt wurde, das Leben. Wie Vergil berichtet, eilte seine Mutter Aphrodite nach Kreta, um Diktam zu sammeln. Damit rieb sie ihren Sohn ein, was ihn sofort heilte.

Kräuter in der archaischen Medizin

Dass Kräuter in der griechischen Antike eine große Rolle spielten, lässt sich aus vielen archäologischen Ausgrabungen nachweisen. So wurden im minoischen

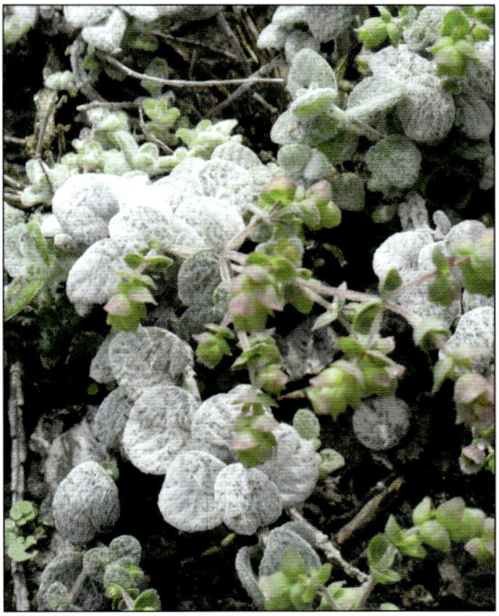
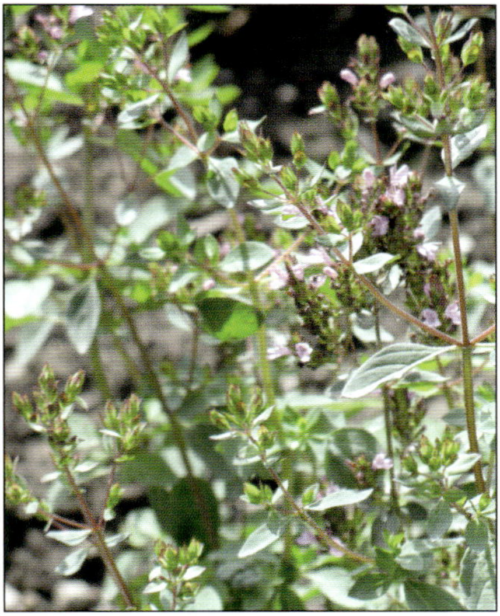

Auch die Adonaidas kann man als Gewürzkraut verwenden

Palast auf Kreta 3500 Jahre alte Tontöpfe gefunden, gefüllt mit Kräutern. Tontafeln aus dieser Epoche entnehmen wir ausführliche Informationen über die verschiedenen Anwendungsarten der Heilkräuter. Hippokrates, der Vater der Heilkunst, behauptete, dass Nahrungsmittel zugleich auch Heilmittel sein sollten und betonte: „*Ihr sollt jene Speisen und Getränke vorziehen, die euch munden ... und einen angenehmen Geschmack vorweisen.*" Daher war ihm die Verwendung von Würzkräutern in der täglichen Nahrung besonders wichtig.

Oregano - Botanik

Die Gattung *Origanum* ist primär im Mittelmeergebiet heimisch und da vor allem in Griechenland und Kleinasien. Einige Arten wie *Origanum heracleoticum* findet man auch in Süditalien. Nur der auch bei uns heimische Dost, *Origanum vulgare*, ist sozusagen ein Pan-Europäer. Die Botaniker haben so ihre Probleme mit der Gattung, denn sie unterscheiden sich doch sehr in ihrer Blütenform. Daher findet man in botanisch nicht aktualisierten Kräuterbüchern Majoran oft als eigene Gattung *Majorana*, was aber nicht mehr aktuell ist, denn nun zählt die Botanik den Majoran zur Gattung *Origanum* und nennt ihn *Origanum majorana*. Der Unterschied liegt in der Blütenform. Die dem Majoran nahe stehenden Arten haben weiße,

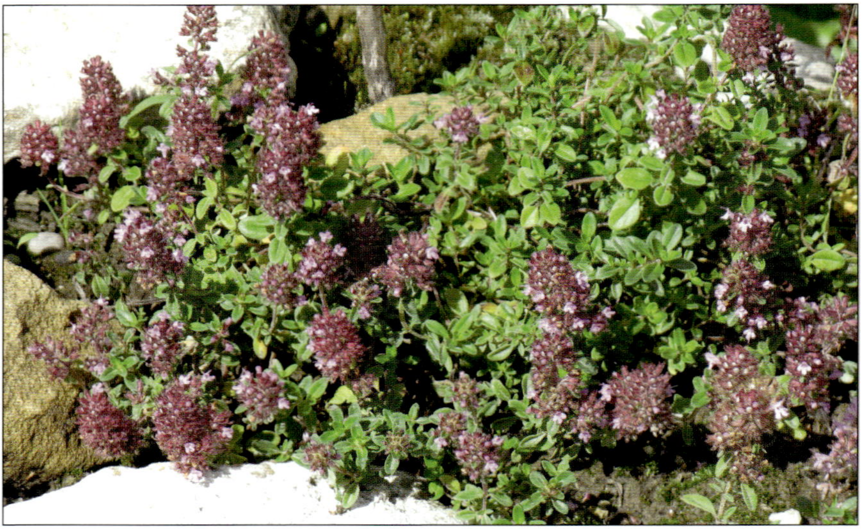

Der heimische Dost ist eine gute Bienenpflanze

zapfenähnliche Blüten, einige sogar hopfenzapfenähnliche Formen. Die Hauptgruppe der Oreganoarten hat dagegen Blüten in Farben von dunkelrosa bis weißlich in Form von trugdoldigen Rispen. Was die Verwendung betrifft, unterscheiden sie sich vor allem durch eine unterschiedliche Zusammensetzung des ätherischen Öles und damit des Aromas und Geschmackes.

Dost, der heimische Oregano (Origanum vulgare)

Häufig ist in Kräuterbüchern zu lesen, dass nur dann, wenn der Sommer so richtig heiß wird, der Oregano zum Würzen ausreichendes Aroma entwickelt. Das ist nur bedingt richtig, denn unser Dost hat eine andere Zusammensetzung des ätherischen Öles. Da kann der Sommer noch so heiß werden, er wird nie wie seine griechischen Verwandten schmecken. Wenn Sie also mit Oregano würzen wollen, sollten Sie sich auf die Suche nach Gärtnereien machen, die auf Kräuter spezialisiert sind und auch die bei uns winterharten griechischen Oreganoarten führen. Dem Dost sollten Sie aber auf jeden Fall auch einen Platz im Garten schenken, möglichst am sonnigen Rand von Hecken, wo er seinem Trieb, sich auszubreiten, nachgeben kann, was im Kräutergarten sehr ärgerlich sein kann. Mit seinen schönen rosa Blüten ist er aber eine Zierde, die Bienen lieben ihn und man kann daraus einen Tee machen. Dieser wirkt sehr durchblutungsfördernd und durchwärmend, ist quasi ein echter Sportlertee, der hilft, Muskelkater vorzubeugen und wenn man ihn hat, wirkt er lindernd.

Griechischer Oregano, die echte Bergwonne

Das typische Oregano-Aroma entwickeln viele unterschiedliche Arten wie *Origanum onites, heracleoticum* etc. Auch in Griechenland schneit es manchmal und so konnten Arten selektiert werden, die auch bei uns verlässlich winterhart sind. Oregano kennen die meisten Menschen hauptsächlich als typisches Pizzagewürz. Diese Verwendung ist aber jüngeren Datums. Die klassische neapolitanische Pizza war ursprünglich ein Fladenbrot, das mit Tomatenpasta bestrichen wurde. Der Legende nach wurde die moderne Pizza im Jahre 1889 geboren, als König Umberto mit seiner Gemahlin Margherita Neapel besuchte. Ihm zu Ehren erfand ein Bäcker eine Pizza in Anlehnung an die Farben der italienischen Staatsflagge: rote Tomatenpasta, weißer Mozarella und grünes Basilikum. So macht man auch heute noch die Pizza Margherita. Da aber in der Folge weitere Zutaten wie Meeresfrüchte, Salami, Schinken, Pilze und noch vieles mehr auf der Pizza landeten, reichte das feine Aroma des Basilikum nicht mehr zum Würzen. Stattdessen verwendete man Oregano und so wurde er zum Synonym eines Pizzagewürzes. In der griechischen Küche, wo er ja sozusagen zuhause ist, spielt er aber nach wie vor eine ebenfalls dominante Rolle.

Oregano in der Küche

Mit seinem pikanten Geschmack verbindet er sich harmonisch mit Olivenöl und Zitronensaft. Viele Gerichte in Kreta, aber auch dem restlichen Griechenland werden mit so einer einfachen Sauce zubereitet wie zum Beispiel Lamm, Fisch, gebratene Zucchini. Auf vielen Inseln der Kykladen füllt man die Bäuche der Fische mit Oregano, bevor sie gebraten werden. Auch den griechischen Bauernsalat und den Feta selbst kann man im Geschmack verfeinern, wenn man Oregano darüber streut. In der italienischen Küche gehört er nicht nur auf Pizza, sondern in alle Gerichte mit Tomatensauce. Und auch in der heimischen Gemüse- und Fleischküche sollte Oregano einen Stellenwert haben. Man kann ihn frisch verwenden, getrocknet und mitgekocht entwickelt er aber sein Aroma am besten.

Oregano – Heilpflanze für den Darm

Schon Hippokrates empfahl die Verwendung von Oregano als Heilpflanze bei Zahnschmerzen, gegen Erkältungen, bei Darmbeschwerden und weiblichen

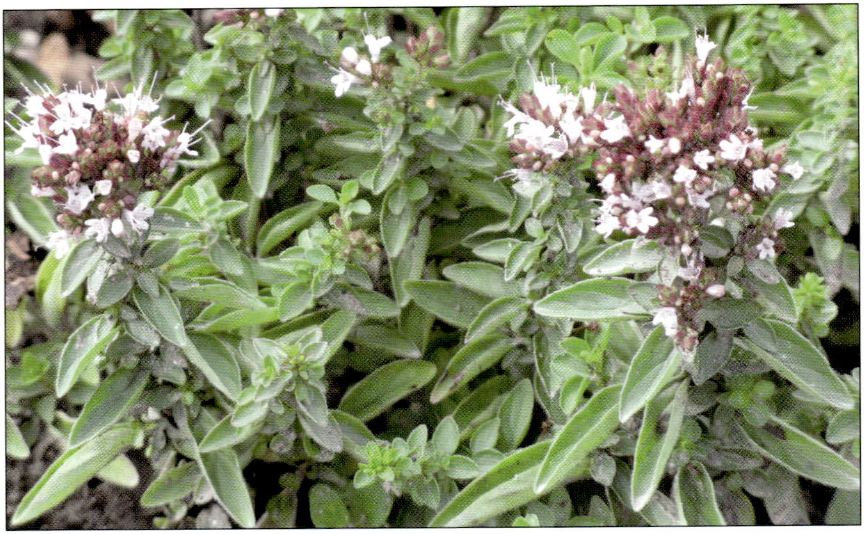

Den wahren Oregano-Duft hat auch der niedrig wachsende Origanum vulgare compactum, der aus Dalmatien stammt

Problemen. Das konnten neueste wissenschaftliche Untersuchungen am IFT (Institute of Food Technology) in Kansas bestätigen. Das ätherische Öl des Oreganos hat auf Grund der Phenole Carvacrol und Thymol eine stark antibakterielle und auch Pilz hemmende Wirkung. Es kann daher sowohl zur Behandlung von Infektionen in der Mundhöhle als auch bei Durchfall eingesetzt werden. Bei Menstruationsbeschwerden wirkt es krampflösend, Oregano sollte frau aber als Tee in den ersten Monaten der Schwangerschaft meiden und als Gewürz nur sparsam verwenden. Im Übrigen wirkt das ätherische Öl auch antiparasitär, könnte also in Form des reinen ätherischen Öles Shampoos zugesetzt werden, um Kopfläuse zu bekämpfen.

Ein Menü für griechisches Feeling

Griechischer Bauernsalat

Tomaten; Gurken, Zwiebel klein schneiden, mit Oliven, Kapern, Feta und eventuell einer Dose Thunfisch und gekochten Eiern vermischen, salzen und mit Olivenöl und Weinessig anmachen, wenn vorhanden, Portulak, auf jeden Fall aber frische Oreganoblätter darüber streuen.

Tomatensuppe

Olivenöl erhitzen, Zwiebel und Knoblauch darin andünsten, reife Tomaten oder Tomatenmark sowie getrockneten Oregano dazu geben, salzen, weich dünsten und mit dem Stabmixer pürieren. Wenn es ganz griechisch sein soll, in jeden Teller 1 EL Joghurt geben und frische Oreganoblätter darüber streuen.

Zucchinipuffer

Zucchini grob reiben, salzen, abtropfen lassen, dann fein gehackten Lauch, Knoblauch, Feta, Eier, Brösel und frische Kräuter (Oregano und Thymian) zusammen mischen, Laibchen formen und in Olivenöl rausbacken.

Lamm in Oreganosauce

Lammstücke salzen, in Olivenöl anbraten, mit herbem Weißwein löschen, mit Oregano (frisch oder getrocknet) und Pfeffer würzen, weich dünsten. Mit gekochten und in Olivenöl geschwenkten Fisolen servieren.

Huhn mit Honig und Zitrone

Hühnerschenkel mit Olivenöl, Zitronensaft, Honig, Knoblauch und Oregano marinieren und über Nacht im Kühlschrank lassen. Die Keulen raus nehmen, in Olivenöl anbraten, mit der Marinade und etwas Wasser aufgießen und weich dünsten. Diese marinierten Hühnerkeulen sind auch gut zum Grillen geeignet, die Marinade verwendet man dann dazu, um eine Sauce daraus zu machen.

Petersilie

Petroselinum crispum, Doldenblütengewächs

Schon bei Homer ist *sèlion* beschrieben, womit wahrscheinlich die Petersilie gemeint war, deren Heimat in Südeuropa vermutet wird. Den Griechen galt sie als heiliges Kraut mit Wunderkräften. Herakles schmückte sein Haupt mit einem Petersilienkranz, bevor er den Augiasstall ausräumte und den Kampf mit der Hydra bestehen musste. Die Sieger der Isthmischen und Nemeischen Spiele wurden mit Petersilie bekränzt und Anakreon besang in Versen die Liebe, den Wein

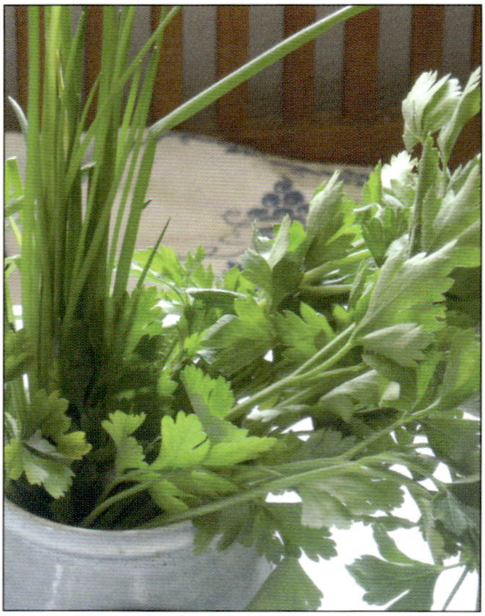

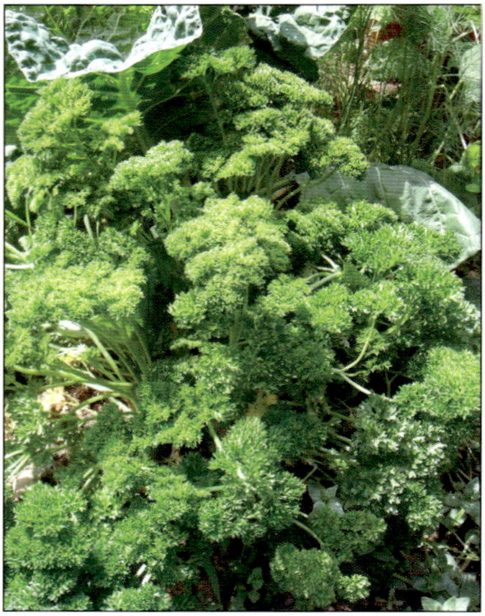

Petersilie ist gemeinsam mit Schnittlauch das Suppenkraut schlechthin.

Krause Petersilie ist vor allem dekorativ

und die Petersilie. In der Küche verwendeten die Griechen die Petersilie nicht, aber sie schmückten mit dem heiligen Kraut die Essräume. Mit den Römern kam die Petersilie auch in den Norden und im Capitulare de villis ist sie eines der Kräuter, deren Anbau verordnet wurde. Hildegard von Bingen kannte die harntreibende Wirkung und beschrieb in der „Physica" ihre Verwendung als Herzwein.

Rezept

10 Stück Petersilienstängel, 1–2 EL Weinessig, 100 g Honig, 1 l Weißwein. Die Stängel in dem Wein-Essig-Gemisch 10 Minuten köcheln lassen. Dann den Honig einrühren, noch einmal kurz aufkochen lassen, abseihen und heiß in Flaschen abfüllen.

Petersilie mit Fluchen anbauen

Im Mittelalter wurde Petersilie eher als Zauberkraut verwendet, vermutlich weil die Samen ein eigenwilliges Verhalten beim Keimen an den Tag legen. Gärtnerisch ist es heute leicht erklärbar: Doldenblütler haben kurze Keimfähigkeit, mögen keine Nachbarschaft von anderen Doldenblütlern, und Petersilie ist noch dazu mit sich selbst unverträglich, das heißt, man muss sie immer an neuen Plätzen anbauen. Deshalb empfahlen die mittelalterlichen Kräuterkundigen, ordentlich zu fluchen, wenn man Petersilie anbaut. Andrerseits war man überzeugt, dass das Kraut vor Hexen und bösen Geistern schützt.

Tipp: Im Küchengarten ist Petersilie ein guter Nachbar für Tomaten, da die fungizide Wirkung des ätherischen Öles, wenn es durch Regen oder Gießen in den Boden gelangt, die Braunfäule der Tomaten verhindern kann.

Petersilie, kulinarisch

Ewig lange Zeit war sie das Grünzeug schlechthin und wurde wahllos über alle Speisen gestreut, was leider auch heute in einer Zeit der Kräutervielfalt noch immer zu beobachten ist. Bei der Verwendung sollte man unterscheiden zwischen den dekorativ gekräuselten Sorten, die weniger würzig sind, und den glattblättrigen mit charakteristischem Geschmack. Auch die Wurzeln dienen als würziges Gemüse. Wenn man Petersilie als Würze verwenden will, sollte man besser Blattpetersilie verwenden, die keine Wurzeln entwickelt. An sich ist Petersilie ein Universalkraut, das in allen europäischen, aber auch orientalischen und nordafrikanischen Küchen verwendet wird. In den Abruzzen werden die „Spaghetti con aglio, olio e peperoncini" mit Unmengen von fein gehackter Petersilie gewürzt.

Tipp: Mitgekochte Blätter entwickeln ein ganz anderes Aroma als frische. Daher der Rat zum Suppen kochen: Blätter und Wurzeln mitkochen lassen und vor dem Servieren noch frische, fein gehackte Petersilie darauf streuen.

Petersilie, reich an Spurenelementen

Petersilienblätter sind eine ausgezeichnete Eisenquelle. Daher sollten vor allem Frauen immer wieder Gemüsebrühen zu sich nehmen, in denen reichlich grüne Petersilie mitgekocht wurde. Auch Schwangeren können solche Suppen empfohlen werden, um ihre Eisenspiegel aufzufüllen. Frische Petersilienblätter sollten Schwangere eher moderat verwenden, da die ätherischen Öle möglicherweise abortiv wirken könnten. Durch das Kochen werden diese aber zerstört. Außerdem liefert die Petersilie Mangan. 1 Esslöffel Petersilienblätter deckt den Tagesbedarf an Mangan. Da die Blätter auch reich an Kalzium sind und Mangan für den Einbau des Kalziums in die Knochen wichtig ist, kann ihre Verwendung auch als Vorbeugemaßnahme gegen Osteoporose empfohlen werden. Außerdem hilft Mangan, die Enzyme zu aktivieren, die der Leber ihre Entgiftungsarbeit erst möglich machen. Menschen, die regelmäßig Alkohol trinken, was zu Manganverlusten im Körper führt, sei daher empfohlen, ebenso regelmäßig Petersilienblätter zu essen, um die Leber nicht bei ihrer Entgiftungsarbeit zu behindern.

Petersilie als Heilkraut

In der Phytotherapie gilt die Petersilie als harntreibendes Mittel, wobei die Samen sogar bei Anurie (Harnverhalten) helfen sollen. Die Wirkung wird auf Apiol, einen Bestandteil des ätherischen Öles der Petersilie, zurückgeführt, das vor allem in den Samen enthalten ist. Aber auch die glattblättrigen Sorten enthalten viel Apiol in den Blättern. Früher gab es einen Spruch: „*Petersil hilft den Männern aufs Pferd, den Frauen unter die Erd*“. Damit wurde ausgedrückt, dass die harntreibende Wirkung ein bestimmtes männliches Organ bewegen könnte. Apiol in bestimmten Dosen kann aber eine abortive Wirkung haben, was oft mit dem Tod von Mutter und Kind nach der Anwendung endete. Rheumatikern und Menschen mit Hautunreinheiten kann die Kombination einer Stoffwechsel anregenden und harntreibenden Wirkung von Vorteil sein. Gemeinsam mit Kerbel kann in diesem Fall Petersilie auch äußerlich angewendet werden, entweder als Tee oder in Essig angesetzt.

Durchspülungstherapie mit Petersilie

Petersilie ist besonders gut geeignet für eine Durchspülungstherapie, da der Tee aus den Blättern (im Aufguss zubereiten, 5 Minuten ziehen lassen), einen sanften harntreibenden Effekt ausübt. Sanft deshalb, weil Petersilie im Unterschied zu synthetischen Diuretika den Mineralienhaushalt nicht durcheinander bringt. Petersilie eignet sich daher zur Durchspülungstherapie bei Blasenentzündungen und bei Nierengrieß. Den Flavonoiden in den Petersilienblättern werden darüber hinaus Gefäß abdichtende und entzündungshemmende Eigenschaften zugesprochen.

Petersilie vorbeugend gegen Dickdarmkrebs

Deutsche Untersuchungen konnten nachweisen, dass Petersilie Krebszellen sowohl an der Teilung als auch an der Verbreitung im Körper hindern kann. Das Flavon Apigenin könnte die Wanderung von Darmkrebszellen und damit ihre Metastasierung verzögern oder verhindern. In Form der üblichen Verwendung von Petersilie kann man ihr vermutlich eine gute vorbeugende Wirkung gegen Darmkrebs zuschreiben.

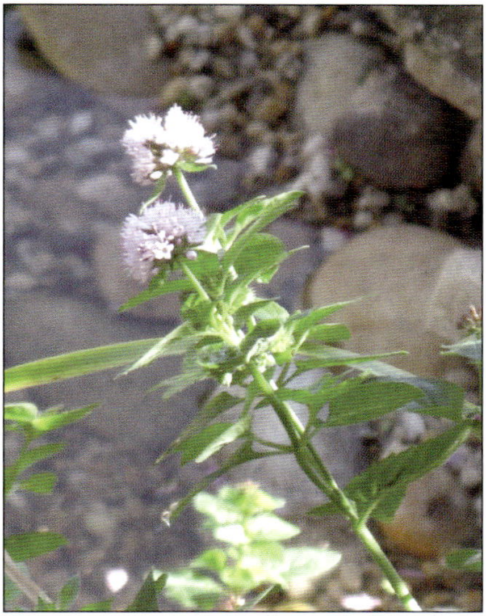

Auch die Ackerminze liebt feuchte Plätze

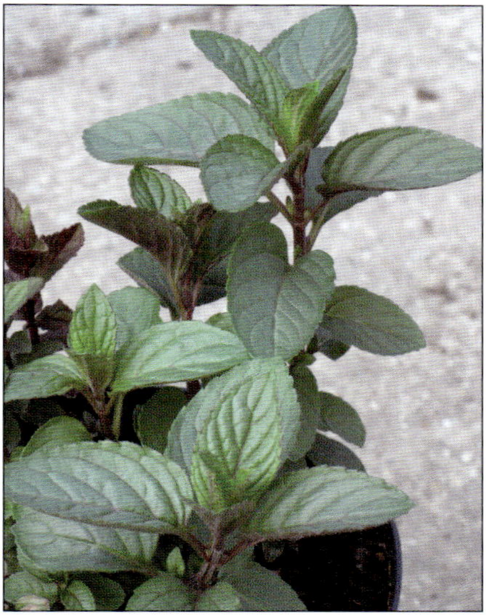

Die echte Metha x piperita
hat dunkelgrüne Blätter und rötliche Stängel

Pfefferminze

Mentha x piperita, Lippenblütengewächs

Wenn die Tage heiß und schwül sind, greift man gerne zu Eis oder einem Eistee. Die Traditionelle Chinesische Medizin rät allerdings davon ab. Sie meint, dass man, auch wenn es heiß ist, besser auf Eiskaltes verzichten sollte, da es auch bei einem gesunden Magen einen Kälteschock verursachen könnte. Besser ist es, auf innerlich kühlende Pflanzen wie die Minzen zurückzugreifen.

Minzenmythologie

Der Mythologie nach entspross die Minze dem toten Körper der schönen Minthe, der Tochter eines Flussgottes. Hades, der Gott der Unterwelt, hatte sich in sie verliebt und sie verführt, was seine Gattin Persephone so zornig machte, dass sie Minthe in Stücke zerriss und diese Stücke am Berge Pylos verstreute, wo aus ihnen ein Wildkraut wuchs. Hades noch immer in Minthe verliebt, hauchte dem Wildkraut einen unbeschreiblich aromatischen Wohlgeruch ein, der an die kühlen

Fluten erinnerte, aus denen die Nymphe stammte. Es gibt aber auch andere etymologische Deutungen, nämlich dass der Name Minze von *mens*, lat. Geist, stammen könnte, weil die Römer die Minze als Tonikum für den Geist betrachteten.

Minzengeschichte

Schon im alten Ägypten baute man Minzen als duftendes Heilkraut an und die Juden streuten Minzenblätter auf die Fußböden der Synagogen. Die Griechen und Römer parfümierten sich mit ihr und verwendeten sie als Stärkungsmittel und Badezusatz. Im „Capitulare" Karls des Großen werden drei Minzenarten erwähnt. Der Abt des Klosters Reichenau, Wahlafried Strabo, beschrieb im 9. Jahrhundert in seinem berühmten Gedicht „Hortulus", dass derjenige, der alle *„Kräfte, Arten und Namen der Minzen aufzählen wollte, genauso gut sagen könnte, wie viele Fische im Roten Meer schwimmen oder wie viele Funken der Ätna auswirft"*. Die mittelalterlichen Kräuterbuchautoren wie Hieronymus Bock oder Matthiolus empfahlen Minze gegen die „Verstopfung der Leber". Wir wissen heute, dass die Pfefferminze tatsächlich eine starke Gallenflüssigkeit anregende Wirkung hat. In der Volksmedizin gehört die Minze zu den bekanntesten und gebräuchlichsten Heilpflanzen und wird vor allem als wohltuender Stirnumschlag bei Kopfweh und bei krampfhaften Bauchschmerzen verwendet.

Minzen-Botanik

Die Gattung der Minzen zählt zu den schwierigsten der gesamten Flora, da unzählige Kreuzungen, Variationen und Abarten hunderte von Formen und Arten hervorgebracht haben. Die Minzen scheinen offensichtlich gerne „fremdzugehen". Die Pfefferminze (*Mentha x piperita*), die wir als eine der mentholreichsten Minzen kennen, ist eine Hybride aus der Wasserminze und der Spearmint und wurde in einem Feld 1696 in England in Hertfordshire entdeckt. Den Namen „Pfeffer"minze erhielt sie aufgrund ihres besonders intensiven Geschmacks. Bei uns gibt es einige wild wachsende Arten, die Wasserminze *(M. aquatica)*, die Rossminze (*M. longifolia*) und die Ackerminze (*M. arvensis*). Bei gut sortierten Gärtnern gibt es mittlerweile ein fast unüberschaubares Angebot an verschieden duftenden Minzen: die Eau-de-Cologne-Minze, Apfel-, Erdbeer-, Orangen-, Ingwer-, sogar Bananenduft ist vertreten. Es gibt Krauseminzen und Minzen, die mit ihrem Duft an Minzbonbons erinnern und daher Schokolademinzen genannt werden. Unbedingt erwähnt werden muss die Kärntner Nudelminze, die ein Muss für die Kärntner Kasnudeln ist.

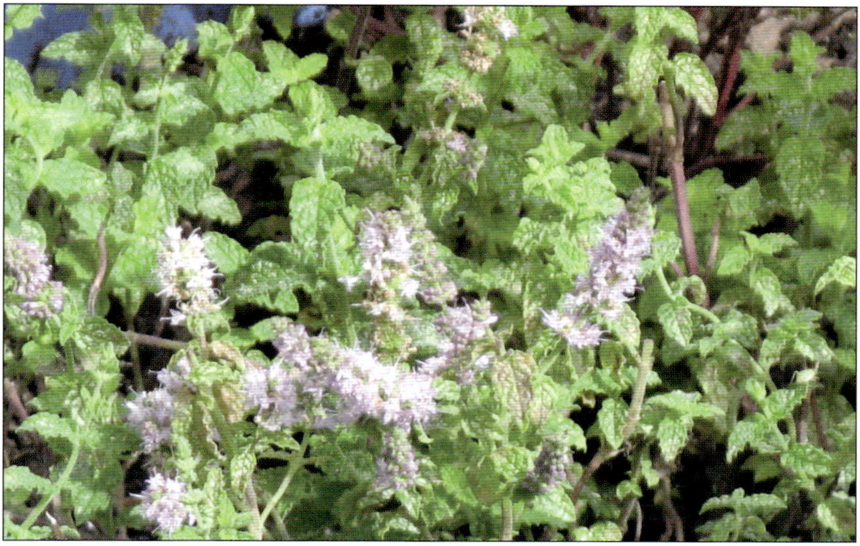

Die Blätter der Erdbeerminze duften tatsächlich nach Erdbeeren

Heilende Pfefferminze

Als Heilpflanze wird in der Medizin ausschließlich die Pfefferminze (*Mentha x piperita*) verwendet, da nur sie im ätherischen Öl bis zu 50% Menthol enthält, das für die therapeutische Wirkung der Pfefferminze verantwortlich ist. Das Menthol beeinflusst die Kälterezeptoren in der Haut, wodurch ein kühlender Effekt entsteht, der auch lokalanästhetisch, also lokal betäubend sein kann. Die krampflösende Wirkung der Pfefferminze wird dem ätherischen Öl mit seinen verschiedenen Bestandteilen zugeschrieben. Daneben enthält die Pfefferminze noch Lamiaceaengerbstoff wie Rosmarinsäure, die die antibakterielle Wirkung der Pfefferminze ausmacht.

Heilwirkungen

- Magenerkrankungen, die mit Übelkeit und Erbrechen einhergehen.
- Brechdurchfälle (Gastroenteritis), wo die Pfefferminze krampflösend, antiseptisch und blähungswidrig wirkt.
- Gärungszustände im Magen-Darmbereich, verdorbener Magen.
- Zur Anregung der Gallenflüssigkeitsproduktion, z. B. nach üppigem Essen.

- Beim sogenannten Oberbauchsyndrom (Krämpfe, Übelkeit, Druckgefühl im Oberbauch), wo die Gallenflüssigkeit anregende, antiemetische (also Erbrechen verhindernde) und krampflösende Wirkung der Pfefferminze zum Tragen kommt.
- Bei Erkältungserkrankungen hat der Tee eine Auswurf fördernde Wirkung.

Achtung: Nicht bei starker Übersäuerung des Magens oder Gallenblasenentzündungen.

Anwendungen als Tee: Verwendet werden die getrockneten Blätter.
Zubereitung: 1–2 TL Blätter pro Tasse im Aufguss, ca. 10 Minuten ziehen lassen, 3–4 Tassen pro Tag.

Anwendung als Tinktur: 10–20 Tropfen in Wasser in Akutfällen.

Anwendung als *Pfefferminzöl* (ätherisches Öl): Kühlend, örtlich betäubend, durch den Kältereiz wird die Schmerzleitung blockiert und es kommt zum Rückgang der Schmerzwahrnehmung. Pfefferminzöl hat, wie viele Studien belegen, eine mit üblichen Schmerzmitteln vergleichbare Wirkung ohne unerwünschte Nebenwirkungen. Angewendet wird es bei Spannungskopfschmerzen bei Erwachsenen und Kindern sowie Migräne. Dabei tritt ein zusätzlicher schmerzstillender Effekt dadurch ein, dass der Blutfluss in den Kapillaren gesteigert und so die Verkrampfung der am Schädel ansetzenden Muskulatur gelöst wird.
Auch bei Neuralgien, rheumatischen Beschwerden, Ischias, Hexenschuss, Muskelschmerzen.
Anwendung: 10 Tropfen ätherisches Öl in 50 ml Mandelöl mischen, zum Einreiben verwenden. Bei Kopfschmerzen kann man auch eine Kompresse auf die Stirn legen, bei der diese in Wasser mit ca. 10 Tropfen ätherischem Öl getaucht wird. *Vorsicht*, dass keine Flüssigkeit in die Augen rinnt!

Pfefferminze, gefährlich für Säuglinge

Bei Säuglingen und Kleinkindern kann das Menthol zu Erstickungsanfällen führen, also sollten mentholhältige Präparate hier nicht zur Anwendung kommen, zum Beispiel zur Inhalation oder als Brusteinreibung bei Erkältungserkrankungen. Auch den Tee sollte man Kindern erst ab dem 3. Lebensjahr zu trinken geben.
Weitere Kontraindikation: Bei der Anwendung von homöopathischen Arzneimitteln sollte man besser auf jegliche Verwendung von Pfefferminze und Menthol (in Zahnpasten, Kaugummi, Zuckerln etc.) verzichten.

Minzen in der Traditionellen Chinesischen Medizin

In der TCM verwendet man die Ackerminze (*Mentha arvensis*) und zwar eine spezielle Form, die ebenfalls sehr mentholreich ist. Das sogenannte China-Öl wird aus der japanischen Ackerminze hergestellt. Doch Achtung, manche „China"-Öle enthalten nur reines Menthol. Die Anwendung der Minze ist in der TCM ähnlich wie in der Westlichen Medizin: Kopfschmerzen (Symptome von Windhitze im Kopf), Husten und Halsschmerzen im Zusammenhang mit einer Erkältung, fiebrige Erkrankungen (kühlende Energie der Minze, daher nicht bei Erkältungen mit Schüttelfrost). Da die innerlich kühlende Wirkung vor allem auf den Magen stark ist, sollte man von einem Dauergebrauch von Pfefferminztee allerdings absehen, da sich sonst der Magenmeridian „verkühlen" könnte.

Tiger Balm, ein berühmtes Mittel aus China: Blätter der japanischen Ackerminze zerkleinern, mit Mandelöl übergießen und ca. drei Wochen ausziehen lassen und dann abfiltern. Im Verhältnis 4 Teile Ölauszug, 1 Teil Bienenwachs im Wasserbad schmelzen lassen und in kleine Salbentiegel abfüllen.

Damit ist eigentlich klar, dass im Tiger Balm kein Tiger drin ist, der Name kommt angeblich von dem chinesischen Kräuterkundigen Aw Boon Haw, sozusagen dem Herrn „Tiger", der die Rezeptur vor 100 Jahren serienmäßig herzustellen begann.

Minzenarten als erfrischende Tees

Pfefferminztee ist als täglicher Frühstückstee wegen seiner starken Wirkung auf die Magenschleimhaut nicht zu empfehlen. Doch alle anderen aromatischen Minzenarten, die kaum Menthol enthalten, sind dafür wunderbar geeignet. Man kann diese Tees auch schon Kleinkindern geben. Vor allem eignen sich die unterschiedlichen Minzen auch sehr gut als erfrischende Tees in heißen Zeiten. Man könnte sie auch als „Eistee" genießen, wenn man sie auskühlen lässt, etwas süßt und dann noch einige Eiswürfel rein gibt. Allerdings empfiehlt die TCM auch hier, in heißen Zeiten heiße Getränke zu trinken, weil sonst die Diskrepanz zwischen der Körpertemperatur und dem kalten Getränk zu groß ist. Besonders gut ist der Pfefferminztee geeignet, da er thermisch kühlend wirkt.

Minzen als Würze

So beliebt Minzentee bei uns ist, so wenig gebräuchlich ist hierzulande die Anwendung von Minzen als Würzkraut. Einzige Ausnahme ist Kärnten, wo eine besonders aromatische Minze als „Nudelminze" in jedem Küchengarten kultiviert wird. Sie wird vor allem zu Topfengerichten wie den Kasnudeln (Teigtaschen mit Topfenfülle) oder Reinkalan (Topfenlaibchen) verwendet. In England serviert man zum Lammbraten eine Minzensauce mit Spearmint. Vor allem aber ist Minze als Gewürz in heißen Ländern beliebt. Der türkische Name für Minze ist Nane und dort verwendet man eher süßlich duftende Minzen für Gurkengerichte wie Cacik, sozusagen das türkische Äquivalent zu Tsatsiki. In der indischen Küche reicht man Raitas, erfrischende Joghurtsaucen mit Minze. Auch im Fernen Osten, vor allem in Thailand, ist Minze beliebt und wird in verschiedene Salate gegeben.

Eine besonders geschmackvolle Kombination ist Schokolade und Minze. Es müssen aber nicht immer fertige Minzbonbons sein. Versuchen sie einmal Palatschinken, die mit Marillenmarmelade gefüllt sind, mit einer Schokosauce, die mit der sogenannten After-Eight-Minze gewürzt wird, anzurichten.

Reinkalan

½ kg brösligen Topfen, 2 Eier, 15 bis 20 dag Grieß, etwas Mehl, viel fein gehackte Nudelminze und wenn vorhanden Kerbelkraut dazu geben, zusammenmischen, salzen, eine halbe Stunde stehen lassen, damit der Grieß quellen kann. Dann Laibchen formen und in Butterschmalz rausbacken. Mit Salat servieren.

Portulak

Portulaca sativa, Portulakgewächs

Diese nicht sehr auffällige, einjährige Pflanze, die sich von selber aussät, findet man in vielen Gärten. Als Bürzelkraut war sie früher auch hierzulande bekannt und wurde als säuerlich schmeckendes Würzkraut verwendet.

Von Indien über den Globus

Der Portulak soll aus Südasien, sprich Indien, stammen und sich von dort über den Globus verbreitet haben. Dieses Kraut mit seinen dickfleischigen saftigen Blättern ist ein Kosmopolit, der auf allen Kontinenten wächst und gegessen wird. Die

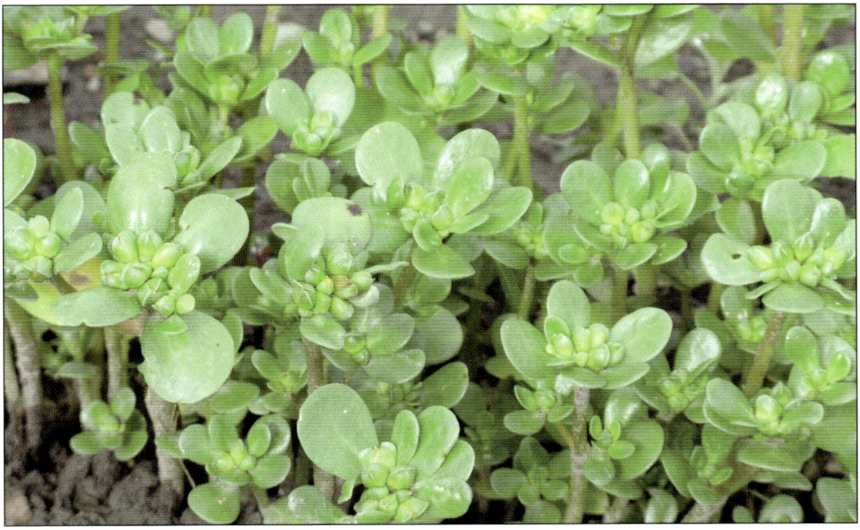

Portulak sät sich im Garten von selber aus

Indianer nutzten den Portulak auch als Heilkraut, indem sie seinen Saft bei Ohrenschmerzen und Verbrennungen anwendeten. Die Griechen kannten den Portulak schon, den Römern verdankt er seinen Namen: *portula*, lat. kleines Türchen, wahrscheinlich deshalb, weil die Samen sich mit einem Deckel öffnen. Durch die Römer kam Portulak als Kulturfolger über die Alpen. Hildegard von Bingen nannte ihn „Burtel". Leonhard Fuchs beschreibt die feuchte und kühlende Wirkung der „Burtzelkrautes" gegen Hitze im Kopf und Sonnenstich.

Star der Kreta-Diät

Heute ist Portulak bei uns leider in Vergessenheit geraten und erst durch die sogenannte „Kreta-Diät" wieder bekannt geworden. Unter diesem Begriff versteht man eigentlich keine Diät, sondern die Essgewohnheiten der Küche Griechenlands, die durch die Verwendung von viel Gemüse, Obst, Olivenöl und Fischen geprägt ist. Dieser Küche spricht die Ernährungswissenschaft zu, besonders gesund und vorbeugend gegen Krebs und Herzinfarkt zu sein. Einen Anteil an dieser Wirkung hat vermutlich auch die häufige Verwendung von Portulak, da er als eines der wenigen pflanzlichen Mittel hohe Anteile an Omega-3-Fettsäuren enthält. Diese finden sich üblicherweise nur in Meeresfischen und man spricht ihnen zu, die

Blutfettwerte, vor allem das LDL und die Triglyceride zu senken. Die Verwendung von Portulak kann daher helfen, Herzinfarkt und Gefäßkrankheiten vorzubeugen. Darüber hinaus sollten auch Menschen mit entzündlichen Erkrankungen wie Polyarthritis, Schuppenflechte, Neurodermitis und der chronisch entzündlichen Darmerkrankung Morbus Crohn Portulak häufig verwenden.
„*Glistrida*" nennt man Portulak in Griechenland und gibt ihn reichlich zu Speisen wie dem Griechischen Bauernsalat. Verkocht kann Portulak ebenfalls verwendet werden, beispielsweise als Sauce zu gekochten Nudeln.

Kultur: Wenn sich Portulak einmal im Garten angesiedelt hat, kommt er jedes Jahr wieder von selber.

Griechischer Bauernsalat

Schnittsalat wie Lollo Rosso, Gurken, Tomaten, Zwiebel, Oliven, Fetakäse und viel Portulak mit einer Marinade aus Olivenöl und Weinessig zubereiten.

Portulaksalat mit Trauben

Joghurt mit Olivenöl und Zitronensaft verrühren, fein geschnittenen Portulak, Knoblauch und halbierte Trauben darunter mischen.

Zwiebel-Orangen-Salat mit Fetakäse und Portulak

Orangen filetieren, Fenchel, Jungzwiebeln in Scheiben schneiden und zerkleinerten Portulak dazu mischen. Mit zerbröckeltem Fetakäse, Oliven und einer Marinade aus Orangensaft, Weinessig und Olivenöl anrichten.

Nudeln mit Portulakcreme

Nudeln kochen. Portulak, Basilikum und Petersil mit Mandeln und Hartkäse (statt Kefalotiri kann man auch Parmesan nehmen) in einem Mixer pürieren und mit einer Gemüsebrühe zu einer sauceartigen Konsistenz verdünnen. Salzen, pfeffern und unter die Nudeln mischen.

Rosmarin

Rosmarinus officinalis, Lippenblütengewächs

Alles am Rosmarin ist belebend. Der Duft belebt den Geist, macht wach, als Tee oder Badezusatz belebt er den Kreislauf. Rosmarin ist eine tief durchwärmende Pflanze.

Liebe, Treue, Kindersegen

Im klassischen Altertum war der Rosmarin der griechischen Göttin Aphrodite, der Göttin der Liebe und Schönheit, geweiht. Man schmückte nicht nur ihre Statuen mit Rosmarinkränzen, man gab den Neugeborenen ein Zweiglein in die Wiege, schmückte das Brautpaar mit Rosmarin und verwendete ihn auch als Totenblume. Der Rosmarin sollte in den glücklichsten Momenten des Lebens gleichzeitig an die Vergänglichkeit erinnern. Außerdem war Rosmarin immer das Symbol für Treue: „*Da ist Vergissmeinnicht, das ist zum Andenken, und da ist Rosmarin, das ist für die Treue*“, lässt Shakespeare, der kräuterkundig war, Ophelia sagen. Wegen des belebenden Duftes galt die Pflanze auch immer als Stärkungsmittel für das Gedächtnis, besonders für treues Gedenken in der Liebe und für eheliche Treue. Auch im Burgenland, dem östlichsten Bundesland Österreichs, wird ein Rosmarinzweiglein vor allem den Männern bei der Hochzeit ins Knopfloch gesteckt, wohl in der Hoffnung, dass der Duft ihnen hilft, nicht zu vergessen, geheiratet zu haben. Wenn es gelang, so war man früher überzeugt, die Rosmarinzweige, die bei der Hochzeit getragen worden waren, zu bewurzeln und sie gediehen gut, so war das ein Vorzeichen für eine glückliche Ehe. In England war man allerdings überzeugt, dass, wenn der Rosmarin im Garten recht hoch wird (dort ist er ja winterhart!), die Frau „die Hosen anhat“ und ein strenges Regiment führt. Falstaff empfiehlt daher in Shakespeares „Lustigen Weibern von Windsor“, dem Rosmarin in der Nacht heimlich die Wurzeln abzuschneiden, damit er eingeht.

Rosmarin bei den alten Kräuterkundigen

„*Stercket die Memory, das ist die Gedächtnüß, behütet vor der Pestilentz, erwärmet das Marck in den Beynen. Bringt die Sprach wieder, macht jung geschaffen, retardiert das Alter, so man es allentag trincket*“, schrieb der kräuterkundige Botaniker Brunfels 1532, und auch heute könnte man die Wirkung des Rosmarin nicht besser zusammenfassen. Aber auch zur Mundpflege wurde er verwendet: „*Die Gipfel (Spitzen) von grünem Rosmarin gekaut, macht die Zähne fest und nimmt die Schmerzen des Zahnfleisches*". Und seit dem Altertum galt der Rosmarin als aphrodisierende Pflanze und wurde als Badezusatz oder zu Einreibungen verwendet.

Rosmarin aus der Sicht der Signaturlehre

Paracelsus war überzeugt, dass das Wesen einer Pflanze Hinweise auf ihre innere Wirkung geben kann. Mit etwas Fantasie (oder Intuition?) erinnern die nadelförmigen, nach oben gerichteten Blätter an schmale Flammenzünglein. Das Wesen des Rosmarin ist also feurig, es entzündet den Geist und begeistert, wenn man sich für nichts mehr begeistern kann. „*Was Lavendel für die Seele, ist Rosmarin für den Geist*", waren die Kräuterkundigen früher überzeugt. Feuer macht hitzig, ein hitziger Kopf kann kaum geistreich sein. Die Blätter des Rosmarin zeigen aber das Beweglichkeitsprinzip des Flammenspiels. Rosmarin vermittelt also nicht nur erwärmende Anregung, sondern auch geistige Beweglichkeit.

Rosmarinwein, Pfarrer Kneipps Herzmittel

Die tonisierende, herzstärkende Wirkung des Rosmarin war auch seit jeher bekannt. Pfarrer Kneipp lobte den Rosmarin als „*treffliches Mittel gegen Herzgebrechen*" *(Herzleiden, Altersherz)*. Er riet nicht nur, Rosmarin als Tee zu nutzen oder als Salbe, mit der die Herzgegend eingeschmiert wird, sondern ihn in Wein anzusetzen: Kleingeschnittene Zweige in einer Flasche mit trockenem Weißwein auffüllen, zukorken und ab dem 2. Tag nimmt man morgens und abends „*ein kleines Wassergläschen von dem angenehmen Tranke, an denn man sich bald gewöhnen wird.*"

Rosmarin aus Sicht der Wissenschaft

Inhaltsstoffe: Ätherisches Öl (ca. 2,5% mit Campher als Hauptbestandteil), ferner Gerbstoffe (Rosmarinsäure), Bitterstoffe sowie Flavonoide.

Therapeutisch relevante Wirkungen

Tonisierend auf das gesamte Gefäßsystem, stärkt die Spannung der Gefäßwände, auch

- venentonisierend
- Gallenflüssigkeitsanregend, leberschützend
- Blähungswidrig
- Krampflösend

- Menstruationsauslösend
- Antimikrobiell gegen Bakterien und Pilze

Indikationen
- Kreislaufstörungen mit Schwindelzuständen, kalten Händen und Füßen
- Überhaupt bei niedrigem Blutdruck
- Durchblutungsstörungen
- Altersherz, Durchblutungsstörungen der Herzkranzgefäße
- Chronische Schwächezustände, auch altersbedingt
- Wetterfühligkeit
- Geistige Erschöpfung
- Zyklusstörungen
- Verdauungsstörungen (Magenkrämpfe, Blähungen)
- Leber- und Gallenfunktionsstörungen

Achtung: Nicht während der ersten Monate der Schwangerschaft

Äußerliche Anwendung
- Neuralgien
- Muskelkater
- Gelenksschmerzen
- Migräne, Kopfschmerzen

Anwendungsformen
- Tee im Aufguss (1 TL Droge auf ¼ l Wasser)
- Rosmarinspiritus (Tinktur) oder Salbe zum Einreiben
- Rosmarin-Urtinktur (2–3 mal 2–5 Tropfen täglich)

Rosmarin in der Aromatherapie

Die Indikationen bei der Verwendung des Rosmarin als reines ätherisches Öl sind natürlich die selben wie bei Verwendung als Tee oder Tinktur. Allerdings ist die Duftwirkung viel stärker. Der Duft des Rosmarin ist streng und klar, er regt den Geist an, wirkt konzentrationsfördernd, fördert klares Denken. Die gedächtnisstärkende Wirkung wird durch eine anregende Wirkung auf einen Zellkern im Gehirn, den Hippocampus, der eine wichtige Funktion für unser Gedächtnis hat, vermutet. Schon Sokrates ließ seine Schüler Rosmarinkränze auf der Stirn tragen, wenn sie etwas auswendig lernen mussten. Rosmarinduft fördert vor allem die Erinnerungsfähigkeit für konkrete Informationen, Zahlen, Namen.

Anwendung in der Duftlampe
- Kinder mit Konzentrationsschwäche, unterstützend zum Lernen
- Ältere Menschen mit beginnender Gedächtnisschwäche
- Bei Antriebslosigkeit und Müdigkeit

Äußerliche Anwendung:
- Als Zusatz ins Badewasser (5 Tropfen mit etwas Milch emulgieren), als Zusatz in Duschgels
- zum Einreiben (in Mischung 50 ml Mandelöl/15 Tropfen ätherisches Öl)
- Für „Morgenmuffel" (abends besser nicht anwenden, da zu stark anregend)
- Fußbad bei kalten Füßen, ermüdeten schweren Beinen, Muskelschmerzen, bei beginnender Erkältung
- Einreibung bei rheumatischen und neuralgischen Schmerzen
- Warme Ölkompresse bei Leber- und Gallenfunktionsstörungen

Achtung: Nicht während der Schwangerschaft und bei Kleinkindern!

Rosmarin als Schönheitsmittel

Der durchblutungsfördernden Wirkung des Rosmarin auf die Haut wurde seit jeher eine verjüngende Wirkung zugeschrieben. Eine nette Geschichte erzählt, dass im 15. Jahrhundert angeblich die Königin Isabella von Ungarn im Alter von 72 Jahren durch eine Rosmarinessenz, die nach ihr „Aqua Reginae Hungaricae", also Ungarisches Königinnenwasser, genannt wurde, so verjüngt wirkte, dass ein Prinz von Polen um ihre Hand anhielt.

„*Königinnenlotion*": 100g frische Rosmarinblätter, 20g Minzenblätter. In ein Glas geben, mit 40% Alkohol übergießen, 3 Wochen an einen warmen Ort stellen, abfiltern und 1:1 mit Rosenwasser (Hydrolat) mischen. Das ergibt eine erfrischende Lotion, die sich zur Pflege von großporiger, schlecht durchbluteter, altersmüder Haut eignet, aber auch bei unreiner fetter Haut.

Rosmarin als Gewürz

Rosmarin ist ein typisches Gewürz der mediterranen Küche. Er harmoniert besonders gut mit Olivenöl, Rotwein und Knoblauch. Rosmarin passt zu Gerichten mit Gemüse wie Zucchini, Melanzani oder Tomaten, er passt zu Geflügel (vor allem Brathuhn oder Coq au vin, also Huhn in Rotweinsauce), Fisch und Lamm, aber auch zu Schweinsbraten. Pilzgerichten oder Hühnerleber verleiht Rosmarin das gewisse Etwas, ebenso Pizzas und gebratenen Kartoffeln, wo er gemeinsam mit

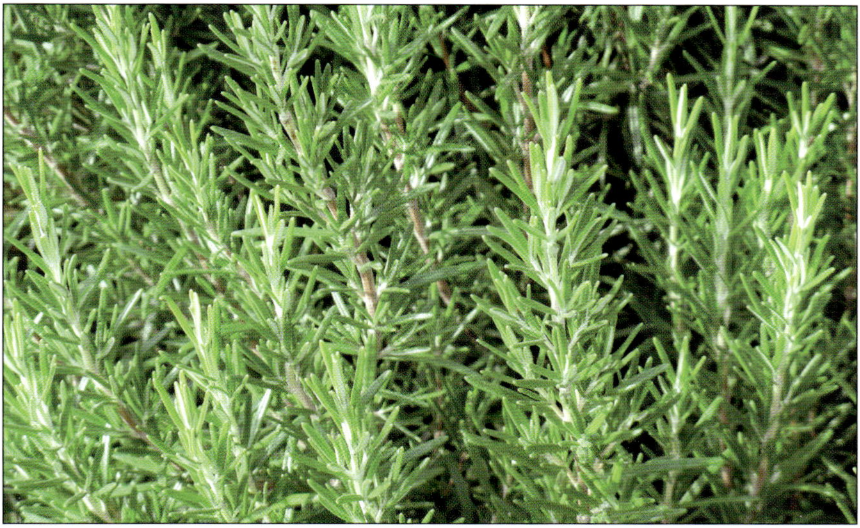

Die Blätter des Rosmarin erinnern an Feuerzungen

Knoblauch eine wahre Köstlichkeit hervorzaubert. Rosmarin passt in die Marinade für Gegrilltes ebenso wie in eine für Wildgerichte. Frischer Schafkäse kann damit gewürzt werden und Rosmarin kann zu Kräuteressig oder -öl angesetzt werden. Anders als viele Blattgewürze verträgt Rosmarin längeres Kochen problemlos. Rosmarin gehört zu den Kräutern, die getrocknet stärker als frisch schmecken, deshalb kann man frischen Rosmarin großzügig verwenden.

Rosmarin sollte eher erst am Schluss zu den Speisen gegeben werden, nicht zu lange mitkochen lassen, wegen der Bitterstoffe. Ist für alle Speisen, wo man mit Wein und Tomaten kocht, verwendbar.

Coq au vin

Eigentlich sollte es ein „coq", also ein Hahn sein, aber ein weibliches Huhn tut es auch. In Portionstücke zerteilen, salzen, pfeffern und mit pulverisiertem Rosmarin einreiben, in Butter (oder Öl) anbraten. Dann klein gewürfelten Hamburgerspeck und gehackte Zwiebeln dazu geben und mit gutem Rotwein aufgießen. Mit Thymian, Lorbeer, noch etwas Rosmarin und einer Knoblauchzehe nachwürzen und zugedeckt halbweich dünsten lassen. Dann Champignons dazu geben und weich dünsten. Um eine sämige Sauce zu bekommen, kann man vor Kochende Mehl mit Butter verrührt darunter mischen. Mit Nudeln servieren.

Rosmarin selbst kultivieren

Der Name wird meistens abgeleitet von *Ros* (vom Sanskrit *rasa*), Tau und *marinus*, lat. dem Meer zugehörend, also Meerestau. Tatsächlich wächst Rosmarin aber in den Macchien, dem undurchdringlichen Gestrüpp weit hinter der Meeresküste. Daraus resultiert seine Vorliebe für trockene, steinige Böden, aber hohe Luftfeuchtigkeit.

In Österreich ist Rosmarin eher nicht winterhart, auch wenn man ihn im Burgenland vor allem im Eisenstädter Raum und um den Neusiedler See immer wieder als schönen Strauch in Gärten finden kann. Wenn die Winter weiter so mild bleiben, wäre es einen Versuch wert, ihn an geschützten Stellen im Garten in einem mit Kies durchlässig gemachten Boden zu kultivieren. Schwierig ist das Überwintern im Haus: er braucht es hell, kalt und viel Luftfeuchtigkeit. Größere Pflanzen lassen sich ohne Probleme in kühlen Glashäusern überwintern. Da Stecklinge schnell anwachsen, wäre Besitzern von warmen Wohnungen zu empfehlen, im Spätherbst Stecklinge zu bewurzeln und an einem kühlen Fensterbrett zu überwintern.

Salbei

Salvia officinalis, Lippenblütengewächs

„*Cur moriatur homo, cui salvia crescit in horte?*“, warum stirbt der Mensch, wenn Salbei im Garten wächst, ist ein berühmter Spruch aus der Schule von Salerno, einer der ersten medizinischen Schulen im 14. Jhdt. Die Antwort auf die Frage ist zwar die, dass gegen den Tod kein Kraut gewachsen sei, dem Salbei wurde aber seit jeher eine universelle Heilkraft zugeschrieben. Schon die Griechen glaubten, Salbei mache unsterblich, für die Römer war der Salbei eine heilige Pflanze, zu deren Ernte nur Bronze- und Silberwerkzeuge verwendet werden durften, die Sammler mussten barfuss und sauber sein und eine weiße Tunika tragen.

Im Mittelalter genoss der Salbei, wie aus obigem Zitat zu schließen ist, ebenfalls den Ruf eines verjüngenden Stärkungsmittels. Diese Wertschätzung findet sich auch in Sprüchen aus der Volksmedizin: „*Wer auf Salbei baut, den Tod kaum schaut.*“ Der botanische Name *Salvia* stammt von dem lateinischen Wort *salvare*, gesund sein, sich wohl befinden.

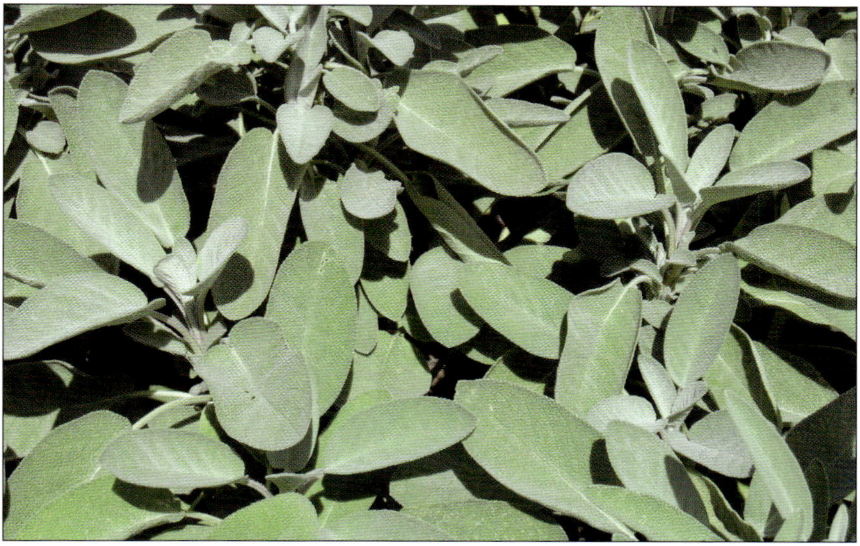

Dem Salbei schrieb man früher besondere Heilkräfte zu

Salbei für Liebeszauber

In einem Kräuterbuch aus dem Jahre 1727 findet sich folgendes Liebeszauberrezept: *„Man zupfe dem Mann, den man begehrt, ein Haar aus, nehme eine ungebrauchte Nähnadel, in die man das Haar einfädelt, ziehe das Haar dreimal durch ein Salbeiblatt, lege dieses unter die Türschwelle, und wenn der Angebetete das Haus betritt, wird er sicher in Liebe entbrennen."*

Salbei als Heilpflanze

Wenn man von Salbei spricht, denken die meisten Menschen an Halsweh. Dies ist zwar richtig, aber erst die genaue Kenntnis der Inhaltstoffe zeigt uns, wie man den Salbei richtig und wirkungsvoll anwenden kann. Die Inhaltsstoffe des Salbei sind ätherische Öle, Gerbstoffe, Bitterstoffe und Flavonoide.

Salbei gegen Halsweh

Die Gerbstoffe enthalten Rosmarinsäure und sind daher sehr antibakteriell und auch antiviral. Da Gerbstoffe auch eine adstringierende Wirkung und damit eine entzündungshemmende Wirkung auf Schleimhäute haben, ist Salbei ein gutes Mittel zum Gurgeln im Anfangsstadium von Husten, also bei Halsweh und Heiserkeit. Dazu muss man den Tee aber lange ziehen lassen, um ausreichend Gerbstoffe zu lösen.

Salbeitee zum Gurgeln: 1 TL Salbeiblätter mit ¼ l heißem Wasser übergießen und 10 Minuten ziehen lassen.

Diesen Tee zu trinken, wie oft empfohlen wird, ist nicht zu empfehlen, da sich die Hustenbakterien ja nur im Rachenbereich befinden und Gerbstoffe die Magenschleimhaut reizen können. Salbeitee oder -tinktur ist übrigens auch ein hervorragendes Mittel bei Zahnfleischbluten und Parodontose.

Salbeitinktur gegen Zahnfleischbluten: Frische Salbeiblätter mit 40% Alkohol übergießen, 2 Wochen ausziehen lassen, abfiltern und nach dem Zähneputzen 1 TL Tinktur in das Spülwasser geben.

Salbei gegen Schwitzen und andere Wechselprobleme

Das ätherische Öl des Salbei besteht hauptsächlich aus Thujon, dem giftigen Wirkstoff in den Thujen und aus Kampfer. Doch keine Angst, im Tee selber ist der Thujongehalt nicht so hoch, da ätherische Öle schlecht wasserlöslich sind. Anders ist es, wenn man das reine ätherische Öl verwendet, da ist Vorsicht im Umgang damit angezeigt. Wichtig ist jedenfalls, den Tee im Aufguss zuzubereiten und nicht lange ziehen zu lassen. Auf diese Art hat man einen optimalen Gehalt an ätherischen Ölen.

Richtige Teezubereitung für innerliche Anwendung: 1 TL mit ¼ l heißem Wasser übergießen und nur 1–2 Minuten ziehen lassen!

Achtung:

- Auf Grund der neurotoxischen (nervenschädigenden) Wirkung des Thujons den Tee besser nicht über einen längeren Zeitraum trinken, exakt dosieren und höchstens 2 Tassen täglich trinken.
- Während der Schwangerschaft sollte besser auf Salbei verzichtet werden, auch als Gewürz nicht in den ersten drei Monaten der Schwangerschaft verwenden.
- Salbei hemmt die Milchbildung, daher sollte man während der Stillzeit keinen Salbeitee trinken, kann ihn aber zum Abstillen nutzen.
- Salbeitee zuzubereiten, indem man den Tee kochen lässt, wie so oft empfohlen

wird, ist nicht sinnvoll, da dabei das ätherische Öl zerstört wird, das trotz oder vielmehr durch das Thujon die Wirkung des Salbei ausmacht.

Die schweißhemmende Wirkung des Salbei

Die schweißhemmende Wirkung des Salbeiblättertees ist wissenschaftlich bestätigt. Die Wasserausscheidung wird bei Testpersonen bis zu 52% gehemmt. Die Wirkung setzt zwischen dem ersten und vierten Behandlungstag ein und lässt nach neun Tagen wieder nach. Die schweißhemmende Wirkung ist auch bei funktionaler Hyperhydrosis, also übermäßiger Schweißbildung durch Störung des vegetativen Nervensystems, zu beobachten, also Schweißausbrüche durch Stress oder vor Prüfungen. Es ist zu vermuten, dass die Wirkung des Thujons über das vegetative Nervensystem läuft; ob es tatsächlich zu einer Wirkung auf das Wärmeregulationszentrum im Gehirn kommt, ist wissenschaftlich derzeit nicht belegbar.

Frauenpflanze Salbei

In der TCM gilt der Salbei auch als Frauenmittel. Er wird bei Menstruationsschmerzen, Ausbleiben der Regel sowie generell bei Frauen im Falle von Erkrankungen, die mit Blut zu tun haben, eingesetzt. Auch Hippokrates und Dioscorides betrachteten den Salbei als „Uterusmittel“. Es ist zu vermuten, dass dem Thujon eine hormonell anregende Wirkung zukommt. Daher kann Salbeiblättertee generell Frauen im Wechsel empfohlen werden, die vor allem unter Wallungen und Schweißausbrüchen leiden.

Salbei gegen Hautprobleme

Die Kombination an Wirkungen: antibakteriell, entzündungshemmend, vegetativ ausgleichend und hormonell anregend macht aus Salbei ein hervorragendes Mittel sowohl bei pubertär bedingter Akne als auch bei Akne, die in späteren Jahren auftritt. In diesem Fall wendet man den Salbeitee allerdings äußerlich in Form von Kompressen an.

Gesichtswasser gegen unreine Haut: Salbeiblätter und Ringelblumenblüten in 40% Alkohol ansetzen, 2–3 Wochen ziehen lassen, mit Rosenwasser (oder destilliertem Wasser) 1:1 verdünnen. Bei starker Akne noch einige Tropfen Propolistinktur dazu geben und zur täglichen Hautreinigung verwenden.

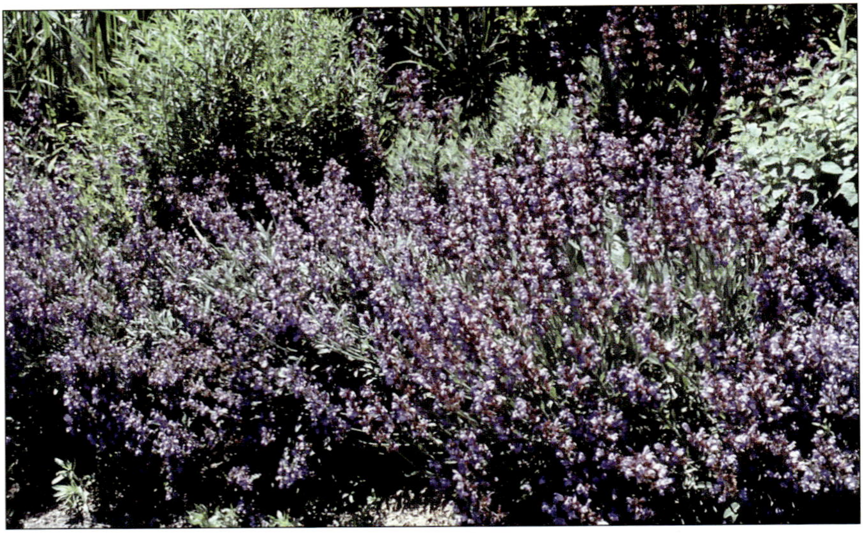

Die Blüten des Salbei werden extra geerntet

Salbeiblüten als Heilmittel

Kaum bekannt ist, dass die Salbeiblüten als eigenes Heilmittel eingesetzt werden können. Sie haben ein ähnliches Wirkstoffprofil wie die Blätter, jedoch enthält das ätherische Öl deutlich weniger Thujon. Sinnvoll ist es, die Salbeiblüten in Form eines Extraktes, den es fertig in Apotheken zu kaufen gibt, anzuwenden. Untersuchungen nach wissenschaftlichen Kriterien in Deutschland ergaben folgendes Wirkungsspektrum:

- Körperliche und nervöse Erschöpfungszustände, Burn-Out-Syndrom
- Appetitlosigkeit
- Bei Eisenmangelanämien kann der Extrakt unterstützend eingesetzt werden

Damit könnte der Salbeiblütenextrakt ein wertvolles Heilmittel gerade in einer Zeit sein, da viele Menschen durch permanenten beruflichen und psychischen Stress unter ständiger Erschöpfung leiden. Vor allem Frauen im Wechsel leiden oft unter solchen Erschöpfungssymptomen. Hier hilft ein Salbeiblütenextrakt oder auch eine Tinktur sehr gut.

Salbeiblütentinktur selber herstellen: Salbeiblüten abzupfen, in einem Glas mit 40% Alkohol übergießen und an einem kühlen Ort 3 Wochen ausziehen lassen, dann abfiltern. Täglich 2 mal 10 Tropfen einnehmen.

Auch ein Salbeiwein sollte helfen können:

Salbeiwein gegen Erschöpfungszustände: Salbeiblätter und –blüten mit Rotwein übergießen, eine Woche lang ziehen lassen, dann abfüllen.

Salbei im Garten

Der Salbei stammt aus dem Mittelmeerraum und liebt im Garten sonnige Plätze und eher karge Böden. Man muss nur beobachten, wie der Salbei in Istrien wächst: Dort wo die Felsenküste aufhört und der Karst beginnt, wächst er am schönsten. Es ist daher besser, den Salbei nicht in gut gedüngte, humose Böden zu setzen, sondern ein eigenes Beet anzulegen, das gut drainagiert ist, indem man in den Untergrund viel Schotter einbringt und darüber die Erde verteilt. Ein solches Beet ist auch für andere Kräuter wie Thymian, Oregano und Bohnenkraut gut geeignet, da sie alle unter Staunässe, vor allem im Winter leiden. Salbei sollte vor dem Winter bis auf 20 cm zurückgeschnitten und mit Reisig oder einem Vlies im Winter geschützt werden.

Salbei in der Küche

Zur Verwendung als Würzkraut können die Salbeiblätter den ganzen Sommer über frisch gepflückt werden. Für den Winter legt man Vorrat an, indem man die Blätter trocknet.

Salbei passt:

- zu Fleischgerichten wie Lamm, Kalb, Wild, vor allem, wenn in Wein gedünstet wird, Geflügel
- zu Bratspießen wie Kebabs, berühmt sind auch die Zürcher Leberspieße
- zu allen Arten Fisch
- zu Kräuteraufstrichen und Kräuterbutter

Saltimbocca a la romana

Kleine Kalbsschnitzel, es können aber auch Schweinsschnitzel sein, flach klopfen. Jedes Schnitzel salzen, mit Salbeiblättern belegen und eine Scheibe Parmaschinken darüber legen. Einrollen, mit einem Zahnstocher befestigen. In Öl rundherum anbraten, mit wenig Wein ablöschen und köchelnd weich dünsten. Wäre das nicht eine delikate „Wechseltherapie" für Frauen und auch Männer!

Zürcher Leberspieße

Kalbsleber, es darf auch die vom Schwein sein, in dünne Scheiben schneiden. Diese abwechselnd mit Speckscheiben und Salbeiblättern auf Spieße stecken. In Öl knusprig braten oder grillen. Erst am Schluss salzen und pfeffern. In der Schweiz serviert man dazu Fisolen und Salzkartoffeln.

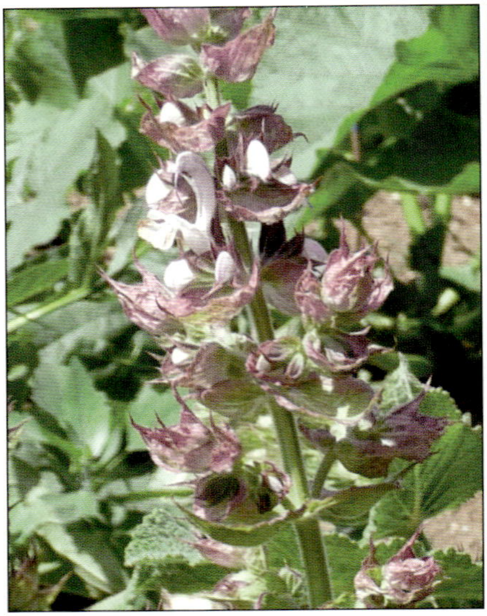

Der Muskatellersalbei spielt in der Aromatherapie eine große Rolle

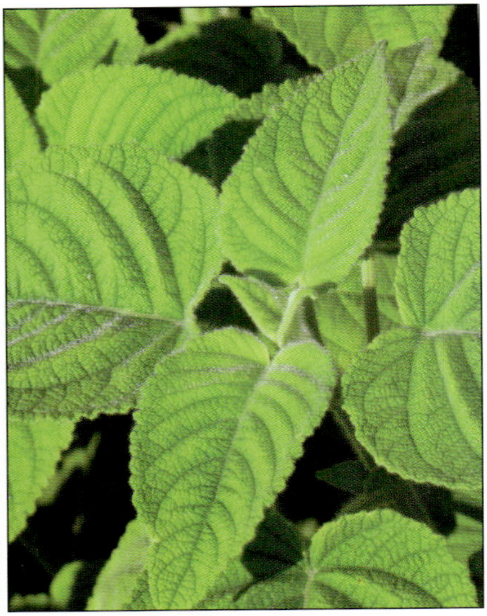

In Mexiko wachsen viele Salbei-Arten, deren Blätter nach Früchten duften

Salbei, ein Kosmopolit

Salbeiarten gibt es weltweit ca. 920. Viele von ihnen sind als schön blühende Arten in Kultur genommen worden und sind beliebte Zierblumen, andere, wie der amerikanische *S. apiana*, werden primär zum Räuchern verwendet. Manche haben halluzinogene Wirkungen wie der mexikanische Wahrsagungssalbei (*S. divinorum*),. Der Muskatellersalbei, *S. sclarea*, der in Italien heimisch ist, wurde, wie bei Ovid nachzulesen, primär zum Würzen des Weines verwendet, heute dient er in erster Linie als ätherisches Öl in Rasierwässern, um südliche Männer erotischer zu machen, in Italien wird er auch zum Würzen der Fritatta genommen. Nach Früchten duften viele mexikanische Arten: der Ananassalbei (*S. rutilans*), nach Grapefruit viele *S. greggii*-Arten und wie ein Fruchtsalat der hohe *S. dorisiana*. Sie alle können natürlich zum Würzen von Süßspeisen und Obstsalaten verwendet werden.

Schnittlauch

Allium schoenoprasum, Zwiebelgewächs

Bis vor nicht allzu langer Zeit bestand die Würze des täglichen Lebens gerade einmal aus Petersilie und Schnittlauch. Heute ist die Vielfalt im Küchentopf schon viel größer. Dennoch kann man noch immer sagen: *„Der schwimmt wie Schnittlauch auf jeder Suppe."* Vermutlich ist Schnittlauch auch heute noch neben Petersilie das meist verwendete Würzkraut in den mitteleuropäischen Küchen.

Von den Bergen kommt er her

Schnittlauch wächst wild in den Hochgebirgen des alpinen und arktischen Europa, Asiens und Nordamerikas auf feuchten Wiesen. Es wird für möglich gehalten, dass er in den Alpen und europäischen Mittelgebirgen beheimatet ist und sich von hier ausgebreitet hat.

Von Nero bis zur Klostermedizin

Den wild wachsenden Schnittlauch kannte man schon in der Antike und nutzte ihn als Arznei und Küchengewürz. Angeblich soll Nero regelmäßig Schnittlauch mit Olivenöl gegessen haben, um eine schöne Stimme zu bekommen. Tatsächlich üben die Senföle eine positive Wirkung auf die Schleimhäute der Atemwege und sicher auch auf die Stimmbänder aus. Vermutlich war Neros „Schnittlauch" aber eine der vielen wildwachsenden Laucharten Italiens. Angebaut wurde der Schnittlauch erst im Mittelalter in den Klostergärten. Von dort trat er dann seinen Siegeszug in die Hausgärten an.

Gegen Nasenbluten und Biss wilder Tiere

„*Schnittlauchsamen in Wein gesotten*" empfahl der kräuterkundige Leonhard Fuchs im Mittelalter gegen Nasenbluten und als Mittel gegen den Biss wilder Tiere. *„Der lauch offt in der speiß gebraucht, macht die frawen fruchtbar und reytzt zur unkeuschheyt. Lauch gegessen vertreibt die trunckenheit*" – ob man den Schnittlauch auch heute noch für diese Indikationen nutzen kann, sei dahin gestellt. Gesund ist er auf jeden Fall. Er enthält sehr viel Vitamin C und auch Vitamin A. Relativ hoch ist sein Eisengehalt, und da dieses Eisen vom Körper gut verwertet werden kann, empfiehlt man

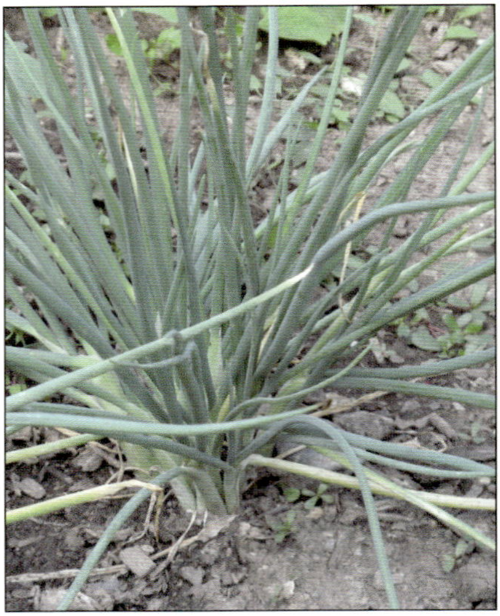

Die Winterheckenzwiebel ist besonders winterhart

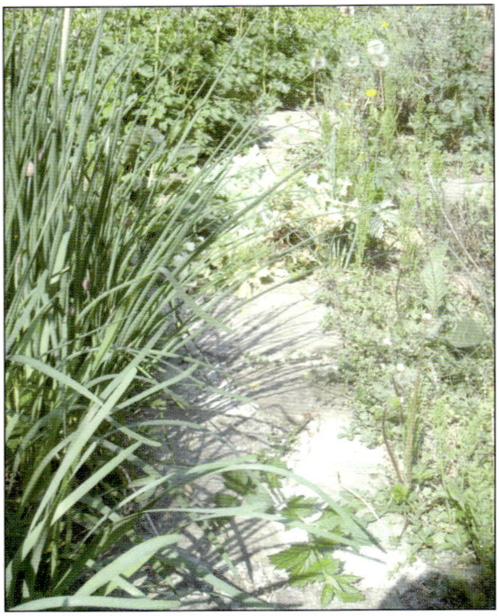

Chinesischer Schnittlauch und heimischer Schnittlauch einträchtig nebeneinander im Garten

reichlichen Genuss von Schnittlauch gegen Frühjahrsmüdigkeit und überhaupt bei Erschöpfungszuständen. Der Geschmack des Schnittlauchs ist auf die Senföle zurückzuführen, die sicher eine positive Wirkung auf den Stoffwechsel und auch eine leicht antibakterielle Wirkung bringen können.

Schnittlauch-Kulinarik

Schnittlauch sollte nie mitgekocht, sondern höchstens über nicht zu heiße Speisen gestreut werden. Leider ist der Schnittlauch zum Allerwelts-Dekorationsgrün verkommen. Besser kann er seinen Geschmack entfalten, wenn man ihn zu Saucen, Salaten, Aufstrichen oder überhaupt einfach nur aufs Butterbrot streut.

Schnittlauchsauce nach Art der Wiener Küche

2 Eier hart kochen, 2 Semmeln in Milch einweichen und ausdrücken. Beide gemeinsam passieren, salzen, pfeffern und mit Öl verrühren. Dann soviel gewässerten Apfelessig darunter rühren, bis eine samtartige, mäßig flüssige Sauce entsteht. Viel fein gehackten Schnittlauch darunter mengen. Diese Sauce ist neben Apfelkren und Röstkartoffeln die klassische Beilage der Wiener Küche zu gekochtem Tafelspitz.

Achtung: Schnittlauch lässt sich nicht gut konservieren. Ob getrocknet, tiefgefroren oder gefriergetrocknet, ist vom Geschmack nichts mehr zu merken, er ist nur mehr grüne „Deko". Auch im Topf überwintert, bringt er nur ein bisschen Farbe. Besser ist, im Winter geschmackvolleres Grün wie Petersilie auf die Speisen zu bringen.

Abwechslungsreiche Laucharten

In Asien gerne verwendet werden der Chinesische Schnittlauch (*Allium tuberosum*) und die Winterheckenzwiebel (*Allium fistulosum*). Der Chinesische Schnittlauch wird – leider – manchmal „Knolau" genannt, weil seine flachen Blätter sehr angenehm nach Knoblauch duften. Die Verwendung ist dieselbe wie beim normalen Schnittlauch, nur eben mit einem herrlichen Knoblauchnachgeschmack. Die Winterheckenzwiebel besticht durch ihre dick aufgeblasenen Blütenstängel und einen intensiveren Geschmack. Vor allem bleibt sie auch länger grün als Schnittlauch, verlängert also die Saison der grünen Röllchen. Beide Arten lassen sich problemlos im Garten kultivieren, im Gegensatz zum Schnittlauch, der durchaus heikel sein kann und lockere lehmige Erde bevorzugt.

Schnittsellerie

Apium graveolens, Doldenblütengewächs

Primär verwendet man bei uns Sellerie in Form der Knollensellerie, meist „Zeller" genannt. Als Gemüse gilt auch die Stangensellerie, die vor allem in Italien sehr beliebt ist. Wenig bekannt ist, dass es eine Schnittsellerie gibt, die keine Knollen bildet, sondern die aromagebenden Stoffe in den Blättern konzentriert. Außerdem werden auch die Früchte (Samen) vor allem in der indischen Küche als Gewürz verwendet.

Selinon, Sellerie oder Petersilie

Den Griechen war das *selinon* heilig. Bei den Griechen und Römern wurde nicht viel zwischen Petersilie und Sellerie unterschieden. Beide galten als heiliges Kraut.

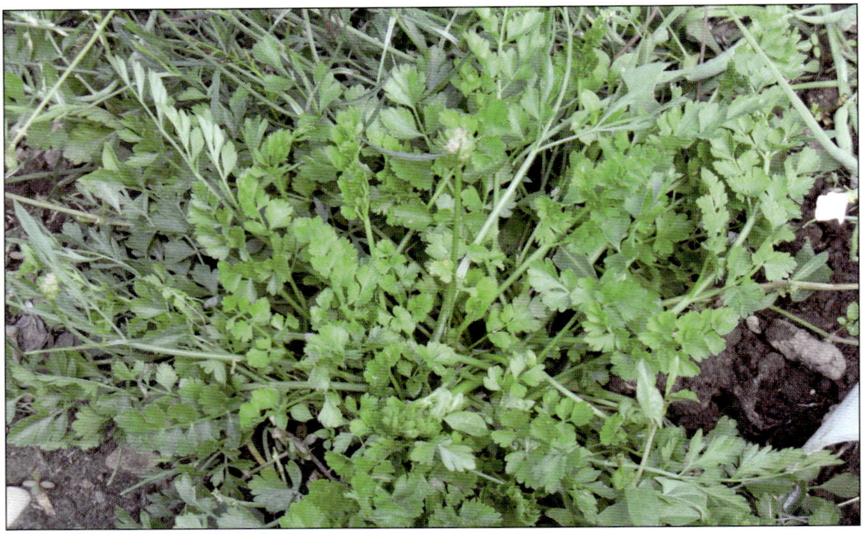

Schnittsellerie sollte im Küchengarten zu Kohlgewächsen gesetzt werden, da sie mit ihrem Duft den Kohlweißling vertreibt

Homer erzählt in der Odyssee von den Wiesen auf der Insel Kalypso, auf denen Veilchen und Sellerie wuchsen. Es war Sitte, die Speisen beim Leichenschmaus mit Sellerie zu würzen und auch die Grabmäler damit zu schmücken. Die Kräuterbuchautoren des Mittelalters nannten ihn Eppich, und Matthiolus schrieb: *„Alle Geschlecht des Eppichs treiben den harn, stein und frawenzeit. Öffnen die innerliche Verstopfung, dienen wider die wasserseuch. Sie vertreiben auch die winde.*" Alles, was über die Petersilie gesagt wurde, gilt auch für die Sellerie.

Sellerie als Medizin

Die Blätter enthalten ein stark harntreibendes ätherisches Öl. Von der Naturheilkunde wird daher die Verwendung der Blätter empfohlen, vor allem auch als Tee für alle Leiden, bei denen eine Verbesserung der Ausscheidung und des Stoffwechsels erwünscht ist, dazu gehören Bluthochdruck, Wasseransammlungen im Körper, Fettsucht, Verstopfung, Gicht. Als Eisenquelle können die Sellerieblätter dienen, wenn man sie in Suppen mitkochen lässt.

Achtung: Akut Nierenkranke sollten nicht zuviel mit frischer Sellerie würzen!

Sellerie kulinarisch

Hierzulande wird primär Petersiliengrün als Suppendekoration verwendet, als Alternative eignet sich aber auch fein gehacktes Selleriegrün. Eine schmackhafte Beilage für Rindsuppen sind Frittaten (so nennt man bei uns in Streifen geschnittene Palatschinken, Pfannkuchen bei unseren Nachbarn), in die man Sellerieblätter einbacken lässt. Sellerieblätter würzen auch Kartoffel- oder Gemüsesuppen und überhaupt Gemüseeintöpfe. In der nordamerikanischen Küche ist Sellerie besonders beliebt und wird zum Würzen von Saucen und Salaten, gegrilltem Fleisch und natürlich auch Suppen verwendet. In Italien wird vorwiegend Staudensellerie verwendet, wobei die Stangen in Scheiben geschnitten werden. Auch in chinesischen Wokgerichten bringt die Staudensellerie angenehmes Aroma.

Selleriesamen

In Indien dienen vor allem die Früchte (sprich Samen) zum Würzen von Gemüsecurrys. Sie schmecken nach Sellerie, sind aber schärfer und zart bitter. Grundsätzlich könnte man Selleriesamen zum Würzen von vielen Gemüsearten verwenden, vor allem passen sie wunderbar zu Mixed Pickles und Chutneys.

Thymian

Thymus vulgaris, Lippenblütengewächs

Seit der Antike wird der Thymian für seine vielfältigen Heilkräfte gepriesen. Der Name Thymian stammt von dem griechischen Wort *thymòs*, „Geist, Mut“. Die ursprüngliche Bedeutung war „Rauch“, da der Thymian in Griechenland als Opfergabe für die Götter auf den Altären verbrannt wurde. Doch die innere Kräfte mobilisierende und energiespendende Wirkung nutzten die Spartaner, indem sie sich Thymiankränze um die Stirn banden, bevor sie in den Kampf zogen. Die schottischen Highlander sollen vor dem Kampf in Quendel, dem Sandthymian, gebadet haben, um besonders kampfesfreudig zu werden. Im Mittelalter stickten die feinen Damen ihren Rittern Thymianzweiglein in die Tücher, die sie ihnen zum Turnier mitgaben. Hildegard von Bingen empfahl denen, *„die ein schwaches und leeres Hirn haben“*, womit sie vermutlich Symptome von Mutlosigkeit meinte,

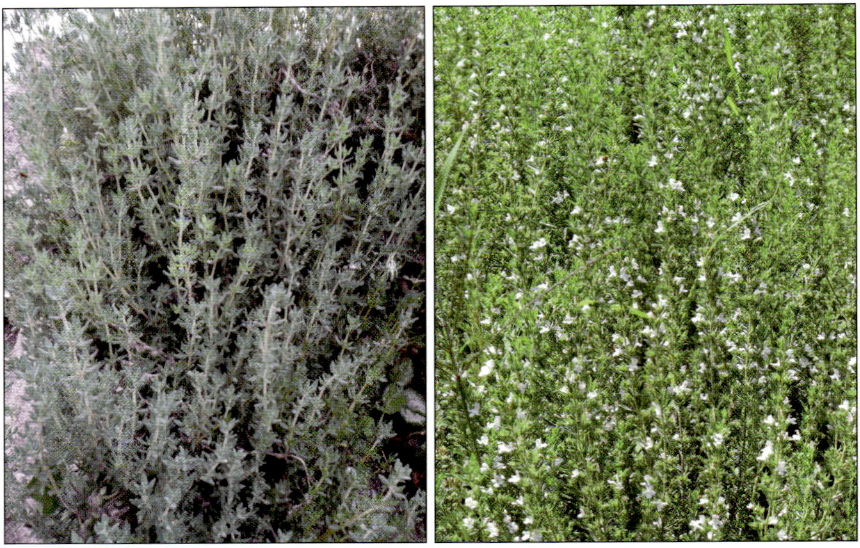

Thymian braucht im Garten einen sonnigen Platz, damit er viel ätherisches Öl bilden kann

Quendelkekse zu essen, und in Bayern gibt es noch heute einen Spruch: „*Quendel sucht Händel*“ und meint damit, wenn ein schwaches Mannsbild Quendel in der Hose eingesteckt hat, wird er keine Angst vor starken Männern und Wirtshausraufereien haben. In Frankreich nannte und nennt man den Thymian „das Herz einer raffinierten Küche“, und aus dem Jahr 1663 stammt das Rezept für eine köstliche Thymiansuppe mit Bier, die als erprobtes Mittel gegen Schüchternheit (auch eine Form von Mutlosigkeit) empfohlen wurde.

Thymian, Zauberkraut und Heilpflanze

In unsere Breitengrade gelangte der *Thymus vulgaris* aus dem mediterranen Raum durch die Benediktinermönche, die den wilden Alpenbewohnern den wahren Glauben bringen wollten und dabei auch gleich alle Würzkräuter, mitbrachten, die sie kannten und nutzten. Er fand schnell Eingang in die Bauerngärten und Bedeutung im Volksglauben. So findet man ihn heute noch bei den neun Kräutern, die zu Maria Himmelfahrt im Kräuterbuschen zum Schutz von Haus und Familie geweiht werden. In manchen Gegenden war es Brauch, Thymianzweiglein in die Schuhe einer Braut zu legen. Mit dem Sprüchlein: „*Ich tret', ich tret' auf den Thymian, schau' du jetzt keine and're an*“, wurde dann der Anspruch auf eheliche

Treue dementsprechend dokumentiert. Die konkrete Heilwirkung des Thymian auf die Atemwege beschrieb dagegen der kräuterkundige italienische Arzt Matthiolus als einer der ersten: „*Thymian mit Honig vermischt, reinigt die brust, fördert den dicken, zähen lungenkoder zum Auswerfen*“, war aber auch der Meinung, dass „*alle diejenigen, welch ein blöd gesicht haben, sollen den thymian stets in der kost gebrauchen*“.

Die Heilkraft des Thymian

An Inhaltsstoffen findet sich vor allem das ätherische Öl, dessen Gehalt von Klima, Erntezeit und Lagerung abhängig ist. Die Hauptkomponenten sind die Phenole Thymol (ca. 40%) und Carvacrol (ca. 15%). Weitere Inhaltsstoffe sind Flavonoide, Gerbstoffe und Phenolcarbonsäuren. Das ätherische Öl hat eine ausgeprägte bakterienwachstumshemmende Wirkung vor allem im Atemwegsbereich, aber auch im Magen auf den *Helicobacter pylori.* In Kombination mit der krampflösenden Wirkung des ätherischen Öles auf die Atemwege wird der Thymian zu einem der besten Mittel bei schmerzhaftem Husten. Dazu kommt noch die anregende Wirkung des ätherischen Öles auf die Tätigkeit des Flimmerepithels in Luftröhre und Bronchien, was eine expektorierende Wirkung, sprich den Auswurf von Schleim bei Husten, fördert.

Die Duftwirkung des ätherischen Öles dürfte es sein, die dazu führt, dass innere Kräfte so mobilisiert werden, dass man nicht nur Mut, sondern auch Durchhaltevermögen entwickelt. Es kann daher nicht schaden, in die Tasse Thymiantee ordentlich hineinzuschnuppern, um psychische Kräfte gegen den Husten zu entwickeln oder das Aroma einer thymianduftenden Erdäpfelsuppe intensiv zu genießen. Bei der Verwendung des reinen ätherischen Öles sollte man aber sehr vorsichtig sein, da es sehr hautreizend wirken kann. Es ist also besser, den Thymian als gesamtes Kraut zu verarbeiten.

Thymian kann man auch für die Schönheit nutzen. In verschiedenen Aufbereitungen wirkt er desinfizierend und reinigend bei unreiner Haut und Akne. Entweder macht man ein Kompresse mit Tee oder verarbeitet Thymian-Tinktur zu einem Gesichtsreinigungsmittel. Auch als Salbe kann der Thymian bei Hautproblemen eingesetzt werden.

Würzender Thymian

Thymian ist sicher eines der wichtigsten europäischen Küchenkräuter. Eigentlich gibt es kaum Speisen, die nicht damit gewürzt werden können. Man kann ihn sowohl frisch als auch als getrocknetes Kraut verwenden und man kann ihn auch mitkochen lassen. Thymian

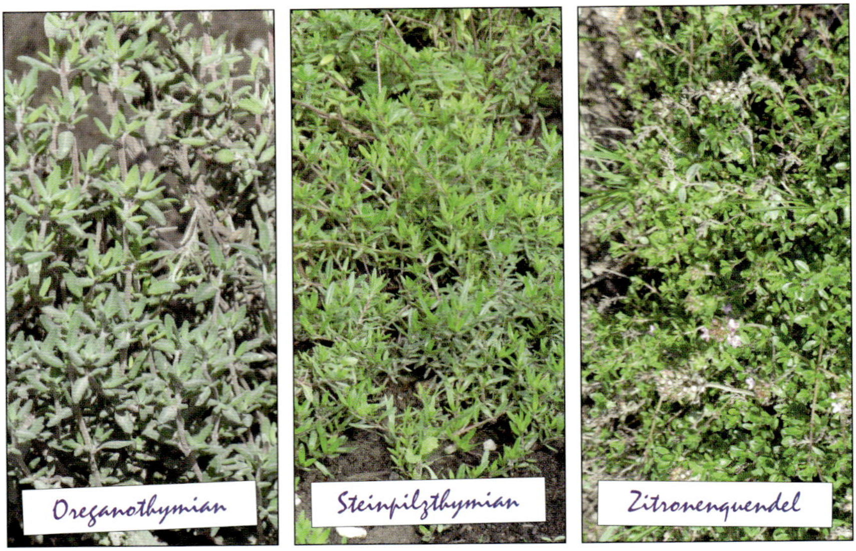

Die Duftvielfalt der Thymian-Arten ist wunderbar

- nimmt man zu vielen Suppen und Gemüse (Erdäpfel, Tomaten, Kürbis, Zucchini, Melanzani, Hülsenfrüchte etc.)
- ist die beste Würze für Saucen zusammen mit Wein, Zwiebeln und Knoblauch, z. B. zu pikanten Fleisch-, Wild- und Geflügelgerichten
- passt zu Faschiertem, Fisch, Muscheln und anderen Meeresfrüchten
- sollte als Kräuteressig angesetzt und zu eingelegten Gurken genutzt werden

Rindsrouladen à la Wiegele

Rindschnitzel salzen, pfeffern und mit pulverisiertem Rosmarin zart einreiben. Die Innenseite mit scharfem Senf bestreichen, reichlich Thymian darüber streuen, dann Hamburgerspeckscheiben darauf legen. Je Schnitzel mit einem hart gekochten Ei, in Streifen geschnittenen süß-sauren Essiggurkerln und Kapern, eventuell noch grünen Pfefferkörnern belegen, einrollen und mit Garn die Rollen fixieren. Anbraten, dann viel fein gehackten Zwiebel dazu geben, reichlich mit Thymian würzen; mit Weißwein aufgießen und weich dünsten. Mit Nudeln servieren.

Thymian im Garten

Es gibt viele Thymian-Arten. Fast alle sind bei uns winterhart, brauchen dafür aber einen durchlässigen Boden, um zu verhindern, dass es im Winter zu Staunässe kommt.

Der heimische Thymian, der Quendel, wächst zwar ohne Probleme, ist aber nicht ganz so würzkräftig. Bereichern Sie doch Ihren Garten mit verschieden duftenden Thymian-Arten: zitronenduftender passt fantastisch in Salatmarinaden, orangenduftender in Fruchtsalate und Bowlen. Kümmelduftender Thymian aus Korsika ist ein Hit zum Grillen, und mein Lieblingsthymian ist eine Hybride, die so riecht, wie wenn man Parmesan auf dampfende Spaghetti samt Sugo verteilt und der deshalb natürlich ausgezeichnet zu Spaghetti schmeckt.

Thymian ernten

Der beste Zeitpunkt, den Thymian zu schneiden, ist, wenn er voll im Aufblühen ist. Um möglichst viel ätherisches Öl und damit Heil- und Würzkraft ernten zu können, sollte es drei Tage vorher nicht geregnet haben, und man schneidet mittags bei vollem Sonnenschein. Kleine Büschel machen, verkehrt herum aufhängen und trocken lassen. Abrebeln und in Gläsern aufbewahren.

Für verdauungsanregende Kräuterliköre, hautpflegende Tinkturen und Salben sollte man Thymian frisch verarbeiten.

Waldmeister

Galium odoratum, Rötegewächs

Waldmeister kommt in ganz Mitteleuropa wildwachsend in Laubwäldern vor und kann in schattigen Bereichen auch im Garten kultiviert werden. Der typische Waldmeisterduft entsteht erst beim Trocknen, wenn aus dem Cumaringlykosid das Cumarin abgespalten wird. Als volksmedizinisches Heilmittel und Würze für den Maitrank wird der Waldmeister nur im deutschsprachigen Raum verwendet. Der Maiwein, sprich die Waldmeisterbowle, wird erstmals 854 von dem Benediktinermönch Wandalbertus erwähnt: „*Schüttle den perlenden Wein auf das Waldmeisterlein*". Aus dieser Zeit stammt folgendes Rezept:

„*Maitrank*": 30g frisches Waldmeisterkraut, 20g Walderdbeerblätter, 10g Blätter der schwarzen Ribisel und 10g Gundelrebenblätter. Man legt die Kräuter in eine angewärmte Porzellanschüssel, streut 150g Staubzucker darauf und deckt

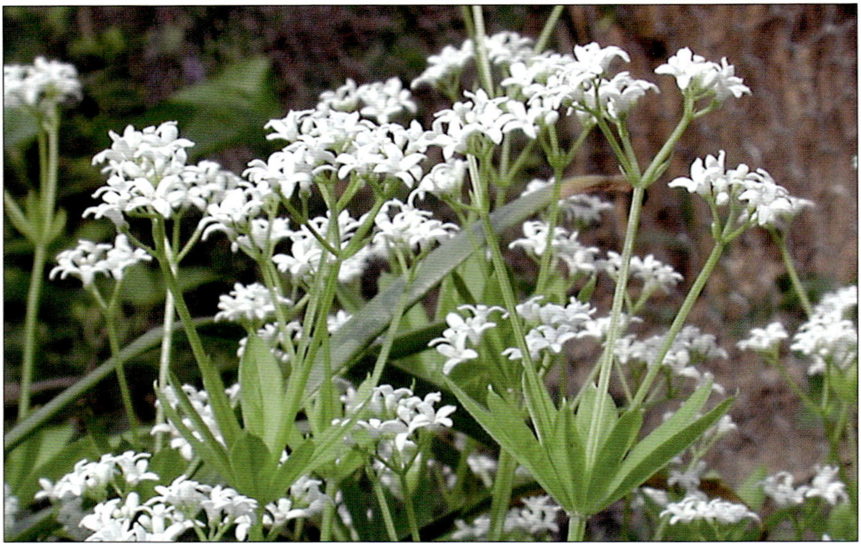

Wenn der Waldmeister blüht, ist er besonders aromatisch

zu. Nach 2 Stunden gießt man guten, alten Weißwein darüber, lässt 3 Stunden ziehen, seiht ab und füllt den Trank in Flaschen.
Der Maitrank soll belebend, herzstärkend und verdauungsfördernd sein. Deshalb empfahl man früher, nach jeder Mahlzeit ein Gläschen davon zu trinken.

Tabernaemontanus nannte den Waldmeister „Sternleberkraut" und erwähnte als wichtigsten Verwendungszweck: *„Im Mayen, wenn das Kräutlein noch frisch ist, pflegen es viel Leuth in Wein zu legen... und vermeinen, dass es der leber wol thue und dieselbige stärcke."* In der Volksmedizin schätzte man den Waldmeister als harntreibenden Tee, der auch gegen Schlaflosigkeit wirken soll. Auch gegen Migräne wurde der Tee empfohlen, doch schon in früheren Zeiten warnte man vor übermäßigem Genuss, da dieser Kopfweh hervorrufen könne. Daher ist es vermutlich besser, den Waldmeister in Form von Duftkissen zu nutzen, um für guten Schlaf zu sorgen.

Gefährliches Cumarin?

Heute wird Cumarin von der Wissenschaft als problematisch betrachtet. Es kommt nicht nur in Waldmeister, sondern in vielen Gewürzen vor. Sogar vor

Lebkuchengenuss wird gewarnt, da auch Zimt Cumarin enthalten kann, allerdings hauptsächlich der chinesische Zimt (*Cinnamomum aromaticum*). Cumarin in Reinform kann tatsächlich in höheren Dosen Kopfschmerzen, Erbrechen, Schwindel und Schlafsucht verursachen, und Tierversuche ergaben auch ein krebsauslösendes Potential. Aus Cumarin-Derivaten werden blutgerinnungshemmende Medikamente hergestellt. Vielleicht sollte man bei der Einnahme solcher Medikamente auf eine Waldmeisterbowle verzichten. Die Wissenschaft meint, dass man höchstens 3g Kraut pro Liter Wein verwenden soll, gibt aber gleichzeitig zu, dass ein möglicher Kater eher auf den Weingenuss zurückzuführen sei.

Waldmeister kulinarisch

Der Cumarin-Duft ist nicht nur in der Parfümherstellung beliebt. In Süßspeisen und alkoholischen Getränken wird Waldmeister gerne zum Aromatisieren verwendet. Aber auch in Parfaits, Cremes, Eis und Saucen ist der Waldmeister durch sein unvergleichliches Aroma ein herrlicher Geschmacksträger.

Waldmeisteressenz: Läuterzucker herstellen (150g Kristallzucker mit 1dl Wasser aufkochen lassen, mit einem Teesieb den Schaum abheben, erkalten lassen). Ca. 200g Waldmeisterkraut in ein Glas geben, mit ¼ l 90% Weingeist und dem Läuterzucker auffüllen. Glas verschließen und 3–4 Monate ziehen lassen, dann abfiltern und abfüllen. Die Essenz hält sich jahrelang.

Weinraute

Ruta graveolens, Rautengewächs

Die aus dem Mittelmeerraum stammende Pflanze war schon in Ägypten und in der Antike als Heilmittel, vor allem aber als Antidot gegen Vergiftungen aller Art und auch bei Skorpionstich und Schlangenbiss in Verwendung. Wie sehr man die Weinraute als Mittel gegen Vergiftungen schätzte, kommt in folgendem Spruch zum Ausdruck: „*Salbei und Rauten, vermengt mit Wein, lassen dir den Trank nicht schädlich sein*". In Rom war die Weinraute ein beliebtes Küchenkraut und wurde

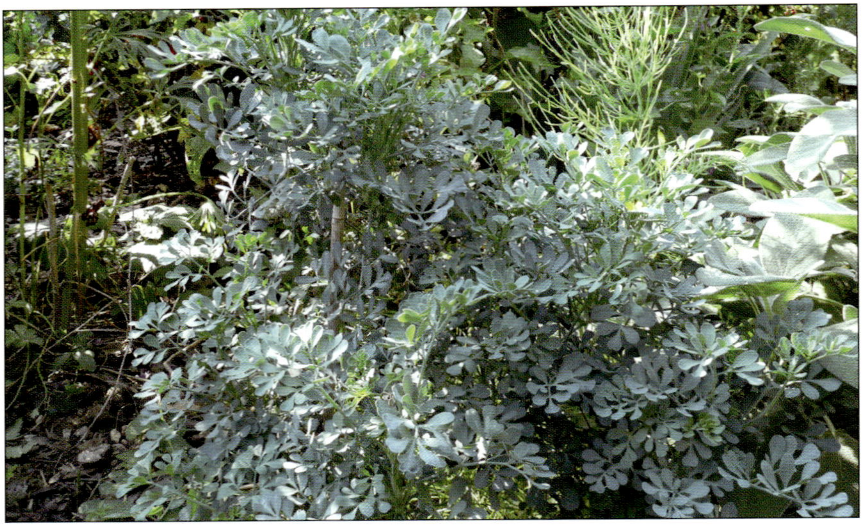

Die Weinraute ist eine Zierde für jeden Kräutergarten

unter anderem für die Kräuter-Knoblauch-Käse-Pasta *moretum* verwendet. Im Mittelalter wurde die Raute vor allem als Schutz- und Zauberpflanze betrachtet. Auch Paracelsus hielt sie für eines der besten „Verschreikräuter", die man zum Schutz von Haus und Hof in die vier Ecken legen oder in Büscheln aufhängen sollte. In Kärnten, dem Bundesland Österreichs, in dem die Kräutertradition noch lange vor dem derzeitigen Kräuterboom lebendig war, fand man in jedem Küchengarten eine Raute. Auf die Frage, was man damit wohl würzen wolle, bekam man immer verschmitzt lächelnd die Antwort: „*Na, damit alles gut wächst und kein böser Zauber den Pflanzen schaden kann*". Zum Würzen wurde sie allerdings in Kärntner-Küchenrezepten nie verwendet. Im Mittelalter wurde die Raute als Heilmittel in den Klostergärten angebaut, vor allem auch, weil das Kraut gebraucht wurde, um den Wein haltbarer zu machen. Daher stammt übrigens die derzeit übliche Bezeichnung Weinraute. Der positive Nebeneffekt dieser Konservierungsmethode war, dass der Wein durch die östrogenähnliche Wirkung der Raute triebdämpfend auf die Mönche wirkte.

Weinraute für Frauen

Generell ist zu sagen, dass die Weinraute nur mit größter Vorsicht verwendet werden sollte, schon bei der Ernte kann es in Kombination mit Sonneneinstrahlung zu einer Kontaktdermatitis kommen. Auch wegen der Furanocumarine kann es bei längerfristigem innerlichen Gebrauch (vor allem unter Sonneneinwirkung) zu phototoxischen Reaktionen mit sonnenbrandähnlichen Hautausschlägen kommen. Auch während der Schwangerschaft sollte die Raute nicht verwendet werden. Aber die Kombination ihrer Wirkungen – östrogenisierend, luststeigernd bei Frauen, krampflösend, regelauslösend, harntreibend und antiödematös – lässt zu, die kurzfristige Verwendung beim Prämenstruellen Syndrom (PMS), Beschwerden vor Beginn der Regel mit innerer Unruhe, Krämpfen und unangenehmen Wasseransammlungen – mit entsprechender Vorsicht – als Tee zu empfehlen.

Weinraute gegen Krampfadern

Rutin, ein Flavonoid, dem eine venenwandstärkende und tonisierende Wirkung zugesprochen wird, wurde nach Ruta, der Weinraute, benannt. In Italien ist eine besondere Anwendung der Weinraute, Grappa con ruta, also 1 Zweiglein Weinraute in einer Flasche Grappa angesetzt, sehr beliebt. Angeblich – laut epidemiologischen Untersuchungen – gibt es in Italien weniger Menschen mit Krampfadern. Ob das auf Grappa con ruta zurückzuführen ist? Jedenfalls kann es sicher auch hierzulande nicht schaden, von Zeit zu Zeit ein kleines Gläschen zu trinken.

Weinraute kulinarisch

Die Weinraute hat nicht nur einen wanzenähnlichen Duft, sondern enthält auch viele Bitterstoffe. Daher spielt sie heute als Gewürz kaum eine Rolle. Bleibt als Rat der Versuch, einige wenige Blättchen zu Pastagerichten zu geben und zwar dann, wenn man sie mit Parmesan bestreut, da die Raute den Duft des Parmesans verstärken kann.

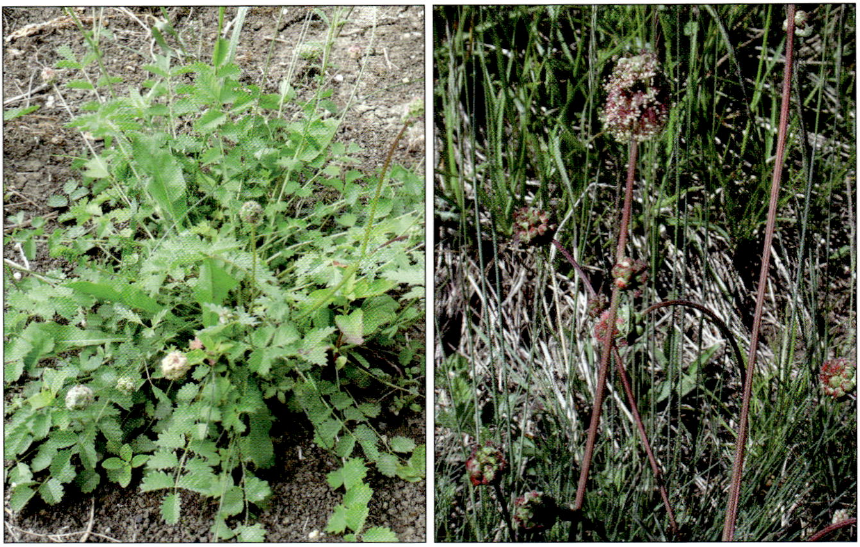

Den Wiesenknopf kann man auch im Garten kultivieren

Wiesenknopf, Pimpinelle

Sanguisorba minor, Rosengewächs

Der Kleine Wiesenknopf ist eine heimische Pflanze, die auf trockenen Wiesen zu finden ist. Unter dem Namen Pimpinelle findet man sie in den Kräuterbüchern, da diese Bezeichnung in Deutschland gebräuchlich ist. Im Garten angebaut wird die Pflanze viel höher als in der freien Natur, ist aber recht kurzlebig. Die Blätter haben ein Aroma, das zwischen Gurken und Nuss liegt und schmecken hervorragend in Saucen, Salaten und Aufstrichen. Beim Kochen geht das Aroma verloren ebenso wie beim Trocknen. Die frischen Blätter bleiben auch im Winter grün und können sogar unter Schnee gepflückt werden. Weiteres über den Wiesenknopf ist unter dem Kapitel Wildkräuter (Seite 275) nachzulesen, vor allem über die botanischen Missverständnisse.

Aromatische Teekräuter

Beim Frühstück scheiden sich die Geister: Die einen können nicht ohne Kaffee sein, die andern bevorzugen Schwarztee, und dann gibt es auch solche Menschen, die zum Frühstück lieber Kräutertee trinken. Da stellt sich die Frage, welche Kräuter als Frühstückstees am besten geeignet sind.

Grundsätzlich ist zu sagen, dass Pflanzen mit konkreter Heilwirkung wie Pfefferminze oder Kamille besser nicht ständig als Frühstückstees verwendet werden sollten, da eine Dauerverwendung zu nicht erwünschten Nebenwirkungen führen könnte.

Es gibt zwei Möglichkeiten:

- Man verwendet Kräutermischungen, bei denen durch die breit gestreute Wirkung der einzelnen Pflanzen keine Heilwirkung im Vordergrund steht. Solche Teemischungen sollten möglichst aromatisch schmecken. Im Handel werden Frühstücksteemischungen angeboten, man kann aber auch selber nach dem eigenen Geschmack welche zusammenmischen. Vor allem Wildkräuter wie etwa Schafgarbe, Erdbeerblätter, Brombeerblätter, Brunelle (siehe unter Wildkräuter) und dazu einige aromatische Teekräuter eignen sich für so eine „Hausteemischung".
- Viele Kräuter haben keine explizite Heilwirkung, sind aber sehr aromatisch im Geschmack und eignen sich daher vorzüglich als tägliche Tees, nicht nur zum Frühstück, sondern auch untertags als durstlöschende Tees oder sogar als modern gewordener Eistee.

  Eine andere Möglichkeit wäre, *heilkräftige Tees* je nach Bedarf anzuwenden und ständig zu wechseln. Vielfalt ist auch für die Gesundheit besser als Einfalt.

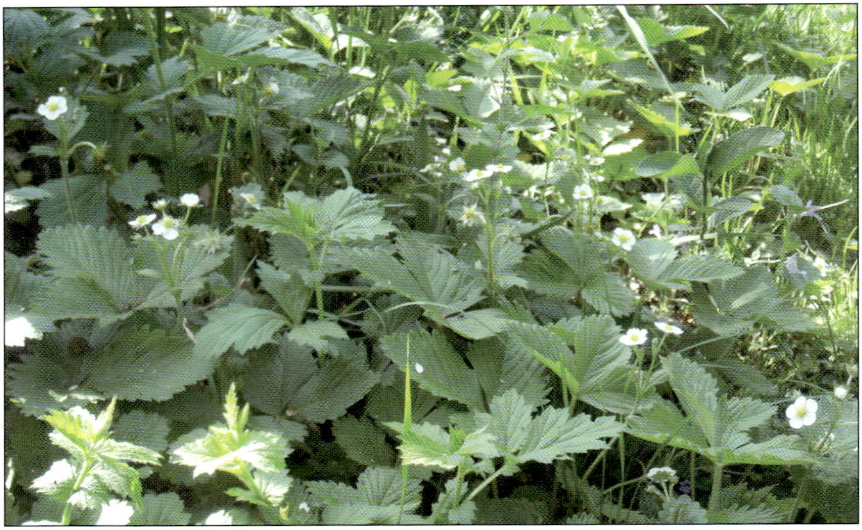

Die Blätter der Erdbeeren sind ein traditioneller Bestandteil vieler Hausteemischungen

Früchte für den Frühstückstee

Der Herbst liefert viele Früchte von Wildsträuchern, die getrocknet für Tee verwenden werden können. Alle enthalten gesundheitsfördernde und immunstärkende Farbstoffe sowie verdauungsmobilisierende Fruchtsäuren, die auch noch dazu führen, dass die Tees angenehm säuerlich schmecken. Im Handel gibt es verschiedene Früchteteemischungen, doch meist sind sie künstlich aromatisiert. Es lohnt sich, selber die Früchte zu sammeln und zu trocknen – entweder im Backrohr auf unterster Stufe oder im Dörrapparat. Früchte, die in Frage kommen: Hagebutten, Ebereschen, Berberitzen, Weißdornfrüchte.

Ein vorzüglicher Frühstückstee lässt sich übrigens auch aus *Apfelschalen* herstellen, die zum Beispiel über bleiben, wenn man Äpfel zu Mus verarbeitet und die man anschließend trocknet.

Auch die *Blätter vieler Wildsträucher* liefern angenehm aromatischen Tee: Himbeeren, Brombeeren, Walderdbeeren, Ebereschen. Die meisten Blätter enthalten sehr viele Gerbstoffe, die zusammenziehend wirken und gegen Durchfall helfen könnten. Bei normaler Verdauung sollte man sie daher mit Früchten oder anderen Kräutern gemischt verwenden.

Der therapeutische Frühstückstee

Heilpflanzen bieten uns die Möglichkeit, den täglichen Befindlichkeitsstörungen zu begegnen, indem wir den passenden Frühstückstee trinken. Vor allem Kindern kann man mit dem passenden Frühstückstee helfen, besser durch den Schulalltag zu kommen.

Name	Wirkung
Rosmarin	hilft Schulkindern und Erwachsenen mit niederem Blutdruck und wenn sie in der Früh gar nicht munter werden wollen. Hilft auch bei Wetterfühligkeit.
Melisse	wirkt sanft entspannend und hilft aufgeregten Kindern und Erwachsenen gegen Stress besser gewappnet zu sein.
Pfefferminze	ist ein guter Tee für Schulkinder, die durch Aufregung bedingt unter Übelkeit leiden oder denen durch den Schulbus schlecht wird. Keinesfalls als ständigen Tee verwenden, besser abwechseln, z.B. mit Melisse.
Kamillenblüten	helfen, wenn Kinder vor lauter Aufregung ängstlich sind und Bauchweh haben.
Weißdornblüten	verwendet man, wenn man sportlich oder stressbedingt besonders gefordert ist, da durch die Wirkstoffe das Herz besser durchblutet wird.
Holunderblüten und Lindenblüten	liefern wohlschmeckende Tees, die vor der kalten Jahreszeit das Immunsystem anregen helfen und daher schon prophylaktisch angewendet werden können.
Thymiantee	schmeckt besonders gut mit Honig und hilft, die Atemwege zu stärken.

Der optimale Frühstückstee

Die wichtigste Anforderung, die man an einen Frühstückstee stellen kann – er soll gut schmecken, damit der Tag angenehm beginnen kann. Es gibt eine Reihe von Kräutern, die aromatische Wirkstoffe und angenehmen Geschmack liefern. Solche Kräuter bekommt man leider kaum im Apotheken- oder Drogeriehandel, doch häufig in Naturkostläden. Wenn man einen eigenen Garten besitzt, lohnt es sich, diese Kräuter selber zu kultivieren:

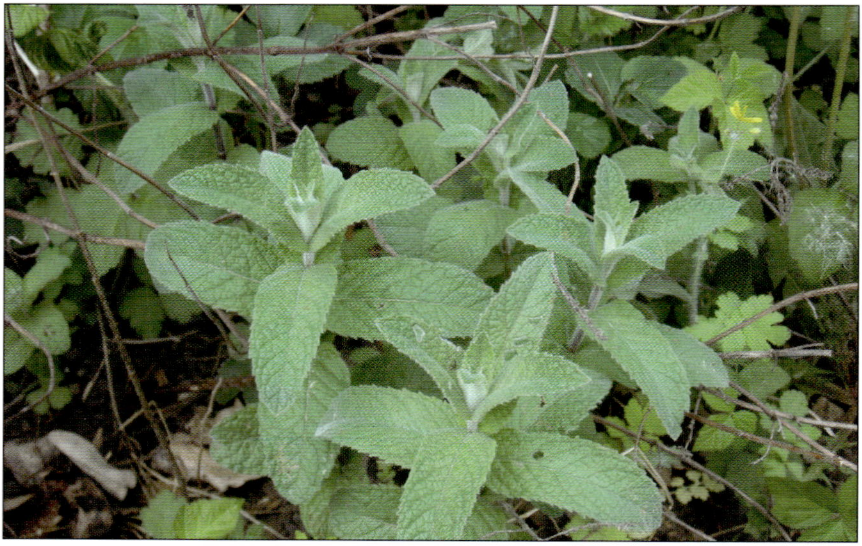

Die heimische Rossminze enthält kein Menthol

- Minzenarten, die kein Menthol enthalten (dieses ist in der Pfefferminze und Dauergebrauch könnte laut TCM den „Magen auskühlen").
- Minzen neigen zum Bastardieren und sind daher nicht immer exakt botanisch zu benennen. Die Apfelminze (M. x rotundifolia) schmeckt nicht nach Apfel, aber fast wie „flüssiger Kaugummi", Kinder lieben den Tee. Die Ingwerminze (M. x gentilis) schmeckt fruchtig, ebenso Lemonminze oder Orangenminze (M. x piperita var. citrata), die Eau de Cologne-Minze riecht ebenso wie das „Kölnisch Wasser" und ist ein erfrischender Tee im Sommer. Das sind nur einige Beispiele aus der Vielfalt der Minzen.
- Zitronenthymian (Th. citriodorus) schmeckt angenehm nach Zitronen und stärkt wie Thymian die Atemwege.
- Tipp für eine Kinderteemischung: 2 Teile getrockneter Anisysop, 1 Teil Goldmelisse, 1 Teil Apfelminze und 1 Teil Fenchelkörner werden zusammengemischt. Zur Teezubereitung nimmt man 2 Teelöffel der Mischung und übergießt sie mit einem viertel Liter heißem Wasser. Nicht länger als fünf Minuten ziehen lassen.

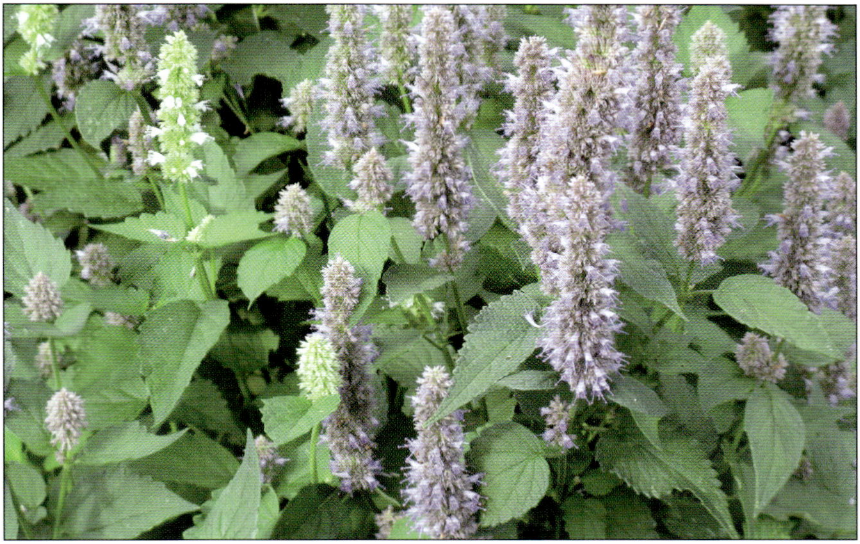

Die Duftnessel ist nicht nur im Kräutergarten eine Zierde, man kann sie auch in Blumenbeete setzen

Duftnessel

Agastache sp., Lippenblütengewächs

Ganz eingebürgert hat sich die Bezeichnung Duftnessel noch nicht, aber Bezeichnungen der Pflanze wie Anisysop sind sehr irreführend, da sie kein Ysop ist, auch wenn sie nach Anis riecht. Agastache-Arten wachsen von den Prärien Nordamerikas bis nach Mexiko. Sie sind eine leicht zu kultivierende Gartenzierde. Die Duftnessel blüht wunderschön blau und enthält ätherische Öle, die nach Anis und zart nach Minze duften. Die Prärieindianer nutzen den Tee als verdauungsanregendes, Krämpfe lösendes Mittel und auch bei fieberhaften Krankheiten. Die Duftnessel ist ein sehr schmackhafter Tee, etwas süßlich und daher vor allem bei Kleinkindern sehr beliebt. Aber auch für sommerliche „Eistees" eignet sich die Duftnessel sehr gut.

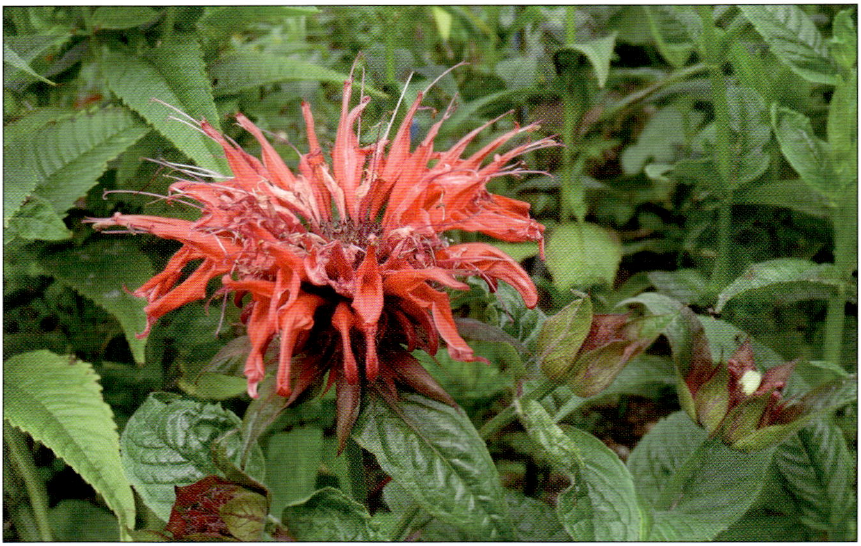

Die Blüten der Goldmelisse, die auch Indianernessel genannt wird, erinnern an indianische Federkronen

Goldmelisse

Monarda didyma, Lippenblütengewächs

Namen wie Indianernessel oder Oswego-Kraut deuten auf die Herkunft dieser Pflanze hin – die aromatische Staude wächst in Nordamerika vor allem in nährstoffreichen Waldrandzonen, manche in der Prärie. Die Oswego-Indianer gossen das Kraut zu einem Tee auf, der gegen Magenschmerzen und Erkältungen helfen sollte. Als die amerikanischen Kolonisten gegen Ende des 18. Jahrhunderts den aus England importierten schwarzen Tee boykottierten, wurde die Indianernessel ein beliebter Teeersatz. An Inhaltsstoffen findet man in der Pflanze ein ätherisches Öl, dessen Duft an Bergamotte erinnert. Schwarzer Tee mit einigen frischen Blättern Goldmelisse zubereitet, hat daher einen zarten Earl-Grey-Geschmack.

Da neben dem ätherischen Öl auch etwas Bitterstoffe vorkommen, kann man den Goldmelissentee als aromatische Bitterstoffdroge zur Verdauungsanregung empfehlen. Da er aber sehr aromatisch schmeckt, eignet er sich hervorragend als Frühstückstee, aber auch in gekühltem Zustand als „Eistee“. In der Steiermark ist die Goldmelisse sehr beliebt und wird viel angebaut. Man macht dort aus den Blüten einen rubinroten Sirup (Rezept unter Melisse), den man, mit Mineralwasser aufgespritzt, als erfrischendes Sommergetränk nutzen kann, aber auch zum Aromatisieren von Bowlen. Das ganze frische Kraut kann man zum Würzen von Obstsalaten nutzen.

Katzenminze

Nepeta cataria ssp. citriodoria, Lippenblütengewächs

Die echte Katzenminze (*Nepeta cataria*) mit ihrem baldrianähnlichen Duft kann tatsächlich Katzen extrem entzücken, als Tee scheint sie nur in England beliebt zu sein. Es gibt aber eine zitronenduftende Art, die einen wohlschmeckenden Tee ergibt und in der Steiermark als „weiße Melisse" bekannt ist. Man kann dem Tee eine entspannende, beruhigende Wirkung zuschreiben, die auf sogenannte Nepetalactone zurückzuführen ist. Ein weiterer Inhaltsstoff, die Nepetasäure, soll die Durchschlafdauer verbessern. Insgesamt kann der Tee Kindern ebenso gegeben werden wie Erwachsenen und auch alten Menschen.

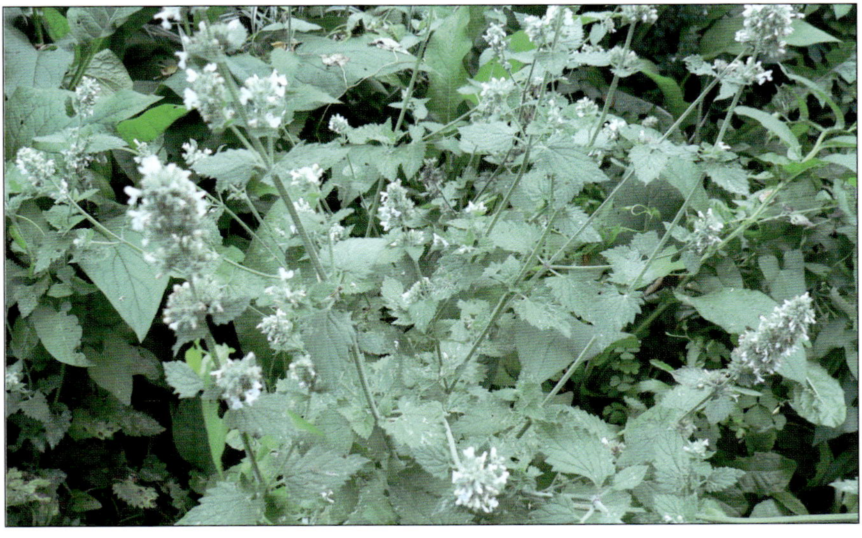

Die zitronenduftende Katzenminze ergibt einen angenehm schmeckenden Tee

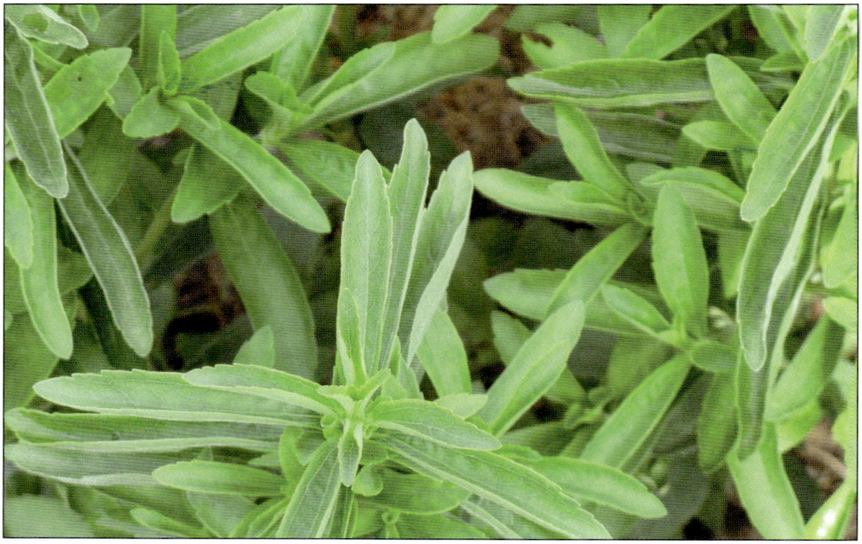

Die Stevia schmeckt sehr süß, aber mit metallischem Beigeschmack

Süssblatt

Stevia rebaudiana, Korbblütengewächs

Im Grenzgebiet zwischen Brasilien und Paraguay, wo die Stevia herstammt, wurde sie seit jeher von den indigenen Stämmen, vor allem den Guaranì-Indianern, sowohl zum Süßen und auch als Medizin verwendet. Die Guaranì nennen die Stevia *Ka'ahe'e*, süßes Kraut, und süßen auch heute noch den Mate-Tee damit. Die Konquistadoren berichteten im 16. Jhdt. das erste Mal von der süßen Pflanze, doch erst 1888 wurde sie von dem Botaniker Bertoni benannt. Die Bestandteile, die für die Süße der Blätter verantwortlich sind, wurden 1931 erstmals wissenschaftlich erforscht. Dabei handelt es sich um acht Glykoside. Das Steviosid hat mit 6–18% den größten Anteil, andere süße Glykoside sind Rebaudioside, Steviolbiosid und Dulcosid. Die Blätter der Stevia haben eine Süßkraft, die ungefähr dreißigmal größer ist als die von Zucker. Stevia wurde mehrfach wissenschaftlich untersucht, auch toxikologisch. In diesen Studien konnten auch verschiedene medizinische Wirkungen wie blutdrucksenkende und antimikrobielle Eigenschaften festgestellt werden. Das deckt sich mit der traditionellen Verwendung der Blätter bei den Guaranì. Noch zu wenig geklärt ist die Tatsache, dass, wie von Anthropologen berichtet, die Guaranì-Frauen den Tee als Antikonzeptionsmittel verwenden. Laut Studien (vor allem Rattenversuche) wirkt die Stevia primär hemmend auf die männliche Fruchtbarkeit. In Japan wird Steviosid schon seit langem als Zuckerersatzstoff in der Lebensmittelindustrie verwendet, vor allem für Cola-Light. 1984 stellte aber Monsanto, der Gentechnologie-Riese und Produzent des synthetischen Süßstoffes Aspartam, eine Studie vor, die in ihrem Auftrag erstellt wurde und auf eine mutagenen Wirkung des Steviol, einem Abbauprodukt des Steviosid, hindeuten soll. Seit dieser Zeit sind immer wieder Studien erschienen, die auf eine Mutagenität hinweisen, doch die Dosierungen in den Rattenversuchen waren so hoch, dass die Ergebnisse sehr umstritten sind. Tatsache ist, dass es in der EU keine Zulassung für Stevia-Produkte gibt, auch wenn in Spanien großflächig Stevia mit EU-Förderungen angebaut wird. Sinnvoll wären jedenfalls, statt zweifelhafter Studien zur Mutagenität, konkrete Studien über die Auswirkung bei regelmäßigem Konsum von Stevia auf die Fruchtbarkeit von Frauen und Männern.

Beim häuslichen Gebrauch von Stevia-Blättern zum Süßen von Tees und auch Süßspeisen besteht sicher keine Gefahr. Voraussetzung ist, eigene Pflanzen zu besitzen (sie lassen sich sowohl im Topf als auch einjährig im Freiland kultivieren) und dass man den metallischen Süßgeschmack überhaupt mag.

Ysop

Hyssopus oficinalis, Lippenblütengewächs

Der Ysop ist in den Mittelmeerländern zuhause – außer in Palästina. Daher ist die berühmte Stelle im Alten Testament, wo David Gott anfleht: *„Entschuldige mich mit Ysop“*, nachdem er aus Leidenschaft zur schönen Betsheba deren Ehemann Urias in den sicheren Tod schickte, sicher auf einen Übersetzungsfehler zurückzuführen. Näheres ist unter Oregano nachzulesen. Meistens findet man den Ysop in den Kräuterbüchern als Gewürzkraut. Der Ysop, der mit seinen dun-

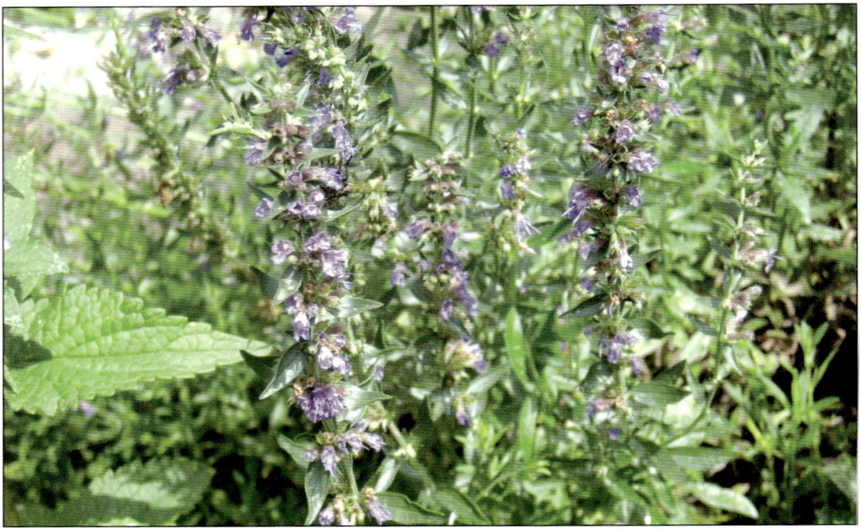

Mit seinen blauen Blüten ist der Ysop eine Zierde im Kräutergarten

kelblauen Blüten eine Zierde für jeden Kräutergarten ist, enthält aber sehr viele Bitterstoffe und ist daher zum Würzen nur bedingt geeignet. Er hat wenig Aroma und duftet schwach weihrauchähnlich. Empfehlen könnte man aber die Anwendung für Grillgerichte, sowohl für Fleisch als auch für Gemüse und außerdem kann man Ysop-Büschel auf die Glut legen, das bringt auch Aroma ins Grillgut und wunderbaren Duft in den Garten.

Ysop wurde in der Antike primär als Räucherpflanze für Reinigungszeremonien verwendet. Die Römer schätzten seinen Schutz vor Krankheiten. Später reinigte man mit Ysop Kirchen, da man ihm eine geistig reinigende Wirkung zuschrieb, aber auch die Häuser von Kranken zum Schutz vor Ansteckungen. Zu Zeiten von Queen Elizabeth I. wurden die Fußböden mit Ysop bestreut und man stellte Sträußchen her, die man in den Händen hielt, um sich vor der Pest zu schützen. Empfehlenswert ist die Anwendung von Ysop als Tee. Der durchaus wohlschmekkende Tee ist ein ausgezeichnetes Mittel zur Stärkung der Abwehrkräfte und zum Schutz vor Ansteckungen. Besonders nützlich ist er bei Kindern. Dem ätherischen Öl ist übrigens durchaus eine antivirale Wirkung zuzusprechen. Außerdem kann man dem Tee auch eine Wirkung als Nerventonikum zusprechen. Alles gute Eigenschaften, die eine Verwendung des Ysop als Frühstückstee empfehlen lassen.

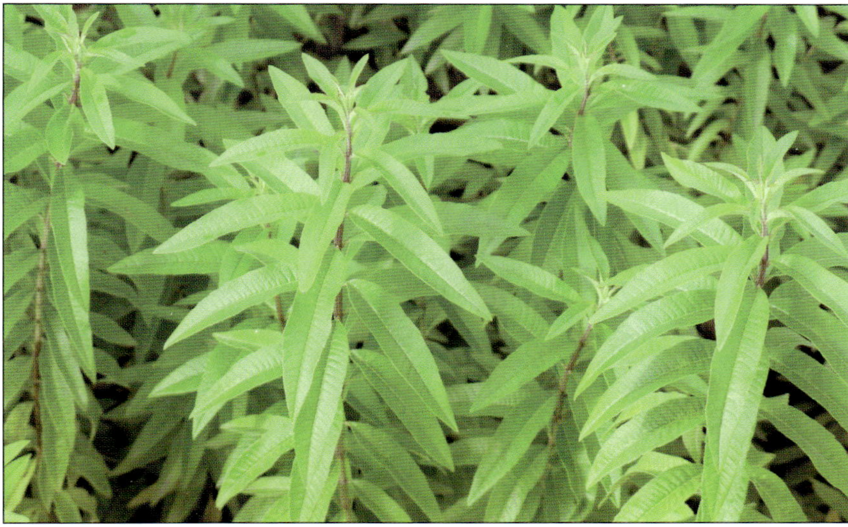

Die Zitronenverbene hat einen erfrischenden Geschmack

Zitronenverbene

Aloysia triphylla syn. Lippia citriodora, Eisenkrautgewächs

Es gibt viele unterschiedlich duftende Arten von Eisenkrautgewächsen, die in Mittel- und Südamerika beheimatet sind. Die bekannteste Art ist die zitronenduftende *Aloysia triphylla*, die unter vielen botanisch nicht ganz deutlichen Namen bekannt ist. Meist nennt man sie Eisenkraut, aber dieser Name gilt für *Verbena officinalis*, die nicht duftende heimische Heilpflanze. Als beliebtes Duftkraut auf der Fensterbank – da nicht ganz frosthart – der Bauernstuben wurde sie liebevoll „Luiserlkraut" genannt. Dieser Name ist sicher auf den botanischen Namen der Zitronenverbene, *Aloysia triphylla*, zurückzuführen, und im Spanischen nennt man sie auch heute noch „hierba luisa". Angeblich soll ihr der botanische Name Aloysia zu Ehren der Königin Maria Luisa de Parma gegeben worden sein, die im 18. Jhdt. mit Carlos IV von Spanien verheiratet war. 1794 kam die Pflanze aus Chile nach Europa, es könnte also sein, dass sie nach der spanischen Königin benannt wurde.

Die intensiv nach Zitrone duftenden Blätter können als erfrischender Tee genutzt werden. Der Tee hilft bei Erschöpfung, Konzentrationsstörungen und auch bei Kopfschmerzen.

Achtung: Zur Sicherheit nicht während der Schwangerschaft, auch wenn dieser Warnhinweis für unser heimisches Eisenkraut gilt.

Auch zum Würzen kann man die Zitronenverbene verwenden, vor allem zu Fisch, aber auch zu Obstgerichten sowie Sorbets und Eiscremes.

Gewürze

Anis und Fenchel, die guten Geschwister

Fast die gesamte Familie der Doldenblütengewächse zählt zu den guten Freunden des Menschen. Allerdings gibt es auch einige sehr giftige Ausnahmen wie den Schierling und die Hundspetersilie oder den Hautallergien auslösenden Bärenklau. Kräutersammler sollten also sehr vorsichtig und botanisch versiert sein. Zu den Doldenblütlern zählen etliche unserer wertvollsten Gewürze wie Anis, Fenchel, Kümmel oder Dill, die bei uns nicht wildwachsend vorkommen, sondern aus Anbau stammen. Im Garten kann man sie selber kultivieren.

Anis

Pimpinella anisum, Doldenblütengewächs

Anis ist ein einjähriges Gewürzkraut, dessen süß-duftende Früchte (Samen) wir als Gewürz verwenden. Anis stammt vermutlich aus Ägypten, war aber schon vor Jahrtausenden in Griechenland bekannt. Dioskorides meint, dass er *„als Arznei und Gewürz gesund ist“*. Plinius erläutert in seiner Naturgeschichte:“ *Er gibt dem Atem einen guten Geruch, dem Gesicht ein jugendliches Aussehen und erleichtert schwere Träume, wenn man ihn über dem Kopfkissen aufhängt*“. Im antiken Rom empfahl man daher, am Abend Aniskekse zu essen, um Albträume zu vermeiden. Diese Duftwirkung kann von der Aromatherapie bestätigt werden. Aber auch als Liebespflanze wurde er im antiken Griechenland genutzt. Er stand im Ruf, Lust und Begierde zum Beischlaf zu wecken. Später meinte man, dass Getränke mit Anis den Kindersegen fördern.

Tabernaemontanus empfahl ihn als Hustenmittel bei Erkältungen, und auch als Mittel gegen Ungeziefer sollte er wirken: *„Der Sam vertreiben die schaben von den kleydern*“, womit wohl Motten gemeint waren. Neue Forschungen zeigen übrigens, dass das ätherische Öl des Anis Hausstaubmilben vernichten kann.

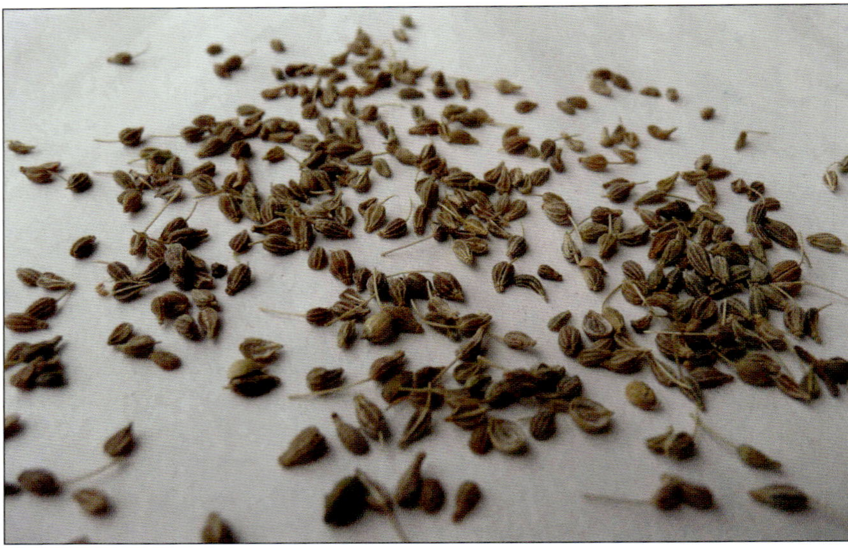

Die Härchen des Anis erinnern an das Flimmerepithel in den Bronchien

Anis als Gewürz

Bei Anis denkt man primär an Weihnachtsbäckerei wie Anisbögen, doch es gibt auch anderes Kleingebäck mit Anis, das man das ganze Jahr genießen kann. Süßspeisen wie Kompotte, Obstsalate und Marmeladen, vor allem Zwetschkenmarmelade, sind die häufigsten Gerichte, denen Anis zugegeben wird. Experimentierfreudige KöchInnen können ihn auch zu Marinaden für Fisch und Krustentiere geben. Hauptanwendungsgebiet zum Aromatisieren mit Anis sind aber alkoholische Getränke wie Ouzo, Raki und Pastis.

Griechische Anisplätzchen

180g Mehl mit 80g Butter, 100g Zucker, 2 Eigelb und fein zerstoßenem Anis verkneten, 20 Minuten kalt stellen. Dann ausrollen und Kreise ausstechen. Mit Eigelb bestreichen und mit braunem Zucker bestreuen. Ca. 15 Minuten hellgelb backen. Schmeckt hervorragend zu sommerlichen Getränken .

Anis als Hustenmittel

Die eigenartigen Härchen an den Samen erinnern an das Flimmerepithel in unseren Bronchien. Vermutlich aufgrund dieser Signatur wurde Anis schon immer als Hustentee verwendet. Tatsächlich konnte wissenschaftlich bestätigt werden, dass das ätherische Öl des Anis (und da vor allem der Bestandteil Anethol) die Tätigkeit des Flimmerepithels stark anregt und deshalb auswurffördernd wirkt. Das ätherische Öl ist auch sehr stark antibakteriell und schwach krampflösend. Anis ist also ein optimaler Hustentee, der, da wohlschmeckend, vor allem bei Kindern sehr beliebt ist.

Dosierungen:
- 1. Jahr: 1 Mokkalöffel
- 1–4 Jahre: 2 Mokkalöffel
- 4–10 Jahre: ½ Teelöffel
- ab 10 Jahren: 1 Teelöffel

Samen zerquetschen und je Dosis mit ¼ l heißem Wasser aufgießen, 5 Minuten ziehen lassen.

Weitere Heilwirkungen

Anisfrüchte haben ähnlich wie die von Kümmel und Fenchel auch eine blähungswidrige Wirkung, allerdings nicht so stark. Anistee bewirkt aber auch eine Steigerung der Speichel- und Magensaftsekretion. Bei Mundtrockenheit hat der Tee daher eine gute Wirkung.

Ähnlich wie Fenchel ist Anistee milchbildungsanregend und – da östrogenisierend – auch ein guter Tee bei Wechselbeschwerden. Während der Schwangerschaft muss man nicht ganz verzichten, aber schwach dosieren.

Der Duft des Anis

Die alten Römer hatten recht – Anis hilft vor allem Menschen, die gestresst und müde sind. Wenn man gleichzeitig müde und unruhig ist, wenn die Gedanken hin und her springen, hilft der Tee, einzuschlafen. Albträume zeigen sich als Übermaß negativer Energien und ein Anistee oder -keks am Abend kann helfen, diese zu reduzieren.

Fenchel

Foeniculum vulgare, Doldenblütengewächs

Die giechische Mythologie sagt, dass Prometheus den Menschen das Feuer vom Himmel in einem Fenchelstamm auf die Erde brachte. Die Griechen waren überzeugt, dass Fenchel stark und schlank macht und Plinius berichtet, dass Schlangen an Fenchel reiben, um nach der Häutung gute Augen zu bekommen. Das war vielleicht der Anstoß, aus Blüten, Stängel und Samen ein Augenwasser zu machen, das besondere Sehschärfe verleihen, aber auch gegen Schlangenbiss helfen sollte. Im Mittelalter zog man Fenchel dem Anis vor. Karl der Große ordnete den Anbau des Gewürzkrautes auf seinen Gütern an. Die Kräuterdoctores meinten, dass Fenchel die Kraft steigert, die Jugend verlängert und bei Schmerzen im Leib hilft. Ähnlich wie Anis war Fenchel auch ein geschätztes Liebesmittel, das auf die Schwachstellen das starken Geschlechtes wirken sollte.

Fenchel als Gewürz

Wir denken bei Fenchel primär an Kindertee, doch bei unseren südlichen Nachbarn sind Fenchelsamen, die botanisch richtig Früchte genannt werden sollten, ein beliebtes Gewürz. Auch die frischen Blätter werden ähnlich wie Dillkraut verwendet. In Italien wird Spanferkel mit Fenchelfrüchten gewürzt, und in der Toskana macht man eine Kruste aus Rosmarin, Knoblauch und Fenchel auf dem Schweinsbraten. In Frankreich wird Fisch mit Fenchel und Zitrone gewürzt, und auch in der chinesischen Küche wird er verwendet. Bei uns findet er höchstens als Brotgewürz Verwendung.

Fenchel als Gemüse

Der Knollenfenchel als Gemüsepflanze ist erst aus der Neuzeit bekannt, erstmals wurde über ihn im 16. Jhdt. berichtet. Möglicherweise kam er von den Azoren, Italien ist der Ausgangspunkt für die Verbreitung in Europa und auch heute noch ist Gemüsefenchel eine typisch italienische Pflanze.

Knollenfenchel ist reich an Kohlehydraten und dennoch arm an Kalorien. Sein Carotin deckt in einer Portion mehr als den Tagesbedarf. Er ist reich an Vitamin C-, reichlich B-Vitaminen (Kochwasser nicht wegschütten), dazu viel Kalium, Kalzium, Phosphor und hat einen sehr hohen Eisengehalt. Im Gemüse ist weniger ätherisches Öl als in den Früchten (Samen), dennoch wirkt er krampflösend bei Blähungen und Völlegefühl, beseitigt auf Grund des hohen Ballaststoffgehaltes Verstopfungen und entgiftet den Darm.

Fenchel ist ein ideales Wintergemüse und kann roh als Salat, aber auch verkocht gegessen werden. In Italien wird Fenchel als Salat mit Orangen gegessen oder zu Pastasaucen verkocht. Sowohl als Beilage wie auch als eigenständiges Gericht schmeckt Fenchel mit Käse überbacken.

Fenchelsalat

Die äußeren Schuppenblätter entfernen, die Knollen halbieren, in feine Scheiben schneiden. Eine Orange schälen und filetieren. Den Fenchel auf einer Platte salzen, pfeffern, mit Olivenöl beträufeln und durchmischen. Die Orangenscheiben darauf anrichten. Mit Fenchelgrün garnieren.

Überbackener Fenchel

Fenchelknollen halbieren, in Salzwasser mit etwas Zitronensaft bissfest kochen. In gebutterte Auflaufform geben, Bechamel-Sauce zubereiten, etwas Wein und Parmesan darunter rühren, salzen, pfeffern, über den Fenchel geben. Mit Parmesan und Semmelbröseln bestreuen, goldbraun backen. Mit Fenchelgrün garnieren.

Linguine mit Fenchel

Fenchelknollen achteln, bissfest kochen. Kochwasser beiseite stellen. In einer Pfanne Butter zerlassen, Schalotten und Speckwürfel anbraten. Mehl, Obers, Weißwein und soviel Kochwasser dazugeben, dass eine Sauce entsteht. Salzen, pfeffern und den Fenchel dazugeben. Gekochte Linguine und den Fenchel samt Sauce in Auflaufform geben und überbacken.

Fenchel als heilsamer Tee

Fenchel war schon immer ein beliebtes Heilmittel in der Kinderheilkunde. Leider ist heute üblich geworden, Säuglingen und Kleinkindern Fencheltee zu jeder Tageszeit als durstlöschende Flüssigkeit zu geben. Kinderärzte finden das weniger gut, als Getränk zwischen den Mahlzeiten empfehlen sie reines Wasser, und Zahnärzte warnen vor allem vor gezuckertem Fencheltee und ständig an Fläschchen nuckelnden Kindern.

Auf Grund des ätherischen Öles ist den Fenchelfrüchten eine blähungshemmende und krampflösende Wirkung im Darmbereich zuzusprechen. Eine hustenreizstillende und auswurffördernde Wirkung ist dem Fenchel ebenfalls zuzusprechen, aber in beiden Anwendungsbereichen steht er in der Mitte von Anis und Kümmel: Anis ist wirkungsvoller als Hustentee und Kümmel effektvoller bei Blähungen. Wegen seiner sanften Wirkung ist der Fenchel wohl so beliebt als Kindertee.

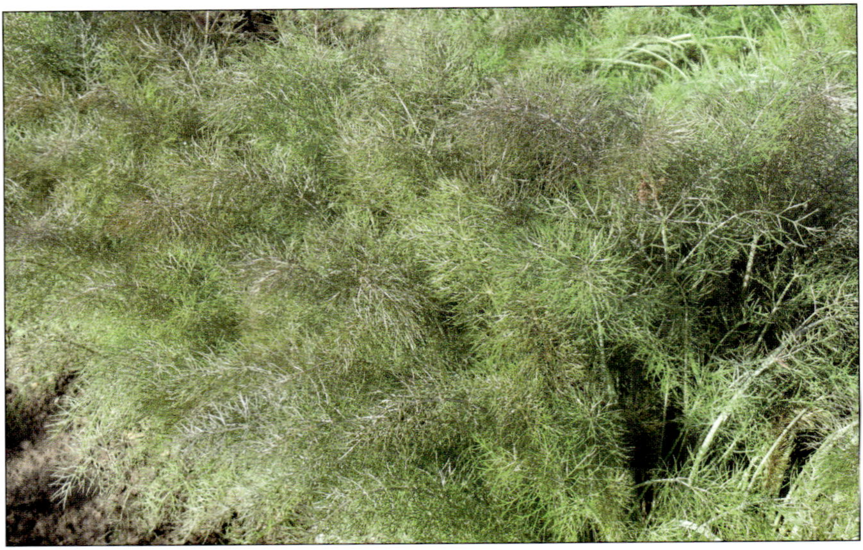

Auch die Blätter des Fenchels kann man zum Würzen nehmen

Anwendungsbereiche als Kindertee
- Bei Blähungen, Säuglingsdurchfällen
- Bei Erkältungserkrankungen als leicht schleimlösendes Mittel, keimhemmend im Bronchialbereich

Dosierung für Kindertee: Säuglinge: 1 schwach dosierter Teelöffel zerquetschte Früchte (vor dem Zubereiten die Früchte zerdrücken, damit mehr ätherisches Öl gelöst werden kann), ¼ l heißes Wasser im Aufguss, 5 Minuten ziehen lassen. Kinder bis 4 Jahre: 1 TL auf ¼ l, 4–10 Jahre: 1 gehäufter TL

Fencheltee für Mütter

Als Tee kann Fenchel bei Bedarf (Blähungen etc.) auch während der Schwangerschaft verwendet werden. Die Verwendung des reinen ätherischen Öles im Sinne der Aromatherapie sollte man dagegen vermeiden. Das ätherische Öl hat eine östrogenisierende Wirkung, was beispielsweise bei Wechselbeschwerden günstig sein kann. Dem Tee ist dagegen auf Grund der schlechten Wasserlöslichkeit der ätherischen Öle nur eine zarte hormonelle Wirkung zuzusprechen. Diese hilft vor allem stillenden Müttern. Fencheltee hilft ihnen nicht nur, die Milchbildung anzuregen, sondern wirkt über die Muttermilch auch blähungswidrig für den Säugling.

Tee für Erwachsene: 2 TL zerquetschte Früchte, ¼ l heißes Wasser im Aufguss, 5 Minuten ziehen lassen

Fenchel für die Augen

Kamillentee sollte nur bei Lidrandentzündungen auf das geschlossene Auge in Form von Kompressen angewendet werden. Abgekühlter Fencheltee kann dagegen auch als Augenwasser oder als kühle Kompresse bei trockenen und gereizten Bindehäuten beruhigend wirken. Man wendet ihn vor allem bei Überanstrengung der Augen an.

Asant

Ferula assa-foetida, Doldenblütengewächs

Teufelsdreck und Stinkasant sind weitere Namen dieses aus den Steppen von Persien bis Pakistan stammenden Gewürzes. Vor mehr als zwei Jahrtausenden war Asant bei uns in Europa bereits in Verwendung. Der Legende nach wurde er über die Kriegszüge Alexanders des Großen zu uns gebracht. Heute spielt er in unserer Küche keine Rolle mehr, umso mehr aber in Indien. Vor allem Brahmanen verwenden ihn statt Zwiebel und Knoblauch, die für sie Tabu sind. In der eher vegetarischen Küche Südindiens wird Asant zum Würzen von Hülsenfrüchten verwendet, was als Nebeneffekt eine blähungswidrige Wirkung bringt. Der Asant ist ein bis zu 2m hoch wachsender, im Wuchs an Fenchel erinnernder Doldenblütler. Alle Teile der Asant-Pflanze riechen penetrant und unangenehm. Wird die Pflanze in Wurzelnähe beschnitten, tritt ein Milchsaft aus, der beim Trocknen zu einer harzartigen, rotbraunen Masse erstarrt. Dieses Harz riecht widerlich, wie fauler Knoblauch, so dass man den Namen Teufelsdreck verstehen kann.

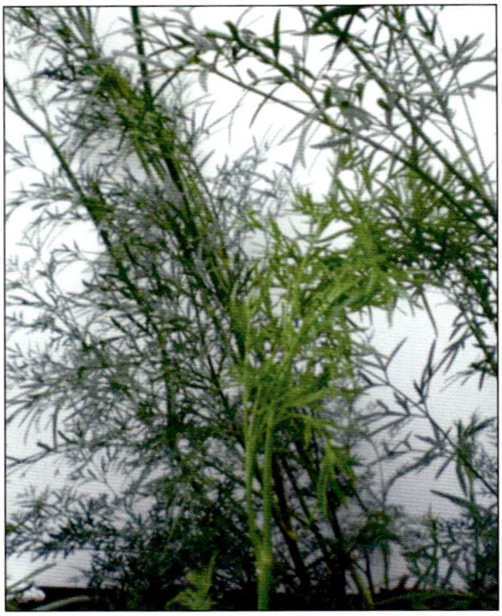
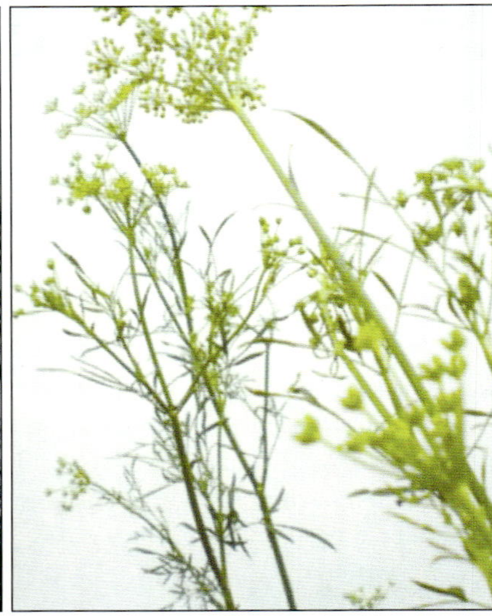

Asant kann man auch bei uns im Garten kultivieren,
zum Würzen sollte man das Pulver besser im Asia- Shop kaufen.

Die Teufelsdreck-Apotheke

Schon im antiken Rom wurde Asant als Gewürz verwendet. Im Mittelalter war der Stinkasant auch in unseren Küchen zu finden, allerdings konnte man sich nicht recht anfreunden damit. Tabernaemontanus schrieb: „*Es ist der stinkende Teufelsdreck bey den Indianischen* (indischen) *Völkern heutiges Tages in großem Gebrauch nicht allein in der Artzney, sondern auch in der Speiß, ...wiewohl solches von wegen des übelriechenden Geruches scheinet ungläublich seyn... So wollen wir ihnen, den Indianern ihren Gebrauch also lassen.*“

An medizinischen Anwendungen des Stinkasants zählt Tabernaemontanus unter anderem eine Heilkraft gegen Asthma, Schlaflosigkeit, Fieber und Aussatz auf. Stinkasant mit Wein vermischt, „*mehret und fürdert die Männlichkeit und bringet die Schwachen in diesem Werck zurecht*“, meinte Tabernaemontanus. Auch in der Tibetischen Medizin gilt Asant als bestes Aphrodisiakum.

Im Ayurveda nützt man auch die Wirkung auf die Männlichkeit, doch in erster Linie gilt Asant als krampflösendes Mittel. Er wird gegen Asthma ebenso eingesetzt wie gegen das Roemheld-Syndrom, Herzbeschwerden, die durch einen Zwerchfellhochstand auf Grund eines Gasbauches ausgelöst werden. Natürlich hilft Asafoetida auch bei normalen Blähungen und Darmkoliken und, da die schwefelhaltigen Inhaltsstoffe über die Haut ausgeschieden werden, bei ekzematösen Hauterkrankungen.

Mit Teufelsdreck kochen

In unserer Küche spielt der Asant keine Rolle, doch in der indischen Küche ist er sehr beliebt. Vor allem für „blähungsfördernde“ Nahrungsmittel wie Hülsenfrüchte und überhaupt in der vegetarischen Küche wird Asant verwendet. Pulver und das reine Harz werden unterschiedlich verwendet. Verwendet man Asant als Harz, muss es zur Entfaltung des Aromas erhitzt werden. Es wird daher in heißem Fett angebraten, bis sich aus dem beißenden Geruch ein milder Zwiebelduft entwickelt. Es ist wirklich überraschend, wie sich beim Weiterverarbeiten ein delikates Aroma entwickelt. Der schlimme Geruch ist übrigens auf verschiedene Schwefelverbindungen zurückzuführen. Das Pulver ist weniger intensiv im Geschmack, es kann auch ohne Anbraten eingesetzt werden. Asant wird nur in kleinen Mengen verwendet: 1/8 TL des Pulvers oder ein Krümel des Harzes.

Masoor dal

Rote Linsen in Wasser zum Kochen bringen, gewürfelte Tomaten dazu geben und weich kochen. 1 Msp. Asantpulver, Kreuzkümmel, Bockshornkleesamen und Chilischoten trocken anrösten, dann pulverisieren. Ghee (Butterschmalz) erhitzen, die Gewürze dazugeben, unter Rühren anbraten, zu den Linsen geben. Mit Reis servieren.

Bockshornklee

Trigonella foenum-graecum, Schmetterlingsblütengewächs

Seinen merkwürdigen Namen verdankt diese orientalische Pflanze, die zu den Kleegewächsen zählt, der hornähnlichen Form ihrer Früchte. Die Römer nannten sie „*foenum graecum*“, griechisches Heu, und dieser Name hat sich in vielen Sprachen bis heute erhalten, zum Beispiel im Englischen als „fenugreek“. Der Name kommt angeblich daher, dass die Griechen den Bockshornklee primär als „Heu“, das heißt als Viehfutter anbauten. Die Blätter haben tatsächlich einen süßlichen, an Heu erinnernden Duft.

Bockshornklee als Medizin

Durch die Benediktiner kam das Kraut über die Alpen in die klösterlichen Kräutergärten und es wurde primär zu medizinischen Zwecken angebaut. „*Seine Tugend und Krafft ist, innen und außen den Leib zu weichen und zu sänfftigen*“, schrieb Lonicerus in seinem Kräuterbuch und gab folgenden Rat: „*Bockshorn mit Rosenöl gesotten und den Leib damit geschmiert, …vertreibt das Übelriechen deß Munds, auch den Gestank am Leib.*“ Auch heute noch wird Bockshornklee für Breiumschläge verwendet.

Bockshornklee für Umschläge: Bei Furunkeln, Nagelbettentzündungen und anderen Geschwüren helfen Auflagen von dem Brei ebenso wie bei Tennisellenbogen oder Sehnenscheidenentzündungen (bei akuten Entzündungen 50 g Pulver mit ¼ l kaltem Wasser anrühren, bei chronischen Entzündungen mit heißem Wasser; die Paste ca. ½ cm dick auf ein Tuch auftragen, Tuch einschlagen und auf die Haut auflegen, ca. 45 Minuten belassen).

Samen mit geballten Nährstoffen

Die Samen sind eine geballte Nährstoffladung. Neben Kohlehydraten, die vor allem aus Ballaststoffen bestehen, enthalten sie Eiweiß, das vor allem viel von der essentiellen Aminosäure Lysin (Mangel führt zu Haarausfall) enthält, daneben interessanterweise viel Vitamin C, E, Cholin, Beta-Carotin, Schleimstoffe, Saponine, Flavonoide, ätherische Öle und das Alkaloid Trigonellin.

Bockshornklee therapeutisch

Innerlich hilft Bockshorn dank seiner Schleimstoffe bei Hals- und Magenschmerzen. Auf die Steroidsaponine ist die Wirkung gegen erhöhten Blutzuckerspiegel und Blutfettwerte zurückzuführen. Sie steigern die Freisetzung von Gallensäuren, die das Cholesterin binden und so dessen Ausscheidung begünstigen; eine klinische Bestätigung fehlt aber noch. Durch den hohen Gehalt an Schleim- und Ballaststoffen wird übrigens ein schnelles Sättigungsgefühl hervorgerufen, was sich bei Reduktionsdiäten positiv auswirkt. Neuerdings konzentriert sich das Interesse der Wissenschaft auf das Alkaloid Trigonellin. In Tierversuchen konnte gezeigt werden, dass Bockshornklee Leberkrebs hemmen kann. Auch eine gewisse hormonelle Wirkung ist dem Bockshornklee zuzusprechen: er hilft bei Menstruationsproblemen und wirkt milchbildend. Auf die Saponine ist auch die Wirkung des Bockshornklees als Venentherapeutikum zurückzuführen. Er wirkt Ödem vorbeugend und hilft somit auch bei Krampfadern. Die Saponine stabilisie-

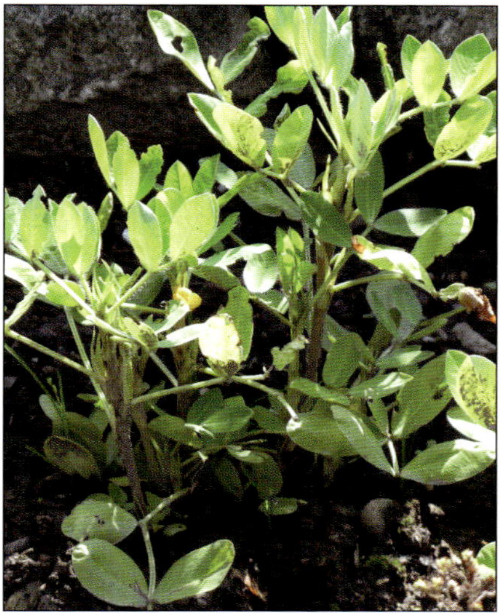

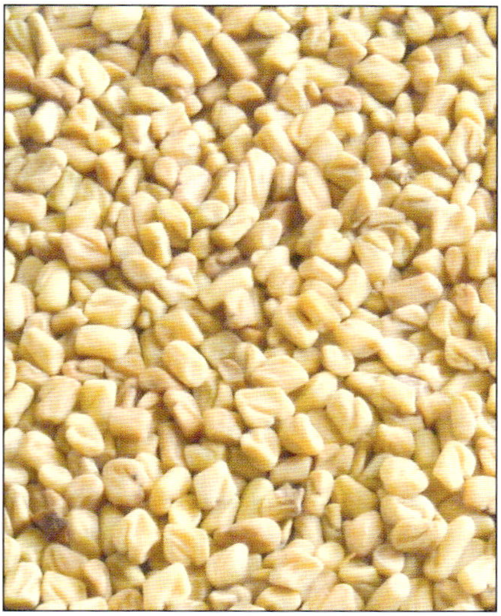

Bockshornklee kann im Garten kultiviert und die Blätter geerntet werden.
Die Samen sind eigenartige viereckig.

ren aber nicht nur die Venen, sondern bewirken auch, dass körpereigenes Kortison langsamer abgebaut wird. Der dadurch erhöhte Kortisonspiegel im Blut sorgt – ganz ohne Nebenwirkungen – für Gelenkschutz, ist also entzündungshemmend bei Erkrankungen des rheumatischen Formenkreises.

Bockshornklee für Sportler

In Kombination der hochwertigen Eiweißzusammensetzung, einem hohen Kupfergehalt und den Saponinen, unterstützt Bockshornklee eine optimale Verwertung von Eisen und fördert die Bildung von roten Blutkörperchen. Als Folge ist eine Verbesserung der Zellversorgung mit Sauerstoff und Nährstoffen zu beobachten. Diesen Effekt erzielen Spitzensportler sonst nur beim Höhentraining. Ob damit Bockshornklee unter das Dopinggesetz fällt? Auf jeden Fall sind Gerichte mit Bockshornklee sicher gut für Sportler.

Bockshornklee für Löwenmähnen

Schon in den alten Kräuterbüchern findet man, dass Bockshornklee gegen Haarschwund hilft.

Es ist fast eine Märchengeschichte – ein bayrischer Geschäftsmann litt an Bronchitis und trank nach einem alten Rezept Bockshornkleetee. Als überraschenden Nebeneffekt konnte er feststellen, dass auf seinem gelichteten Kopf wieder eine erstaunliche Haarpracht zu sprießen begann. Der Fall wurde wohl beschrieben, doch geriet er in Vergessenheit. Erst als ein deutscher Chemiker seiner Freundin, die auf Grund einer Autoimmunerkrankung unter einem dramatischen Haarausfall litt, helfen wollte, stieß er auf diese Unterlagen und behandelte sie mit einem hochdosierten Bockshornklee-Samenpulver. 3 Jahre später hatte die Freundin wieder volles Haar und seither wird Bockshornklee bei sämtlichen Formen von Haarausfall eingesetzt.

Eine mögliche Erklärung für die Stimulation des Haarwuchses wäre die strukturelle Ähnlichkeit des Alkaloids Trigonellin zu Minoxidil, einem rezeptpflichtigem Arzneimittel gegen Haarausfall. Die Wirkung wird so erklärt, dass Bockshornklee dank seiner Inhaltsstoffe, vor allem von Trigonellin, dazu führt, dass die Blutgefäße, die zu den Haarwurzeln führen, reguliert werden und somit auch die Haarwurzeln. Bockshornkleepräparate gibt es zur innerlichen und äußerlichen Anwendung.

Bockshornklee kulinarisch

Das Aroma des Bockshornklees ist typisch und konkurrenzlos. Die Samen sind sehr hart und bitter. In der indischen Küche werden die Samen vor der Verwendung praktisch immer trocken geröstet oder in Fett gebraten. Dadurch weicht die Bitterkeit einem nussig-warmen Geschmack, während der Geruch noch intensiver wird. Trocken geröstete Bockshornkleesamen werden meist in pulverisierter Form zu Gewürzmischungen verarbeitet. Populär ist in Südindien die tamilische Gewürzmischung *sambar podi* für Gemüsecurrys und vor allem Hülsenfruchtgerichte. *Sambar podi* besteht aus viel Koriander, Kurkuma, Kreuzkümmel, Chili und Bockshornklee sowie noch ein bis drei gemahlenen Sorten von Hülsenfrüchten. Wenig bekannt ist, dass der typische Geruch des üblichen Currypulvers auf den Bockshornklee zurückzuführen ist.

In einigen orientalischen Küchen, vor allem der persischen Küche, werden die getrockneten Blätter des Bockshornklee verwendet. *Ghorme sabsi* ist eine persische Gewürzmischung, bei der neben Bockshornklee auch noch Liebstöckel, Minze und Lauch zum Würzen verwendet werden. In dieser Sauce werden Lammfleisch oder Gemüse gedünstet.

Ghoresht-e-ghemeh-bademdjan

Lammfleisch, am besten von der Keule, in Würfel schneiden, Zwiebel in Öl anrösten, Fleisch dazu geben und anbraten. In einer Extrapfanne Ghorme sabsi (Bockshornklee- und Liebstöckelblätter) trocken anrösten, dann zum Fleisch geben. Labbe (das sind getrocknete Limetten) ohne Kerne zum Fleisch geben, mit Wasser aufgießen, Tomatenmark dazu geben, Kurkumapulver einrühren, pfeffern, salzen. Melanzani in Scheiben schneiden, salzen, nach 10 Minuten abtrocknen, in Öl anbraten und zum halbgar gedünsteten Fleisch geben und bei niedriger Temperatur fertig dünsten. Dazu serviert man Chelo, persischen Reis.

Chili

Capsicum sp, Nachtschattengewächs

Schon vor 7000 Jahren sollen Chilis im Tal von Mexiko angebaut worden sein. Der Name Chili ist dem Nahuàtl (der Nachfolgesprache des alten Aztekisch) entlehnt, in dem der Pflanzenname *chilli* angeblich von einer Wurzel mit der Bedeutung rot abgeleitet ist. Als Columbus erstmals in der Karibik mit diesem Gewürz Bekanntschaft machte, überlieferte er den lokalen Namen *aji*, der aus der Arawak-Sprache stammt. Auch heute noch werden Chilis in Mexiko als *aji* bezeichnet, wobei dieser Name meist Kultivaren der Art *Capsicum baccatum* vorbehalten bleibt. Columbus brachte die Chilischoten nach Europa. Damit begann eine lange Reise der *Capsicum*-Gewächse durch die Küchen der ganzen Welt. Vor allem die Portugiesen brachten die Pflanzen mit nach Indien, Asien und Afrika. Überall auf der Welt gibt es nun auch lokale Sorten, berühmt für ihre Chili-Schärfe ist die Thai-Küche. Auch in Indonesien sind scharfe Chili-Saucen sehr beliebt und in China ist es vor allem die Sichuan-Küche, die erstaunliche Mengen von Chilis verwendet.

Chili – Botanik

Chili gehört zur Gattung *Capsicum*, von der heute ungefähr 30 Arten bekannt sind. Wahrscheinlich entstanden die drei Arten *Capsicum annum*, *frutescens* und *chinense* aus einem gemeinsamen Genpool. *C. chinense* ist als ältester domestizierter Chili in

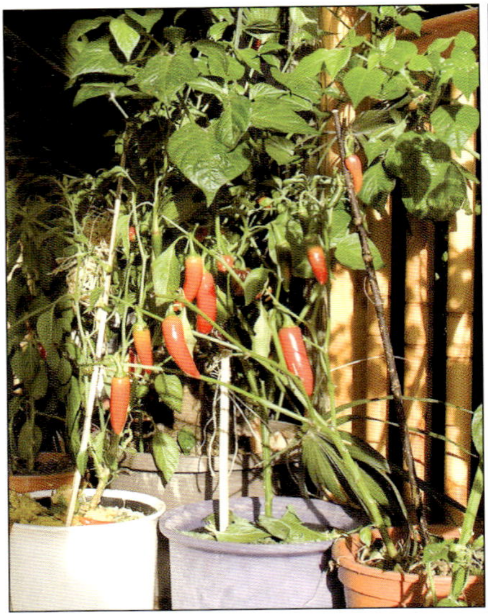

Zum Kultivieren von Chilis
findet sich überall Platz

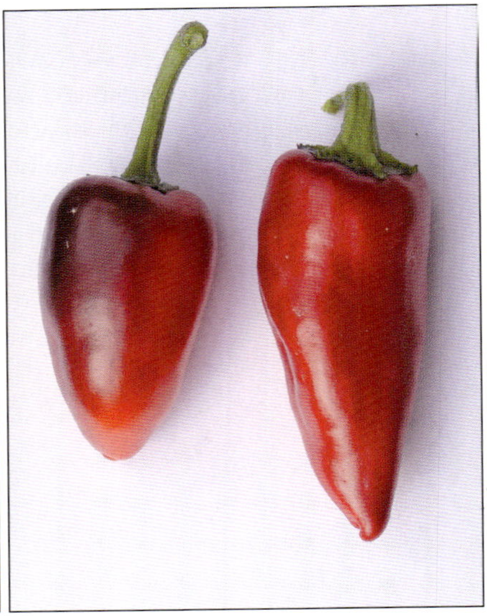

Jalapenos, die klassischen
Chilis in der mexikanischen Küche

den Anden nachgewiesen (stammt also nicht, wie man irrtümlich annehmen könnte, aus China). *C. annum* taucht zuerst in Südmexiko auf und *C. frutescens* stammt wahrscheinlich aus dem südlichen Mittelamerika. Die Arten *Capsicum pubescens* und *baccatum* sind Hochlandpflanzen und daher relativ kälteresistent.
Die Chiliarten zählen zur Familie der Nachtschattengewächse und sind mehrjährige Sträucher, die je nach Art mehrere Meter hoch werden können.

Chilis in der mexikanischen Küche

Die heutige mexikanische Küche verwendet Chilis vielfältiger als jede andere Küche der Welt. Großfruchtige milde Sorten wie der *Poblano* werden gefüllt (*chiles rellenos*), in Tomatensauce gedünstet als Gemüse verzehrt. Sie dienen getrocknet (dann als *mulato* oder *ancho* bezeichnet) als Grundlage von Saucen, in denen man Fleisch oder Gemüse dünstet. Getrocknete Chilis werden in warmem Wasser eingeweicht und in heißem Schmalz zu einer groben Sauce gestampft. Der berühmte *Mole Poblano de la Guajalote* ist eine dicke Sauce aus drei relativ milden Trockenchilis mit weiteren Zutaten (Tomaten, Knoblauch, Pfeffer, Anis, Sesam) und einem Hauch Bitterschokolade, in der man traditionell Truthahn schmort.

Der *Jalapeno* ist ein mittelscharfer fingerlanger Chili, der meistens unreif und roh gegessen wird. Seine knackige Konsistenz und mittlere Schärfe machen ihn zu einem kulinarischen Kontrastpunkt in milden Saucen wie dem *Guacamole*, einer Paste aus Tomaten und Avocados. Reife *Jalapenos* lassen sich nur schwer trocknen, daher werden sie geräuchert und ergeben so die pikant rauchig schmekkenden *Chipotles*. In Yucatàn verwendet man den orangeroten, extrem scharfen *Habanero*, dessen Name („aus Havanna") seinen karibischen Ursprung anzeigt. Die Lacandon-Indianer lassen angestochene *Habaneros* kurz in der Sauce mitkochen, um den Geschmack, aber nicht zu viel Schärfe zu extrahieren. Zu dieser Technik sagt man: „*Der Habanero geht durch den Topf*". Mit Annatosamen und Bitterorangensaft ist der *Habanero* Bestandteil der Gewürzpaste *Recado*. Als *achiote* bekommt man sie fertig in Spezialgeschäften.

Chili oder Paprika?

Durch die Türkenkriege kamen *Capsicum*-Pflanzen nach Ungarn, wo man schon früh vor allem in der Gegend von Kalocsa diese in großflächigem Ausmaß zu kultivieren begann. Der ungarische Gewürz-Paprika wird vor allem aus *Capsicum annuum*-Arten hergestellt. Das Wort Paprika ist übrigens abgeleitet vom serbischen *papàr*, dem Namen für Pfeffer.

Gemahlenes Chilipulver kommt meist als *Cayennepfeffer* in den Handel. *Cayan* stammt aus der Tupi-Sprache (ein Indianerstamm in Brasilien) und Cayenne ist heute der Name der Hauptstadt von Französisch Guayana.

Chili con carne

Das wohl berühmteste Chiligericht ist ein Produkt der Tex-Mex-Küche, also eher ein Gericht, das von Cowboys entwickelt wurde. Dennoch sollte es wenigstens original gewürzt werden. Bohnen kochen, Rindfleischwürfel in Zwiebel anbraten, mit Chiligewürzmischung würzen, weich dünsten. Gekochte Bohnen dazugeben und noch durchziehen lassen.

Chiligewürzmischung

1–3 TL Chilischoten, 1 TL Koriandersamen, 1 TL Kreuzkümmel, 2 TL Oregano (original verwendet man dazu ein mexikanisches Eisenkrautgewächs, Lippia graveolens, normaler Oregano tut es auch), alle gemahlen vermischen. Vor Verwendung noch frischen Knoblauch dazugeben.

Chili – Schärfe

Von Chilis kann man einen scharfen und beißenden Geschmack erwarten. Wenn man sich aber an ihr Feuer gewöhnt hat, wird man überrascht sein, wie viele unter-

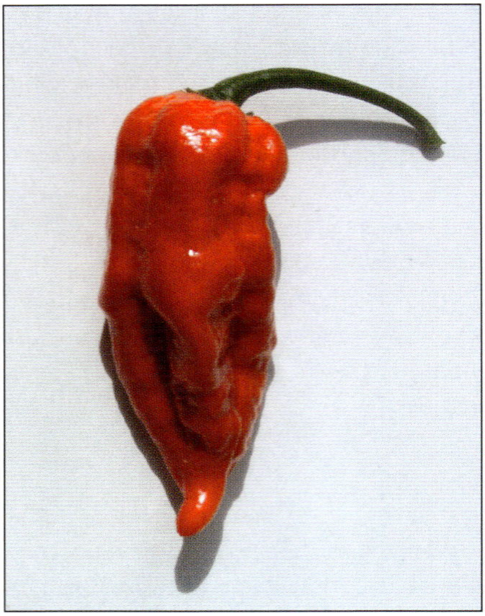

Der Bih Jolokia (auch Naga Jolokia) wurde in Nordindien gefunden und könnte zum schärfsten Chili werden (1 Million Scoville-Einheiten), wenn sich die Untersuchungen bestätigen

schiedliche zusätzliche Geschmacksrichtungen sie zeigen können: fruchtig, süß, blumig, erdig und sogar rauchig. Die Schärfe von Chilis wird in Scoville-Einheiten gemessen. Benannt ist diese Skala nach dem Apotheker Wilbur Scoville. Sie gibt an, wie stark ein Chili mit Wasser verdünnt werden muss, damit er gerade noch scharf schmeckt. Heute bestimmt man die Schärfe mittels HPLC (high performance liquid chromatography), deren Resultate sich mit der traditionellen Scoville-Skala grob korrelieren lassen: Demnach entsprechen 15 Scoville-Einheiten einem ppm an Capsaicin, dem wichtigsten Inhaltsstoff der Capsicum-Arten, plus Capsaicinoiden, wie die Gesamtheit der weiteren verwandten Verbindungen in Chilis bezeichnet wird. Die schärfsten Chili-Kultivare bringen es auf 200 000 bis 300 000 Scoville-Einheiten. Den Weltrekord hält derzeit die Sorte *Red Savina Habanero* mit 560 000 Scoville-Einheiten!!

Wie schmecken wir scharf?

Auch wenn es uns so vorkommt, als ob Nahrungsmittel scharf „schmecken", wird die Schärfeempfindung nicht durch unseren Geschmackssinn erzeugt. Neben den Rezeptoren für süß, sauer, salzig und zuletzt am Zungenhintergrund für bitter existiert noch ein „trigeminales Nervensystem", ein Flechtwerk von Sensoren, die im Bereich von Kopf und Gesicht, vor allem aber im Mund und in der Nase angesiedelt sind. Dieses Nervensystem bildet eine Art von Alarmanlage, das uns Gefahren wie Hitze, Kälte, Schmerz oder aggressive Gase spüren lässt. Die Scharfstoffe in den Gewürzen sind ebenfalls in der Lage, diese Sensoren zu stimulieren. Besonders stark wirksam ist das Capsaicin aus Chilis oder das Piperin aus dem Pfeffer. Die scharfen Senföle im Kren sind flüchtig und steigen daher unter ätzenden Empfindungen in die Nase hoch.

Was wir als scharf empfinden, ist daher eigentlich so etwas wie ein Schmerzeindruck. Wie in allen Stresssituationen reagiert der Organismus darauf, indem er körpereigene Opiate ausschüttet, die sogenannten Endorphine (d.h. endogen, im Körper gebildete Morphine). Genau wie Morphin erzeugen diese Stoffe über die Schmerzregulation hinaus ein Gefühl von Glück und Zufriedenheit. Scharfes Essen erzeugt daher ein euphorisches Gefühl. Bekannt ist diese Endorphinausschüttung übrigens auch vom Joggen: körperliche Höchstleistungen versetzen den Jogger in den Zustand des „Runner´s High". Das macht verständlich, warum es Leute gibt, die vom Laufen nicht loskommen, aber auch, warum manche Menschen fast süchtig nach scharfem Essen sind. Eine erfolgreiche amerikanische Chilisauce trägt den Namen „Endorphin Rush"!

Wer ist „scharfsinnig"?

Wenn scharfes Essen solche Lustgefühle erzeugen kann, stellt sich die Frage, warum es in so vielen Küchen dieser Welt eher reizlos zugeht. Unsere traditionelle österreichische Küche verwendet eher süßes Paprikapulver und nur wenige Scharfmacher wie Kren und Knoblauch. Die Lust an „scharfen Sachen" ist noch jung und erst durch die Globalisierung der Lokalszene vor allem über asiatische oder mexikanische Restaurants zu uns gekommen. Eine Erklärung könnte darin bestehen, dass manche Menschen scharfe Reize aufgrund genetischer Besonderheiten als besonders angenehm erleben. Menschen mit einer extremen Sensibilität für die Bittersubstanz PROP (Propylthiouracil) finden auch Chili extrem beißend. Vielleicht sind in Kulturen mit einem hohen Konsum an scharfen Gewürzen viele Menschen durch eine PROP-Blindheit gegen den brennenden Schmerz immun. Immerhin weisen 43% aller Inder diese Wahrnehmungslücke auf, aber nur 7% der kulinarisch Mildes gewohnten Japaner. Es besteht aber die Möglichkeit, dass Menschen durch eine Art unbewusster Konditionierung lernen, dass der Konsum scharfer Speisen angenehme Folgen für den Körper hat. Es wäre also durchaus möglich, dass auch die Österreicher „Scharfsinn" entwickeln.

Scharf entschärft Kalorien

Viele Menschen müssen ihre kulinarischen Vorlieben in Form von Speckpolstern und erhöhten Cholesterinwerten bezahlen. Fette Kalorienbomben lassen sich aber zum Teil entschärfen, wenn sie mit Chili, Pfeffer und Co. gewürzt sind.

Fette tragen von allen Nahrungsmitteln am stärksten zur Entstehung von Übergewicht bei, da sie den höchsten Gehalt an Kalorien besitzen. Es gibt aber noch einen anderen Faktor – nach fettem Essen bleibt die „Nahrungsinduzierte

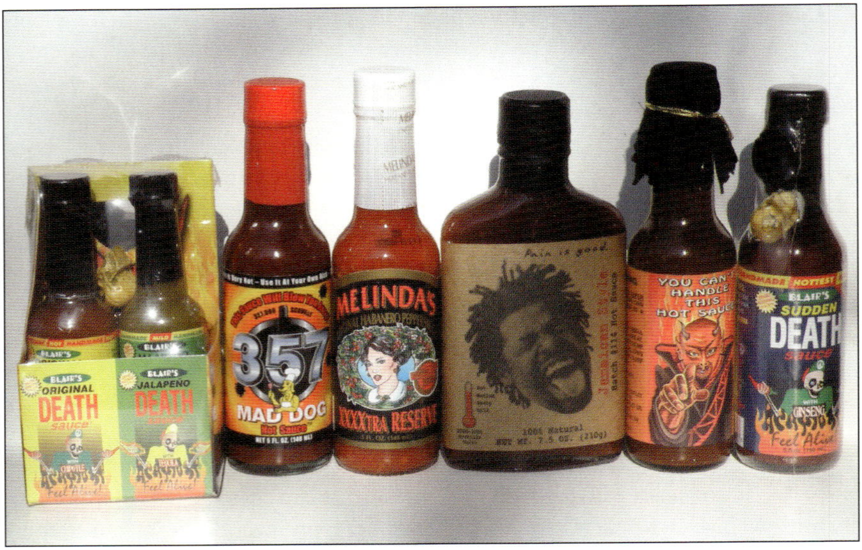

Eine Auswahl „tödlich" scharfer Chilisaucen

Thermogenese", die durch Essen angeregte Wärmebildung aus. Nach Mahlzeiten mit hohem Kohlehydratanteil wird der Organismus zur Verbrennung der Kalorien angeregt. Scharfe Gewürze erzeugen nicht nur subjektiv das Gefühl von innerer Hitze, sondern heizen tatsächlich die Thermogenese an, vermutlich deshalb, weil sie den Sympathikus, den aufputschenden Teil des vegetativen Nervensystems anregen. Manche Ernährungsphysiologen empfehlen daher, überschüssige Fettkalorien durch scharfe Gewürze in Flammen aufgehen zu lassen.

Wie löscht man das Feuer?

Im Gegensatz zum Geschmack registrieren wir Schärfe zeitlich verzögert, dafür länger anhaltend. Da also die Schärfe nicht mit sofortiger Wirkung eintritt, kann man sich im Übermut leicht verkalkulieren und erntet dann ein höllisches Feuer im Leib. Viele Hausmittel werden dagegen empfohlen, doch die wenigsten sind wirksam. Feuer kann man mit Wasser löschen, die meisten Scharfstoffe, vor allem das Capsaicin in Chilis sind lipophil, also fettlöslich. Daher hilft Trinken nicht, wenn man Scharfes gegessen hat. Doch auch Fett hilft nicht, wie amerikanische Forscher feststellten, die Löschversuche mit Butter unternahmen. Milch und vor

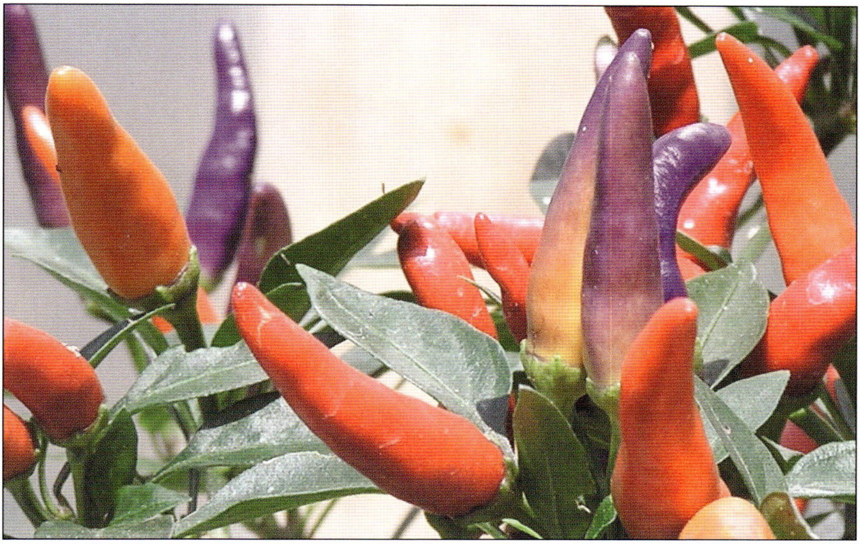

Dieser Chili namens Masquerade hat bunte Früchte

allem Yoghurt helfen konkret, die Glut zu löschen, was die Inder schon lange nutzen, wenn sie scharfe Currys mit Joghurt zubereiten. Die Forscher glauben, dass das Milcheiweiß Kasein als Lösungsmittel wirkt und das Capsaicin von den Rezeptoren wegspült.

Auch die Gabe einer Zuckerlösung brachte unvorsichtigen Feuerschluckern Erleichterung. Das macht zwar stutzig, weil Scharfes die Wahrnehmungsfähigkeit für Süßes hemmt. In Thailand mit seinen extrem scharfen Speisen reicht man aber gerne zum Essen eine kleine Schale mit Zucker.

Schlechte Aussichten für Bakterien

Viele Gewürze besitzen antibakterielle Eigenschaften und können auch Pilze im Wachstum hemmen. Auch Zimt, Gewürznelken, Oregano und Thymian können Bakterien in Schach halten. Chili, Pfeffer, aber vor allem Knoblauch und Zwiebeln zeigten besondere Wirkung gegen Bakterien. Daher ist es nicht verwunderlich, dass in Ländern, deren Klima das Bakterienwachstum begünstigt, scharf gekocht wird. Doch auch in unseren Breitegraden kann es vor allem im Winter sinnvoll sein, mit scharfen Gewürzen und Gerichten potentielle Krankheitserreger zu bekämpfen.

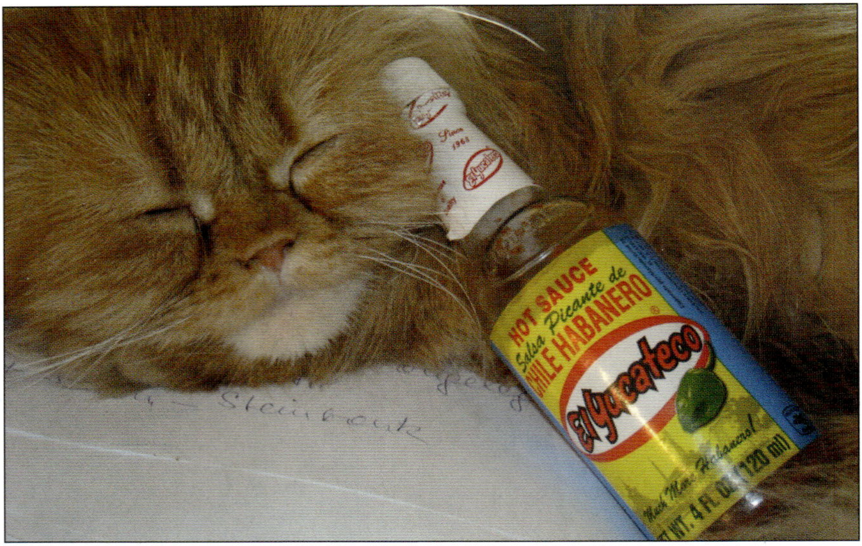

Perserkatzen sollten sicher nicht scharf essen

Schärfe als Medizin

In vielen Kulturen wird brennende Schärfe für diverse heilende Zwecke eingesetzt. Die Palette reicht von Hautkrankheiten über Wurmbefall, Kopfschmerz und Racheninfektionen bis hin zu Hämorrhoiden. Einige dieser Jahrtausende alten Indikationen haben sich heute wissenschaftlich bestätigen lassen. So leistet Capsaicin bei der Behandlung rheumatischer Schmerzen in Form von Pflastern hervorragende Dienste. Auch auf die Schleimhäute hat Chili überraschend positive Wirkungen. Eigentlich könnte man denken, dass eine Substanz, die wie Feuer brennt, im Magen nur schädliche Dinge tut. Doch Untersuchungen zeigten, dass Versuchspersonen, die prophylaktisch 20g Chili zu sich nahmen, weniger Beeinträchtigung durch Salicylsäure auf die Magenschleimhaut zeigten. Sogar bei Cluster-Kopfschmerz, einer besonders schweren Form der Migräne, kann chiligeschärftes Essen helfen.

Dass scharfe Gewürze sich positiv auf die Verdauung auswirken, ist da schon weniger überraschend. Scharfstoffe beschleunigen die Transportgeschwindigkeit der Nahrung durch den Magen-Darm-Trakt. Sie beeinflussen die Muskelaktivität und Durchblutung im Verdauungstrakt und regen die Tätigkeit der Verdauungsenzyme an.

Der scharfe Geschmack

Aus Sicht der TCM öffnet der scharfe Geschmack, macht durchgängig und löst Stagnation auf. Der scharfe Geschmack spielt eine wichtige Rolle bei der Behandlung von Erkältungserkrankungen. Sobald Kälte in den Körper eindringt, verschließt sie die Poren. Um die innere Kälte zu vertreiben, müssen die Poren geöffnet werden, was durch Schwitzen erreicht wird. Scharf wirkt schweißtreibend und innerlich erhitzend. Ingwertee oder ein leichtes Essen, ordentlich mit Chili gewürzt, sind daher die richtigen Mittel, wenn man merkt, dass eine Erkältung im Anzug ist. Aus dieser Sicht sind auch unsere alten Hausmittel wie Zwiebel- oder Rettichsaft mit Honig bei Erkältungen sehr zu empfehlen.

Wer sollte nicht scharf essen?

Nicht jeder Mensch mag zum Feuerschlucker werden. Menschen mit empfindlichem Magen und Magenschleimhautproblemen reagieren auf Schärfe mit Schmerzen. Vor allem, wer unter Sodbrennen leidet, sollte nur moderat würzen. Die günstige Wirkung auf die Magenschleimhaut lässt sich auch erzielen, wenn man auf Gewürze wie Pfeffer, Paprika oder Ingwer nicht verzichtet, sondern in geringen Mengen damit würzt.

Galgant

Alpinia officinarum, Ingwergewächs

Vermutlich stammt der Galgant aus dem südostasiatischen Raum. Als Gewürz werden die Wurzelstöcke der mit dem Ingwer verwandten Pflanze verwendet. In gut sortierten China-Märkten bekommt man die Wurzel manchmal frisch, üblicherweise aber als Pulver aus der getrockneten Wurzel.

Galgant kulinarisch

Frischer Galgant schmeckt mild und passt besonders gut zu Knoblauch und Suppen mit Kokosmilch. Getrockneter Galgant schmeckt weniger frisch, aber dafür würziger. In der indonesischen Küche spielt Galgant (indonesisch *laos*) eine

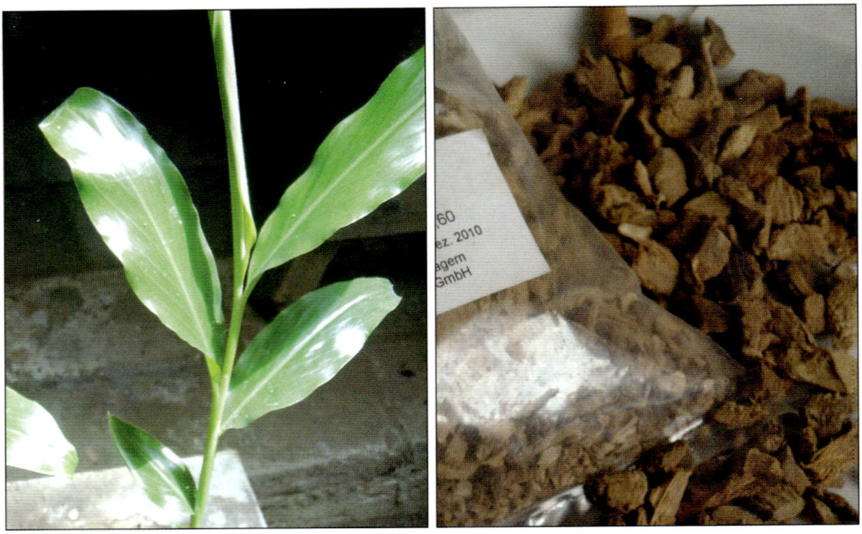

Galgant bekommt man bei uns hauptsächlich getrocknet zu kaufen

große Rolle. Nasi goreng (gebratener Reis mit Gemüse und oft auch Fleisch) wird mit frischem, und wenn dieser nicht verfügbar ist, Galgantpulver gewürzt. Ein anderes bekanntes indonesisches Gericht ist Rendang, Rindfleischwürfel in Kokosmilch mit Chilis, Knoblauch, Kurkuma und Galgant gedünstet.

Rendang

Dieses Gericht stammt von dem letzten matrilinearen Stamm auf Sumatra, von den Minangkabau, ist aber durch die Beliebtheit der indonesischen Küche in Holland international bekannt geworden. Zwiebel, Knoblauch, Chilischoten, Galgantwurzel (wenn möglich frisch, sonst getrocknet als Pulver) und Ingwer (frisch) anrösten, passieren. Rindfleischwürfel mit dieser Mischung und Kokosmilch hinstellen, mit Kurkuma und Korianderpulver nachwürzen, wenn möglich noch Zitronengras (Cymbopogon citratus), dazu geben und – brav umrührend – weich dünsten lassen. Mit Reis servieren.

In der chinesischen Küche benutzt man den Galgant immer getrocknet, meist ist er Bestandteil des Fünf-Gewürz-Pulvers. In Form getrockneter Rhizomscheiben nimmt man ihn zum Würzen von Suppen.

Tipp: Galgantpulver würzt wunderbar gedünstete Karotten, Erbsen und Erdäpfelpüree.

Galgant und die „Hildegardmedizin"

Marco Polo war der erste, der über die Anwendung des Galgant berichtete. In heutiger Zeit bekannt geworden und viel verwendet ist Galgant durch die „Hildegardmedizin". Ganz in der Tradition der Abendländischen Medizin und der Säftelehre von Galen schrieb sie: „*Der Galgant ist ganz warm und hat keine Kälte in sich. ... Und wer im Rücken oder in der Seite ... Schmerzen hat, der siede Galgant in Wein und trinke ihn oft warm, und der Schmerz wird aufhören. Und wer Herzweh hat, und wer im Herz schwach ist, der esse genügend Galgant, und es wird ihm bald besser gehen.*" Auf Grund dieser Beschreibung empfiehlt die Hildegardmedizin die Anwendung von Galgant (von entsprechenden Anbietern in Tablettenform) gegen Herzschmerzen wie bei Angina pectoris, bei Herzsensationen und rascher Ermüdbarkeit. Möglicherweise kann diese Empfehlung bestätigt werden, da man feststellte, dass einige der Bestandteile des ätherischen Öles in der Lage sind, verklumpte Blutblättchen aufzulösen. Auch japanische Forscher haben in der Wurzel herzwirksame Stoffe festgestellt.

Aus phytotherapeutischer Sicht kann bestätigt werden, dass das ätherische Öl krampflösend, antibakteriell und pilzhemmend sowie entzündungshemmend ist. Als Indikation sieht man daher ähnlich wie beim Ingwer den Galgant als Verdauungstonikum und Mittel gegen Übelkeit. In der TCM wird die Wurzel ebenfalls bei Verdauungsproblemen, Magenschmerzen und Schluckauf verwendet.

Gewürznelken

Syzygium aromaticum, Myrtengewächs

Die Gewürznelken haben nichts mit unseren heimischen Nelken zu tun. Sie sind die Blütenknospen eines immergrünen Baumes, der zu den Myrtengewächsen zählt und dessen ursprüngliche Heimat die Molukken im Osten Indonesiens sind. Die Blütenknospen bilden sich mit Beginn der Regenzeit, erblühen aber erst sechs bis acht Monate später. Kurz bevor sich die ersten Blüten öffnen, werden sie geerntet und in der Sonne getrocknet. Der Gewürznelkenbaum (*Syzygium aromaticum*) gedeiht ausschließlich im tropischen Klima, wichtige Anbaugebiete sind Indonesien, Madagaskar und Tansania, aber auch in Sri Lanka und Brasilien.

Teures Gewürz mit langer Geschichte

Chinesen und Inder kannten die Gewürznelken schon lange vor Christi Geburt. Nelken wurden im alten China nicht nur zum Kochen verwendet, sondern auch zur Raumbeduftung. Wer sich um eine Audienz beim Kaiser bemühte, musste erst eine Nelke kauen, bevor er sich dem Kaiser nähern durfte. Erst zur römischen Kaiserzeit kam das Gewürz in die Mittelmeerländer. Malaiische Schiffer brachten es von den Molukken nach Ceylon, wo es arabische Händler übernahmen, und über die Karawanenstraßen gelangten die Nelken nach Konstantinopel und an den römischen Kaiserhof. Das Gewürz wurde in Rom speziell für Geflügel verwendet. Die Herkunft des Gewürzes verschleierten die Araber, um ihre reiche Geldquelle zu schützen. Erst im 13. Jhdt. erschienen die ersten Beschreibungen der sagenhaften Gewürzinseln und von den dort wachsenden Gewürznelkenbäumen. 1511 erreichten die Portugiesen als erste Europäer die Molukken, besetzten sie und der portugiesische König nannte sich bald *„Herr des indischen Handels"*. Die Holländer, ebenfalls auf Gewürzmonopole aus, vertrieben die Portugiesen und erlaubten den Gewürznelkenanbau nur mehr auf Inseln, die sie total kontrollieren konnten. Alle anderen einheimischen Plantagen wurden vernichtet, ein ähnliches Schicksal erlitt auch der Anbau von Muskat und Zimt. Das Ende des Monopols der holländischen Ost-Indien-Gesellschaft kam mit der englischen Herrschaft über den indonesischen Archipel. Gewürzgeschichten sind meist Geschichten von Kolonialismus und imperialistischen Machtkämpfen.

Gewürznelken, die „Nägelein"

Im Mittelalter nannte man die Gewürznelken „Nägelein", da die Knospen in der Form an Nägel erinnern, und daher galten sie auch als Symbol für die Nägel, mit denen Christus ans Kreuz genagelt wurde. Im Englischen heißen die Gewürznelken *clove*, was von lat. *clavus*, Nagel, stammt. Auch der Name Nelke leitet sich von Nagel ab, die Zierpflanze Nelke (*Dianthus*) wurde allerdings erst später wegen ihres angeblich an Gewürznelken erinnernden Duftes benannt.

Gewürznelken gegen Pest, Tod und Teufel

Bis zum 18. Jhdt. waren Gewürznelken so teuer, dass sie für den Normalbürger unerschwinglich waren. Als Medizin wurden sie dagegen gepriesen. Die mittelalterlichen Kräuterbuchautoren schrieben ihnen allerlei magen- und darmstärkende Wirkung zu. Nelkenpulver aufs Haupt gestreut, sollte nach Tabernaemontanus kalte Füße vertreiben. Ihres Aromas wegen waren die Gewürznelken auch ein

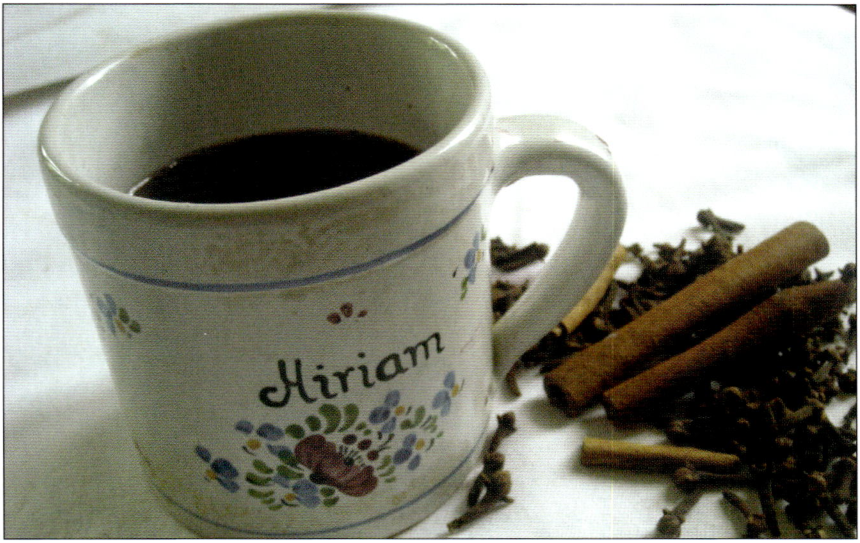

In Form eines Glühweins sind die Gewürznelken und Zimt eine wahre Prophylaxe gegen Grippe

wichtiger Bestandteil von Pestmitteln und wie vielen stark duftenden Pflanzen sprach man ihnen zu, vor Tod und Teufel zu schützen.

Die Heilkraft der Gewürznelken

Das Aroma der Gewürznelken stammt natürlich in erster Linie von dem ätherischen Öl, das zu 15% in den Knospen enthalten ist. Dominierend dabei ist der Bestandteil Eugenol (80%), der isoliert vor allem in der Zahnheilkunde eingesetzt wird. An der Gesamtwirkung sind aber auch die Gerbstoffe und Flavonoide beteiligt. Eugenol hat eine stark antibiotische Wirkung und vermag das Wachstum von Bakterien in hohem Ausmaß zu hemmen. Zusammen mit Caryophyllen entspannt es die Muskeln der Atemwege und des Darms. Dadurch lindert die Gewürznelke Bronchialerkrankungen wie Husten und Asthma und hilft bei Bauchkrämpfen infolge von Durchfall und auch bei Menstruationsproblemen. Das Eugenol verbessert die Fließeigenschaft des Blutes, was Thrombosen verhindern und auch Arteriosklerose vorbeugen kann. Gewürznelken können auf Grund ihrer antibakteriellen Wirkung günstig auf Gastritis wirken und Magengeschwüren vorbeugen. Neuerdings konnten auch Krebs vorbeugende sowie schmerz- und entzündungshemmende Eigenschaften des Eugenols nachgewiesen werden. Offenbar greift es direkt in den Entzündungs-und Schmerzstoffwechsel, also die Prostaglandinbildung, ein. Deswegen gilt die Gewürznelke als wirksame Therapieunterstützung bei rheumatischen Erkrankungen. Am bekanntesten ist wohl die schmerzstillende Wirkung bei Zahnschmerzen, aber auch bei Halitose, sprich Mundgeruch, wirken Gewürznelken sowohl im Mund- als auch im Magenbereich.

Anwendung bei Zahnschmerzen: 1–2 Gewürznelken kauen oder das ätherische Öl mit Wattestäbchen rund um den schmerzenden Zahn auftragen.

Mundspülung: 2–3 Tropfen ätherisches Öl mit 10ml 40% Alkohol vermischen, einige Tropfen davon ins Mundspülwasser geben.

Tee: 1 TL Gewürznelken etwas zerstoßen und Aufguss machen, 5 Minuten ziehen lassen.

Anwendung des ätherischen Öles: Achtung, sehr haut- und schleimhautreizend, also unbedingt auf starke Verdünnung achten (3 Tropfen auf 50ml Trägeröl).

Wichtigste Anwendung – regelmäßig als Gewürz verwenden!

Tipp: In der französischen Phytotherapie wird empfohlen, in den letzten Schwangerschaftswochen zur Vorbereitung auf die Geburt Suppen oder Kompott mit Gewürznelken zu würzen.

Nelkenduft

Im mentalen Bereich wirkt sich die Gewürznelke ebenfalls stärkend aus und kann so zur Stärkung des Selbstbewusstseins beitragen. Der Duft hilft gegen Ängste, in Kontakt mit anderen zu treten. Nützen Sie also die wärmende Energie der Gewürznelken, ihr Herz zu öffnen, wodurch die Verbindung mit den Mitmenschen vertieft werden kann.

Würziger Rauch

Erstaunlicherweise werden Gewürznelken in der Küche der Molukken und auch ganz Indonesiens äußerst selten verwendet. Dennoch verbrauchen die Indonesier mehr als 50% der Welternte und zwar in Form aromatisierter Zigaretten, Kretek genannt.

Mit Gewürznelken richtig würzen

Die Gewürznelke ist ein starkes, dominierendes Gewürz, das man sparsam dosieren sollte. Bei Kompotten oder Suppen lässt man die ganzen Nelken 5 Minuten vor Fertigstellung mitkochen, bei Fleischgerichten 15 Minuten. Wichtig ist, die Gewürznelken nach Fertigstellung des Gerichtes zu entfernen, um ein zu kräftiges Auslaugen zu verhindern.

Qualität überprüfen

Qualitativ wertvolle Gewürznelken sind reich an ätherischen Ölen (und somit schwer), wenn sie in Wasser untergehen oder senkrecht schwimmen. Waagrecht schwimmende Gewürznelken sind leicht, weil entölt. Hochwertige Nelken sondern etwas Öl ab, wenn man sie mit dem Fingernagel eindrückt.

Mit Gewürznelken würzen

Bei uns verwendet man Gewürznelken bevorzugt für berauschende Getränke wie Glühwein und Punsch. Außerdem nimmt man Gewürznelken für Fruchtkompotte und eingemachtes Obst, hauptsächlich für Äpfel, Birnen und Zwetschken. Unentbehrlich sind sie im Lebkuchengewürz, aber auch für andere Süßspeisen kann man sie nutzen. Versuchen Sie einmal, Apfelstrudel statt mit Zimt mit Nelkenpulver zu würzen. Beliebt ist auch, eine mit Nelken gespickte Zwiebel zum Reiskochen zu verwenden. Einen Versuch wert wäre, Schinken vor dem Kochen zu spicken oder auch – sparsam – Schweinsbraten. Als Pulver passt Gewürznelke zu Wildschwein-, Rinder- und Entenbraten, Gemüsegerichten wie Rotkraut und Sauerkraut, zu Roten Rüben und Kürbis. Die gespickte Zwiebel kann man auch zu klaren Suppen (Huhn, Rind, Wild) geben.

Gewürznelken, exotische Würze

Es ist nicht möglich, alle Küchen, in denen Nelken verwendet werden, aufzuzählen. Sie sind bei den Chinesen beliebt, spielen eine wichtige Rolle in Sri Lanka und in der Mogul-Küche Nordindiens. Auch im Mittleren Osten, den arabischen Ländern und in Nordafrika würzt man vor allem Fleischspeisen oder Reisgerichte mit Nelken. Allerdings werden sie in der exotischen Küche vor allem als Bestandteil von Gewürzmischungen genutzt, z.B. in Currymischungen und im berühmten Fünf-Gewürze-Pulver, das aus gemahlenem Sternanis, Fenchelsamen, Sichuanpfeffer, Zimt und Nelken besteht. In China verwendet man diese Mischung für

Marinaden und Saucen und für Huhn-, Fleisch- und Fischgerichte, die mit Sojasauce gedünstet werden. Außerdem passt die Mischung zu knusprig gebratener Ente und gegrilltem Schweinefleisch.

Selbst gemachte Lebkuchen-Gewürzmischung

1 TL Nelken, ¼ TL Zimt, 1 TL Piment, ¼ TL Muskatnuss, 1 TL Ingwer, 1 Prise schwarzer Pfeffer. Die gemahlenen Gewürze vermischen und sofort verwenden. Eventuell kann noch zu dieser Grundmischung Kardamom gegeben werden.

Ingwer

Zingiber officinale, Ingwergewächs

„Der Ingwer ist ein eigenartiges Gewächs, das im troglodytischen Arabien sehr häufig wächst“, schrieb Dioskorides in seiner Materia medica im 1. Jahrhundert n. Chr., und auch Plinius behauptete in seiner Naturgeschichte, der Ingwer wachse in Arabien. Zweifellos wurde der Ingwer von geschäftstüchtigen arabischen Händlern ans Mittelmeer gebracht und sie verstanden es, die wirkliche Herkunft dieses Gewürzes geheim zu halten. Während die Römer ihn mehr als Gewürz schätzten, sowohl für Speisen als auch für Getränke, betrachteten die Griechen ihn nicht nur als Heilmittel, sondern vor allem auch als Duftstoff, der zu Parfüm und Salben verarbeitet wurde.

Die Heimat des Ingwer

Der Ingwer ist seit frühesten Zeiten als Kulturpflanze bekannt, daher kann seine Herkunft nur vermutet werden. Einige Botaniker glauben, dass der Ingwer ursprünglich in Polynesien beheimatet war, wahrscheinlicher ist aber seine Herkunft aus Nordostindien, da dort auch die Heimat vieler anderer Ingwergewächse wie Kardamom, Kurkuma etc ist. Heute wird Ingwer nicht nur in Sri Lanka, sondern von Thailand bis Malaysia, Indonesien, aber auch in tropischen Ländern Afrikas wie Sierra Leone und in Brasilien kultiviert. Ein besonders würziger Ingwer kommt aus Jamaika.

Ingwer selber kultivieren

Grundsätzlich ist es recht einfach, den Ingwer wachsen zu lassen. Man nehme ein frisches Rhizom, zu dem man oft auch „Knolle“ sagt, steckt es flach in eine mit Substrat gefüllte Schüssel, bedeckt sie mit Erde und gießt nicht zu stark. Nach kurzer Zeit werden schilfartige Blätter erscheinen, der Wurzelstock wird in der Folge Seitentriebe entwickeln, die man dann frisch ernten kann.

Gut sortierte Kräutergärtner bieten japanischen Ingwer (*Zingiber mioga*), auch Myoga genannt, an. Er verträgt sogar leichte Fröste und gedeiht im Sommer bei unseren Temperaturen sehr gut. Gegessen werden die schon im ersten Jahr wachsenden Blütenknospen und die zarten, hellen Rhizomenden, die gut nachwachsen. Der Geschmack ist etwas milder und hat eine Spur von Orangenschalenaroma. Will man also Ingwer frisch verwenden, empfiehlt sich die Kultur von Myoga.

Der Name des Ingwer

Der Name Ingwer stammt von dem altindischen Sanskritwort *shringavera*, was „geweihförmig“ bedeutet und damit anschaulich die Form der Wurzel beschreibt. Daraus leitete sich das lateinische Wort *zingiber* ab, vulgärlateinisch wurde *gingiber* und in der Folge das englische *ginger* daraus. *Zingiber officinale* ist auch heute noch der botanische Name und das Epithet officinale, von Offizin, altdeutsch Apotheke, deutet darauf hin, dass man den Ingwer schon immer als heilkräftige Pflanze schätzte.

Die Heilkraft des Ingwer

Schon Dioskorides meinte in seiner Materia medica, „*der Ingwer erwärmt, befördert die Verdauung, ist dem Magen gesund; er wird auch Gegengiften zugesetzt und hat in seiner Wirkung Ähnlichkeit mit dem Pfeffer.*“ Dieser Meinung waren auch sämtliche Kräuterdoctores des Mittelalters. Der Ingwer wurde nach den Prinzipien der Säftelehre Galens als erwärmend und befeuchtend betrachtet. Lonicerus schrieb ihm sogar erhitzende Wirkungen zu, weshalb der Ingwer im Mittelalter auch als liebesförderndes und männerstärkendes Heilmittel betrachtet wurde.

Der Ingwer im Ayurveda

In seiner Heimat Indien schätzt man übrigens auch die erhitzende Wirkung des Ingwer. Man sagt, dass er das Agni des Menschen, das Feuer des Lebens, das für eine gute Verdauung, den Glanz der Haut, aber auch für Mut und Entschlossenheit verantwortlich ist, entfache. Ein funktionierendes Agni zeigt sich übrigens am

Leuchten der Augen. Ingwer gilt im Ayurveda als magenstärkend, speicheltreibend, schleimlösend und entzündungshemmend. Wobei bei der Anwendung unterschieden wird: frischer Ingwer ist trocknend und stechend, getrockneter Ingwer dagegen warm und ölig.

Der Ingwer in der TCM

In der Traditionellen Chinesischen Medizin wird der Ingwer der Wandlungsphase Metall zugeordnet, zu der in analoger Weise die Farbe „weiß" und die Geschmacksrichtung „scharf", beides Ingwereigenschaften, zählen und auch der Lungen – und Dickdarmmeridian. Ingwer hilft daher, die Energie in diesen beiden Organsystemen aufrecht zu erhalten. Doch auch in der TCM wird unterschieden: frischer Ingwer hilft durch seine wärmende Wirkung bei Husten, Schnupfen, überhaupt Erkältungen mit feuchtem Auswurf und ganz besonders bei Grippe mit Schüttelfrost. Getrockneter Ingwer wärmt innerlich, wirkt magen- und verdauungsstärkend und hilft bei rheumatischen Erkrankungen. Er regt das Nieren-Yang an, weshalb er gegen kalte Füße und bei körperlicher Schwäche wirkt, und angeblich soll er anregend wirken, wenn *„die Männer auskühlen"*.

Kochen mit Ingwer

Die Heilkraft des Ingwer vermittelt sich auch durch die Verwendung als Gewürz. Dabei muss unterschieden werden, in welcher Form der Ingwer verarbeitet wird.

Frischer Ingwer wird gerieben oder fein gehackt und dann den Gerichten ohne langes Kochen beigegeben. Diese Verwendungsart bewirkt einen frischen, würzigen und scharfen Geschmack. Wenn frischer Ingwer lange mitgekocht wird, steigt seine Schärfe auf Kosten des Aromas.

Ganz anders ist der Geschmack von gebratenem Ingwer, wie in Indien beliebt. Brät man gehackten Ingwer in Öl oder Butterfett, so weicht die Schärfe zugunsten eines feinen milden Aromas.

In der japanischen Küche hat Ingwer in erster Linie als *benishouga*, aus jungen Rhizomen und mit Shiso-Blättern (*Perilla frutescens*) rosa gefärbt und sauer eingelegt, als Beilage zu Sushi seine Verwendung. Das hat sicher mit der starken antibakteriellen und dadurch auch konservierenden Wirkung des Ingwer zu tun. In China werden auf Fischmärkten immer frische Ingwerknollen dazwischen gelegt, damit die Fische nicht so schnell verderben.

Ingwerpulver ist eher aromatisch als scharf und wird bei uns in Europa primär zu Süßspeisen wie Ingwerplätzchen verwendet, bringt aber auch ein köstliches Aroma in Kartoffelpüree oder andere feine Gemüse wie Erbsen und junge Karotten.

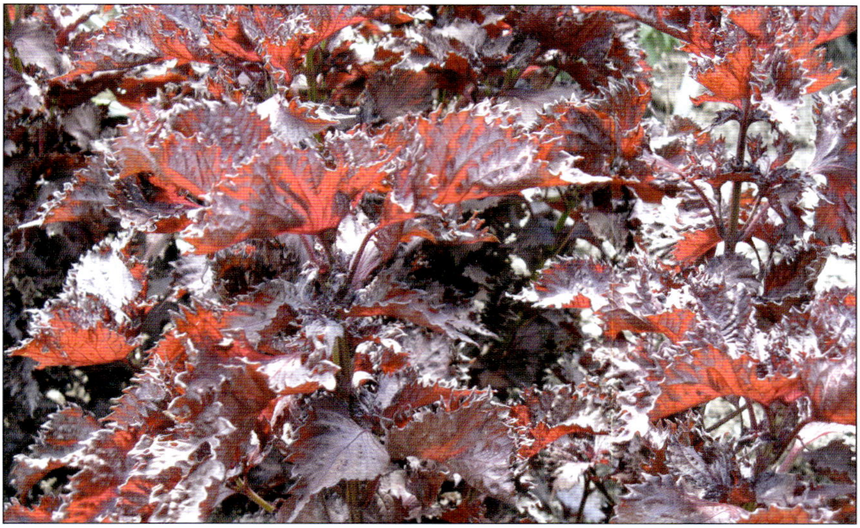

Die Shiso-Blätter sind nicht nur würzig, sondern färben auch rosa

Englische Ingwerplätzchen

1 Ei und 1 Eidotter mit 15 dag Staubzucker schaumig rühren, 1 TL Ingwerpulver und 13 dag Mehl darunter mischen. Auf einem Brett ausrollen und – wenn möglich mit Ingwerformen – Plätzchen ausstechen. Auf einem gebutterten Blech ½ Stunde ruhen lassen und dann im vorgeheizten Rohr bei 180°C ca. 15 Minuten backen. In Blechdose aufbewahren, sie brauchen einige Tage, bis sie weich werden, halten sich aber sehr lange in der Dose.

Würzige Ingwergerichte

Suppen, Fischgerichte, Currygerichte, Saucen, Fleisch- und Geflügeleintöpfe, fruchtige Desserts, Chutneys und Pickles, Gemüse.

Thailändische Hühnersuppe

1 Hühnerbrust weich kochen, dann in die Brühe etwas Chilischote, Zitronengrasblätter (Cymbopogon citratus), Kaffirlimettenblätter (Citrus hystrix), Ingwerscheiben und Limettensaft und Kokosmilch, geben, noch ca. 5 Minuten köcheln lassen, Hühnerbrust in Streifen schneiden, in die Suppe geben und servieren.

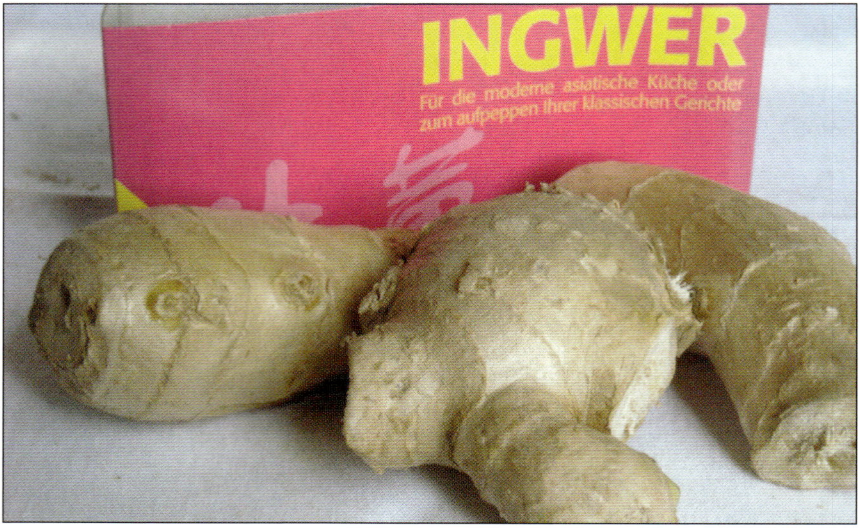

Frischer Ingwer ist leicht erhältlich

Gut für „Ale" und Likör

Ingwer ist eines der wenigen Gewürze, die zum Aromatisieren der verschiedensten Getränke verwendet werden. Was wäre ein britisches Pub ohne Ginger Beer und Ginger Ale. Besonders wärmend an kalten Wintertagen ist ein Ingwerlikör:

Ingwerlikör

1 l Cognac, 200 g brauner Zucker oder Honig, 20 g frischer Ingwer in Scheiben geschnitten (oder mehr, je nach gewünschter Schärfe), 3 Wochen ziehen lassen, dann abfiltern.

Ingwer als Arznei

Der Wurzelstock enthält ätherisches Öl mit Bestandteilen wie Zingiberen, die den Duft und das Aroma des Ingwer ausmachen. Die Schärfe geht auf nichtflüchtige Harze wie die Gingerole zurück. Auf Grund dieser Inhaltsstoffe ist der Ingwer wirksam gegen Bakterien, Pilze und Parasiten. Sie senken Blutzucker- und Cholesterinspiegel, sind immunstimulierend und schleimlösend bei Husten, entzündungshemmend und können auf Grund ihrer antioxidativen Wirkungen auch tumorvorbeugend sein. Ingwer ist magenstärkend, gallenflüssigkeitsanregend und hilft gegen Übelkeit.

Ingwertee

5g Ingwer (ein Stück so groß wie ein Daumenglied) grob zerkleinern, mit 150 ml kochendem Wasser übergießen und 5 Minuten ziehen lassen. Wenn gewünscht, mit Honig süßen.

Ingwer gegen „motion sickness"

In China wurde Ingwer schon immer, meist in kandierter Form gegen „Reisekrankheit" verwendet. Aus diesem Grund essen die Chinesen, ob im Auto, Flugzeug oder Schiff, ständig kleine Ingwerstücke. Wenn die Chinesen per Schiff nach Amerika auswanderten, nahmen sie Säcke mit Ingwer mit, um der Seekrankheit vorzubeugen. Diese Wirkung konnte wissenschaftlich bestätigt werden. Dabei wurden Probanden auf motorgetriebene Drehstühle gesetzt und die Wirkung des Ingwer mit einem synthetischen Stoff gegen Übelkeit und einem Plazebo verglichen. Es zeigte sich eine absolute Überlegenheit des Ingwer. Keiner der Probanden der Vergleichsgruppen war in der Lage, 6 Minuten im Drehstuhl zu bleiben, während die Ingwer-Probanden das schafften.

Ingwer wird daher von der Medizin gegen Reisekrankheit, Vertigo (Schwindel) und auch postoperative Übelkeit empfohlen. Über eine Wirkung gegen Schwangerschaftserbrechen gibt es noch zu wenig Studien. Die Einnahme kann als Tee oder in Form standardisierter Präparate erfolgen.

Schwindelgefühle beim Walzertanzen

Wissenschaftlich noch nicht erforscht ist, ob Ingwer auch dem „Drehschwindel" beim Walzertanzen vorbeugen kann. Starten Sie doch einen eigenen Versuch, indem Sie Ingwertee oder vielleicht gar einen Ingwerlikör vor dem nächsten Ballbesuch trinken. Anregend ist der Ingwer ganz sicher.

Kardamom

Elettaria cardamomum, Ingwergewächs

Als Einzelgewürz wird der Kardamom bei uns kaum genutzt. Hierzulande kennt man ihn höchstens als einen Bestandteil des Lebkuchengewürzes. Freunde von exotischen Gerichten wissen vielleicht, dass Kardamom auch zum Currypulver gehört und besondere Feinspitze wissen, dass K & K auch Kaffee und Kardamom bedeuten kann.

Kardamom, das „Luxusgewürz"

Kardamom stammt aus Südasien, wo er heute noch wild vorkommt und wo er wohl seit Jahrtausenden angebaut und gehandelt wurde. Schon 3000 v. Chr. war Kardamom in Mesopotamien und in China bekannt. Im antiken Griechenland und Rom fand er selten den Weg in die Küche. Nur im Kochbuch des Apicius findet man ein Rezept mit Kardamom als Bestandteil einer Fischsauce. Überwiegend wurde der Kardamom als Medizin und in der Parfumerie verwendet. Im Mittelalter wurde liebevoll vom „Cardamömlin" gesprochen, und wie in der Antike galt es als Luxusgewürz. Im Parsifal des Wolfram von Eschenbach wurde ein Prunkteppich mit Muskat-Gewürznelken- und Kardamompulver gestaltet. Gestoßener Kardamom mit Honig empfahl Tabaernomontanus als Mittel *„gegen blaue Mäuler, welche vom Schlagen oder Stoßen kommen."* Kardamom blieb auch in Zeiten des kolonialen Imperialismus ein hochpreisiges Handelsgut. Die Holländisch-Ostindische Kompanie schloss gegen 1700 mit den Einwohnern von Canarare einen Exklusivvertrag ab, von dort Kardamom zu kaufen. Nach dem Abschluss hatten es die Holländer gar nicht mehr eilig. Sie wollten im Schutz der Vereinbarung warten, bis der Kardamom billiger wurde. Doch die Händler von Canarare gingen nicht darauf ein und verkauften alle Kardamomvorräte an zwei englische Schiffe, die dort zufällig ankerten. *„Da müssen die Herren Holländer das Nachsehen haben, welches sie dann ziemlich schmerzte"*, berichtete ein deutscher Angestellter der holländischen Kompanie nicht ohne Schadenfreude.

„Heiß" geliebter Kardamom

Nach Safran und Vanille wird Kardamom oft als drittteuerstes Gewürz bezeichnet und der hohe Preis spiegelt die Beliebtheit dieses äußerst wohlriechenden Gewürzes wider. Mit 60% sind die arabischen Länder bis hin über Nordafrika die

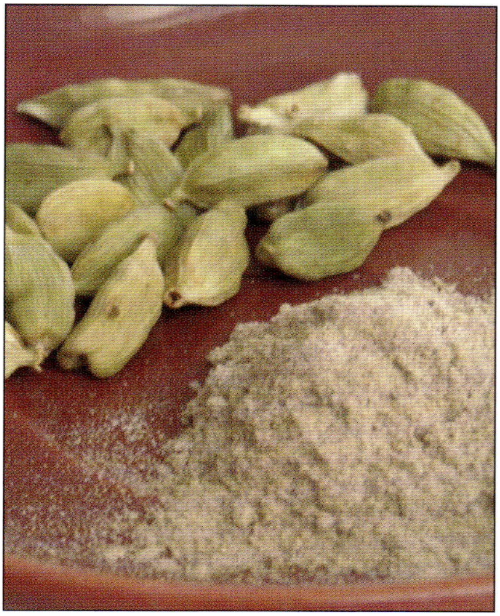

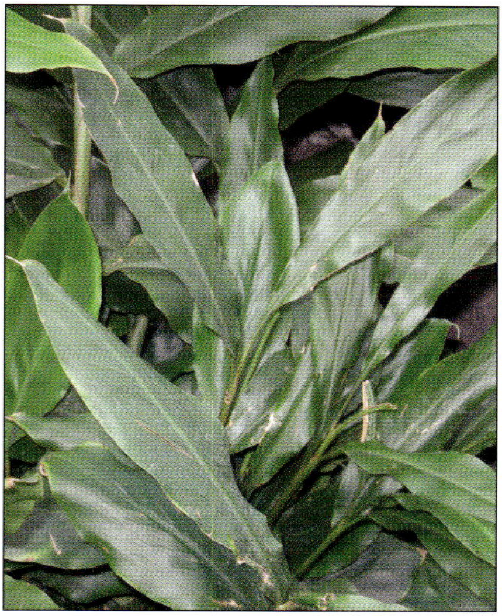

Am besten kauft man Kardamom in Form von Kapseln, er ist aber auch eine pflegeleichte Zimmerpflanze.

Hauptverbraucher. In Arabien braucht man Kardamom vor allem zum Würzen von Kaffee. Kardamomduftender Kaffee ist fast zum Symbol arabischer Gastfreundlichkeit geworden. Bei den Beduinen werden Kaffeekannen verwendet, in deren Ausguss Kardamomkapseln Platz finden. Der heiße Kaffee kommt beim Einschenken mit dem Gewürz in Berührung und nimmt dessen Aroma an. Wenn wir die kongenialen Partner Kaffee und Kardamom genießen wollen, gibt es mehrere Möglichkeiten: man kann frisch gemahlenen Kardamomsamen einfach unter das Kaffeepulver mischen oder die ganzen Kapseln im Kaffee mitziehen lassen. Diese Mischung macht müde Geister besonders munter: das Koffein des Kaffees regt an und Kardamom bringt nicht nur den Kreislauf in Schwung, sondern soll auch sinnlich anregend wirken. Diese perfekte Kombination ist für verschlafene Wintertage besonders zu empfehlen.

Exotische Würze

In arabischen Ländern wird nicht aller Kardamom für Kaffee verbraucht, Araber und Perser verwenden ihn auch für pikante Reisgerichte mit Fleisch, die eine Vielzahl von Gewürzen, dazu Nüsse und getrocknete Früchte wie Rosinen und Granatapfelkerne enthalten. In der mogulischen Küche Nordindiens wird Kardamom in großer Menge für köstliche Reisgerichte, Biryanis genannt, aber auch für feinwürzig geschmortes Fleisch wie Korma verwendet. Auch zu Currypulver gibt man kleine Mengen von Kardamom. In Kaschmir wird Kardamom aber vor allem zum Aromatisieren von grünem Tee verwendet.

In der mitteleuropäischen Küche ist Kardamom leider noch immer nur als Gewürz für Lebkuchen bekannt. Anders in Skandinavien, dort ist Kardamom eines der meistgebrauchten Gewürze einerseits für Feingebäck, aber auch für Pasteten und Wurstsorten.

Ingwergewächs Kardamom

Der Kardamom wächst mit Wurzelausläufern und entwickelt bis zu 2 m hohe Blätter, die sehr aromatisch sind mit einem Duft, der an Zimt erinnert. In Gartencentern wird Kardamom oft als „Zimtpflanze" verkauft. Nicht einmal in warmen Wintergärten kann man tropenähnliche Temperaturen erreichen, es ist also kaum möglich, dass Kardamom bei uns in Kultur blüht und Samen, die als Gewürz verwendet werden, entwickelt. Allerdings kann man auch die Blätter für exotisch schmeckende Tees und Gerichte verwenden. Kardamom behält sein exquisites Aroma besser, wenn er samt den Kapseln gekauft wird, obwohl die Kapselwand kaum Aroma beisteuert. Vor dem Gebrauch werden die Samen aus den Kapseln gelöst und dann zerkleinert oder frisch gemahlen. Wenn man Kardamompulver kauft, sollte es möglichst bald aufgebraucht werden.

Heilkräftiger Kardamom

„*Der Kardamom wärmt, beruhigt und stärkt den Magen, er fördert die Verdauung, wirkt gut gegen Kolik und Erkältungsbeschwerden im Magen und Gedärm*", schrieb ein englischer Kräuterkundiger im 18. Jhdt. Das sagt die Pharmakologie auch heute. Kardamom steigert die Magensaft- und Gallensekretion. Kardamom kann zur Behandlung von Verdauungsbeschwerden wie Blähungen und Meteorismus (Gasbauch), aber auch bei krampfartigen Magenbeschwerden eingesetzt werden. Wie Ingwer vermindert er eine zu hohe Säureproduktion des Magens. Außerdem hat Kardamom eine starke antibakterielle, pilzhemmende und antivirale Wirkung. Der beliebt gewordene Chai (oder Yogi-Tee) kann daher vor allem zur Vorbeugung von Erkältungserkrankungen in feucht-kalten Zeiten empfohlen werden.

Chai: 1 TL Kardamomfrüchte, 1 kleine Zimtstange, 1–2 Nelken, 2 dünne Scheiben frischer Ingwer, etwas ungespritzte Zitronenschale. Den Kardamom mit ¼ l Wasser 5 Minuten kochen lassen, dann die übrigen Gewürze dazu geben, noch einmal kurz aufkochen und zugedeckt eine Stunde ziehen lassen, abseihen und dann auf Trinktemperatur erwärmen. In der Adventzeit kann man so einen Tee natürlich auch zusammen mit Rotwein zu einem fabelhaften grippevorbeugenden Glühwein umfunktionieren.

Kardamomtee wird im Ayurveda vor allem auch bei Gärungsprozessen im Magen, die oft die Ursache von Halitose (Mundgeruch) sind, eingesetzt und außerdem auch bei Husten und Asthma. Er wirkt schleimlösend und regt das Herz an.

Der sinnliche Duft des Kardamoms

Das Ayurveda schreibt dem Kardamom eine aphrodisierende, sinnlich anregende Wirkung zu. In der arabischen Heilkunde war das Gewürz nicht nur der „Duft des Orients", sondern auch die „Samen des Paradieses", denen man eine deutlich mannesstärkende Wirkung zuschreiben konnte. Kein Wunder, dass vor allem Saudiarabien einen so hohen Konsum an Kardamom vorzuweisen hat. Außerdem soll der Duft auch eine positive Wirkung auf das seelische Gleichgewicht haben, geistige Klarheit schaffen und das Gedächtnis stärken. Alles gute Gründe, Ehemännern regelmäßig mit Kardamom gewürzte Speisen oder K & K, Kaffee mit Kardamom vorzusetzen.

Koriander

Coriandrum sativum, Doldenblütengewächs

Die Verwendung der Koriandersamen vor allem als Brotgewürz hat bei uns lange Tradition. Die Verwendung der eigenartig riechenden grünen Blätter war bislang exotischen Küchen wie der in Thailand vorbehalten. Neuerdings wagen sich aber im Zuge der Popularität von Ethno-Cooking zunehmend auch heimische KöchInnen darüber, frische Korianderblätter zum Würzen zu verwenden.

Koriander, Gewürz mit zwei Gesichtern

Der Koriander ist ein faszinierendes Gewürz, das frisch anders riecht und schmeckt als getrocknet. Die grünen Früchte und die Blätter haben ein eigenartiges Aroma, das im antiken Griechenland mit Wanzengeruch assoziiert wurde. Daher gaben sie der Pflanze den Namen Koriander von griech. *koris*, Wanze. Der Koriander stammt aus dem östlichen Mittelmeerraum, wo er schon lange verwendet wurde. Er wird im altägyptischen Papyrus Ebers erwähnt und kommt im Alten Testament mehrfach vor. Im Buch Mose wird er mit dem Manna verglichen, das die Kinder Israels beim Auszug aus Ägypten vor dem Hungertod bewahrte: *„Und es war weiß wie Koriandersamen und hatte einen Geschmack wie Brot mit Honig"*. Heute wissen wir, dass das Manna von den getrockneten Ausscheidungen der Manna-Tamariske stammt.

Griechen und Römer benutzten Koriandersamen als Würze für Wein, der dadurch angeblich noch berauschender wirkt, aber auch für Brot und Fleisch und als Arzneimittel. Mit den Römern kam der Koriander nach Mitteleuropa. Hier wurde er im Mittelalter eifrig gebraucht zum Vertreiben von Läusen und Wanzen, quasi nach dem homöopathischen Prinzip: *„Ähnliches mit Ähnlichem heilen."* In der mittelalterlichen Kräuterapotheke diente der Koriander, dessen Anbau von Karl dem Großen in seinem „Capitulare de villis" empfohlen wurde, innerlich und äußerlich angewandt, als Heilmittel gegen Krankheiten wie Cholera und Pest.

Koriander in der Küche

Koriander verliert gemahlen rasch an Aroma. Besser ist es, die ganzen Samen kurz trocken anzurösten und dann frisch zu mahlen. Bei uns ist Koriander nach wie vor als Gewürz für Brot und Backwaren bekannt. Doch er eignet sich auch hervorragend zum Würzen von Linsen, Karotten, Karfiol und Pilzen. Er wird zum Einlegen von Gurken und Kürbis verwendet und eignet sich auch für manche Süßspeise oder Fruchtsalat. Auch Fleischgerichte wie Lamm, Wild und Schwein schmecken ausgezeichnet mit gemahlenem Koriander gewürzt. Übrigens hat Koriander eine hohe Affinität zu Kreuzkümmel, diese beiden Gewürze bilden geradezu ein natürliches kulinarisches Paar. Doch das leitet schon über zur Verwendung von Koriander in exotischen Gerichten.

Koriander in der globalen Küche

Frisches Koriandergrün zu verwenden, war bis vor kurzem in Europa unvorstellbar. Einzig in Portugal, wo der Koriander „Coentro" genannt wird, nimmt er zum Bestreuen von Gerichten den gleichen Stellenwert ein wie Petersilie. Durch die spanischen Eroberer kam der Koriander neben anderen Gewürzen nach Mexiko, wo er unter dem Namen „Cilantro" zu einem beliebten Würzkraut in ganz Lateinamerika wurde. Aus der mexikanischen Küche ist er jedenfalls nicht wegzu-

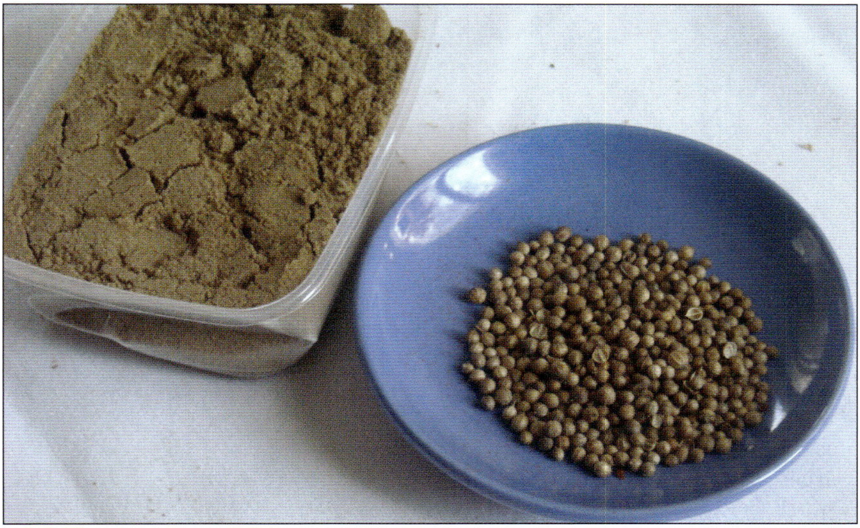

Koriander kann sowohl gemahlen als auch in Form der ganzen Samen verwendet werden

denken. Als gemahlenes Gewürz aus den Samen ist er neben Chili, Kreuzkümmel und Oregano Bestandteil der Chili con carne-Gewürzmischung. Der Salsa cruda, einer scharfen Tomatensauce, die übrigens dort schon zum Frühstück über Huevos rancheros, sozusagen mexikanische Spiegeleier, gegeben wird, gibt das Koriandergrün ebenso ihren typischen Geschmack wie der Guacamole, einer Mischung aus Avocados, Tomaten, Chilis, Zwiebeln und Knoblauch.

In fast allen Küchen Nordafrikas findet man Rezepte mit Koriander. In Marokko gehört er vor allem in Suppen und Salate. *Dukkah* ist eine beliebte Gewürzmischung in Ägypten, bestehend aus Koriandersamen, Kreuzkümmel, Sesamkörnern und Nüssen, die nicht nur zum Würzen von Lammgerichten geschätzt wird, sondern, mit Olivenöl gemischt, auch als pikanter Brotaufstrich verwendet werden kann. Auch im arabischen Raum und überhaupt im gesamten Vorderen Orient ist Koriander sowohl als frisches Blattgrün als auch als Samenpulver ein Muss zum Würzen. Die bekannte jemenitische Würzpaste *Zhoug* enthält neben frischen grünen Chilis und Knoblauch noch reichlich Korianderblätter und -früchte sowie Kardamom, Pfeffer und Olivenöl. In den Ländern am Persischen Golf werden Korianderblätter ebenfalls zum Würzen von Schaf-, aber auch anderen Fleischgerichten verwendet.

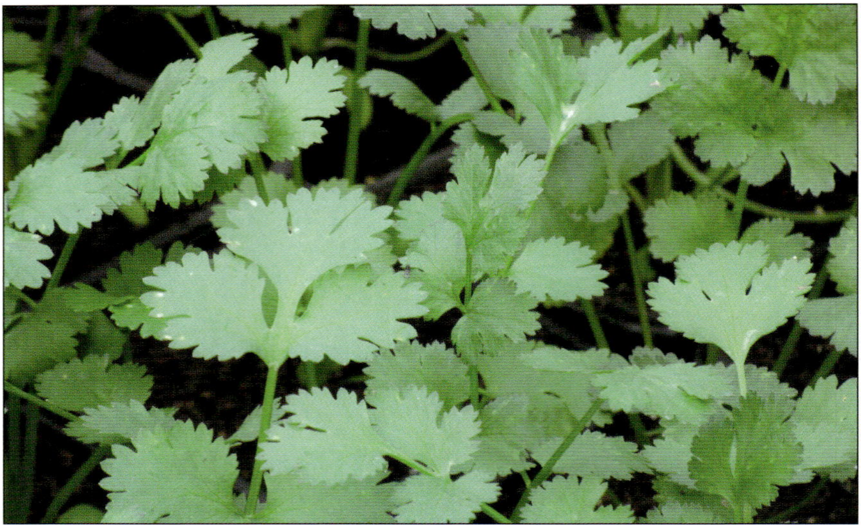

Die Blätter des Koriander werden auch bei uns zum Würzen immer beliebter

Indien ist das Heimatland der meisten exotischen Gewürze, und der Koriander ist ein wesentlicher Bestandteil dessen, was als Currypulver bezeichnet wird. In Indien verwendet man aber nie fixe Gewürzmischungen, sondern wandelt diese je nach Gericht ab. *Garam masala* nennt man solche aromatische Mischungen in Nordindien, die mit Koriander, Kreuzkümmel, Kardamom, Zimt und Nelken eher mild sind. *Sambaar* ist das südindische Gegenstück, reichlich scharf durch Bestandteile wie Chilis, Bockshornklee, schwarzem Senf, Pfeffer und natürlich Koriander. In der indonesischen Küche wird Koriander Ketumbar genannt und eher nur die Samen verwendet. In Teilen Chinas hingegen gibt es kaum Gerichte, auf denen die gehackten Blätter nicht als Dekoration auftauchen. Auf Grund dieser Beliebtheit wird er in Kochbüchern oft als „chinesische Petersilie" bezeichnet. In Japan und Korea findet man ihn nur gelegentlich als frische Würze.

Koriandergrün in der Thai-Küche

Die thailändische Küche ist ohne Koriander undenkbar, er ist dort das beliebteste Würzkraut, und zwar verwendet man sowohl frische Blätter als auch Wurzeln und die Samen geröstet oder als Pulver gemahlen. Berühmt geworden ist eine sauerscharfe Garnelensuppe, die Tom Yum Gung genannt wird. Sie steht in Thailand fast täglich am Speiseplan. Diese köstlich schmeckende Suppe könnte bald mehr als nur Vorspeise sein, denn japanische und thailändische Wissenschafter haben die Zutaten – neben Koriander noch Galgant, Zitronengras und Limonen – genauer untersucht. Das Ergebnis: die Inhaltsstoffe der Gewürze schützen vor Magen-und Darmkrebs und zwar hundertmal besser als andere zur Vorbeugung gegen Krebs empfohlene Lebensmittel. Im häufigen Konsum dieser Suppe sehen die Forscher auch den Grund, dass in Südost-Asien Magen- und Darmkrebs extrem selten sind. In weiteren Tests soll jetzt herausgefunden werden, ob die Suppe sogar als Therapie bei einer bereits bestehenden Krebserkrankung eingesetzt werden kann.

Rezept für Tom Yum Gung

1 l Fischsuppe,1 Limone, dünn geschnitten, getrocknete Blätter von der Kaffirlimette, Citrus hystrix , 1 frische rote Chilischote, Zitronengrasblätter, 1 TL gehackter Knoblauch, etwas frische Galgantwurzel, gehackte Korianderblätter, 1 Frühlingszwiebel, gehackt, Garnelen oder Shrimps und 2 EL Fischsauce (gibt es in Asienläden). Fischsuppe aufkochen, Zitronengras, Limone und Chilischote hineingeben und 5 Minuten köcheln lassen. Garnelen oder Shrimps und die restlichen Gewürze dazugeben, weitere 5-10 Minuten köcheln lassen und mit Fischsauce abschmecken. Mit Korianderblättern garnieren.

Ähnlich beliebt wie in Thailand ist frischer Koriander auch in Vietnam, wo auch noch andere Kräuter mit Koriandergeschmack wie Rau Ram (*Persicaria odoratum*) oder Vap Ca (*Houttuynia cordata*) zum Würzen von Suppen verwendet werden.

Würzen mit Korianderblättern

Nachdem wir nun der Duftspur des Koriander rund um die Welt gefolgt sind, wird vielleicht mancher den Wunsch verspüren, eigene Würzversuche damit zu unternehmen. Wenig experimentiererprobte europäische Gaumen seien aber gewarnt und sollten nur sparsam mit frischem Koriander würzen. Ich kann aber versichern, man gewöhnt sich an den eigenartig scharfen, etwas seifigen Geschmack. Leider bekommt man frisches Koriandergrün nur auf Märkten zu kaufen, bei denen globale Vielfalt zu finden ist wie am Wiener Naschmarkt. Der einjährige Doldenblütler ist aber sehr leicht anzubauen und lässt sich sogar im Topf oder im Fensterkistchen kultivieren. Die Samen dagegen sind in gut bestückten Gewürzregalen auch in Supermärkten zu finden.

Heilsamer Koriander

Koriander ist ein effektives Heilmittel zum Entgiften. Die Inhaltsstoffe der Samen erhöhen in der Leber die Aktivität von Entgiftungsenzymen, weshalb der Genuss des Tees auch bei gelegentlich erhöhtem Alkoholkonsum empfohlen werden kann. Außerdem wirkt der Tee krampflösend und lindernd bei vielen Magen- und Darmleiden.

Tee: 1 TL frisch zerstoßene Korianderfrüchte im Aufguss mit 1/4l heißem Wasser zubereiten, 10 Minuten ziehen lassen.

Koriander zum Entgiften

In neuester Zeit gewinnt der Koriander Bedeutung in der Behandlung von Umweltgiften. Die ätherischen Öle der Blätter sind offenbar in der Lage, eine effektive Quecksilberentgiftung des Nervensystems und der Depots der Zellen zu bewirken, indem sie das an den Ionenkanälchen anhaftende Quecksilber lösen. Dabei ist nur das frische Kraut wirksam, nicht das getrocknete. Zur Schwermetallausleitung stellt man daher am besten eine Koriandertinktur her.

Tinktur: Frische Blätter klein schneiden, locker in ein Glas einfüllen, mit 40% Alkohol übergießen und 3 Wochen dunkel stehen lassen. Dann abfiltern. 1–3 mal täglich 5 Tropfen einnehmen.

Die Quecksilberausleitung sollte allerdings erst nach einer Kur zur allgemeinen Entgiftung mit Bärlauchtinktur durchgeführt werden, da sonst der Organismus zu stark mit dem „Verlagern“ des Quecksilbers belastet wird. Außerdem sollte während der Einnahme von Koriandertinktur möglichst viel getrunken werden, am besten Nieren- und Lebertees und viel Wasser.

Gegenanzeige: Nicht bei noch vorhandenen Amalgamfüllungen und nicht während der Schwangerschaft und bei akuten Erkrankungen (z. B. Rheumaschub).

Kreuzkümmel

Cuminum cyminum, Doldenblütengewächs

Zwischen dem Aroma von Kreuzkümmel und Kümmel liegen Welten. Man könnte fast geneigt sein, den Unterschied auch darin zu sehen, dass der wärmeliebende Kreuzkümmel mit seinem sinnlichen Geruch nur dort wächst und verwendet wird, wo Sinnlichkeit zwischen Mann und Frau als selbstverständlich betrachtet wird. Der Kümmel dagegen mit seinem eher strengen, herben Geruch ist das Gewürz hierzulande, wo eheliche Werke früher weniger der Lust, sondern der Nachwuchsproduktion dienten. Man denke an den überlieferten Spruch von Luther: „*In der Woche zwier, ist gut für Mensch und Tier.*" Interessant ist aber, dass der „Kümmel" der Antike, der in altrömischen Rezepten als unentbehrlich für fast alle Gerichte betrachtet wurde, der Kreuzkümmel war. Übrigens war man im alten Rom überzeugt, dass Kreuzkümmel auch dem dümmsten Gesicht den Ausdruck verleihen kann, als ob sein Besitzer sich in anstrengende Studien vertiefe.

Schon in ägyptischen Begräbnisstätten fand man Kreuzkümmel. Die Ägypter nannten ihn *tapnen*, verwendeten aber auch oft die semitische Bezeichnung *kamini*, aus der die Griechen *Kyminon* und die Römer *cyminum* machten.

Mehr als einmal ist im Alten Testament von diesem Gewürz die Rede. „*Denn quetsach wird mit dem Stab ausgeschlagen und kammon mit dem Stock*" (Jesaja), wurde lange Zeit so interpretiert, dass es sich um Dill und Kümmel handle. Der Kümmel, der auch heute noch im Vorderen Orient verwendet wird, ist aber der Kreuzkümmel und daher sicher kammon. Er ist ein „Muss" für Linsensuppen wie die, mit der Jakob dem Esau sein Erstgeburtsrecht abkaufte. Mit quetsach dürfte aller Wahrscheinlichkeit nach der Schwarzkümmel (Nigella sativa) gemeint sein, denn dessen Samen müssen aus den Kapseln ausgedroschen werden.

Noch im Mittelalter wurde Kreuzkümmel häufiger verwendet als unser heimischer Kümmel. Im Mittelalter nannte man ihn den „Römischen Kümmel", und Tabernaemontanus beschreibt 150 Anwendungsvorschläge in seinem Kräuterbuch: Magen- und Darmleiden, Kopfschmerzen und Augenkrankheiten seien als Beispiele genannt.

Kreuzkümmel kulinarisch

Heute ist der Kreuzkümmel aus unserer Küche verschwunden, beginnt aber über Ethno-Cooking-Rezepte wieder Eingang zu finden. In den Küchen des Vorderen Orients wird er zu *Hummus*, einer Kichererbsenpasta oder *Baba Ghanoj*, einer

Melanzanivorspeise, als Würze verwendet. Falafel sind mittlerweile auch bei uns bekannt und ohne Kreuzkümmel nicht autochthon. Für die, die sie noch nicht kennen – es sind frittierte Bällchen aus einem Teig von Kichererbsenmehl. Von dem wunderbaren Aroma profitieren aber auch Karottengerichte und überhaupt alle Gemüsespeisen. In Indien ist der Kreuzkümmel allgegenwärtig. „Curry" ist die Gewürzmischung, die wir den Engländern verdanken, *Garam masala* dagegen die je nach Region und Gericht variable Gewürzmischung. Unentbehrlich ist bei allen der Kreuzkümmel in Pulverform. Auch in Lateinamerika hat sich der Kreuzkümmel einen Platz erobert, zu Bohnengerichten wie *Chili con carne* gehört neben Chili und Oregano unbedingt auch Kreuzkümmel.

Marokkanischer Karottensalat

Karotten in Salzwasser bissfest kochen, in Scheiben schneiden. In einer Marinade aus Olivenöl, Kreuzkümmel, Pfeffer, Knoblauch und Petersilie ziehen lassen. Wunderbar als Fingerfood (natürlich mit Zahnstocher) bei sommerlichen Festen.

Kreuzkümmel als Heilmittel

Auf Grund seiner ätherischen Öle ist Kreuzkümmel ein heilsames Gewürz bei Darmkrankheiten, Blähungen und Durchfall. Aufgrund der Anteile von Thymol im ätherischen Öl kann man ihn auch als Tee bei Atemwegsproblemen verwenden. Bei Menstruationsschmerzen junger Mädchen findet Kreuzkümmel im Ayurveda Anwendung, da er sicher auch eine hormonell anregende Wirkung haben kann. Auch beim Reizdarm kann seine Anwendung entweder als Tee oder in Form regelmäßiger Gewürzanwendung empfohlen werden.

Kümmel

Carum carvi, Doldenblütengewächs

Nicht alles, was „Kümmel" im Namen hat, ist auch Kümmel. Der Schwarzkümmel zum Beispiel ist ein Hahnenfußgewächs, bei dem die schwarzen Samen

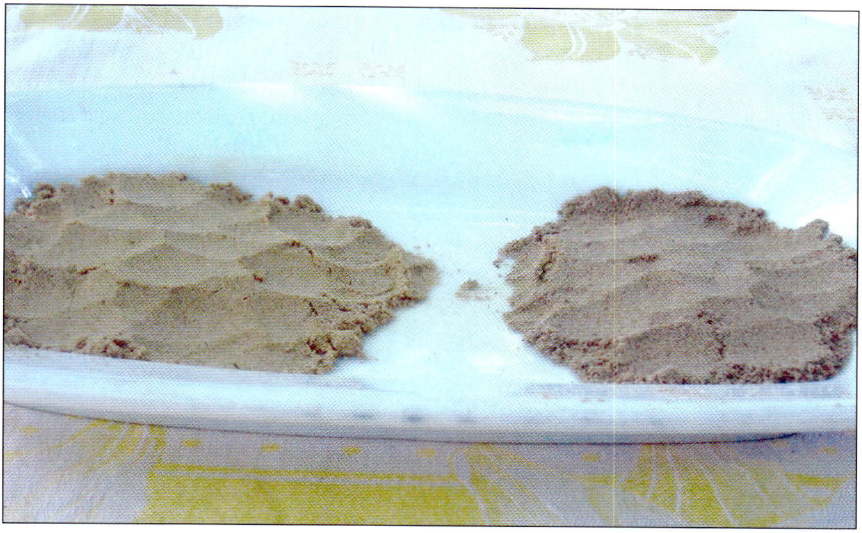

Farblich ist der Unterschied zwischen Kreuzkümmel und Kümmel nicht so groß, aber im Duft liegen Welten dazwischen

vor allem gegen Allergien wirksam sind. Der Kreuzkümmel dagegen ist wie der echte Kümmel ein Doldenblütler und auch seine Wirkung ist ähnlich.

Echter Kümmel, eine Wiesenpflanze

Bis in hohe Gebirgslagen wächst der Kümmel vor allem in Mitteleuropa in Wiesen. Leider sind solche kräuterreichen Wiesen auf Grund von Überdüngung schon selten geworden. Sollte man Kümmel selber sammeln wollen, ist Vorsicht geboten, da die Verwechslungsmöglichkeit mit giftigen Doldenblütlern groß ist. Kümmel lässt sich aber leicht anbauen, er wächst zweijährig, das heißt, dass er erst im zweiten Jahr nach dem Anbau blüht und Früchte bildet. Es lohnt sich, Kümmel anzubauen, da man dann die Möglichkeit hat, voll ausgereifte Samen zu ernten und diese haben ein unvergleichliches Aroma.

Kümmel für den Darm

Anis, Fenchel und Kümmel sind die drei Doldenblütler, die als blähungswidrige Mittel verwendet werden. Es gibt aber Unterschiede in der Wirkung: Anis ist wirkungsvoll als Hustentee, den man auch schon Säuglingen geben kann. Kümmel dagegen ist das Karminativum (*carminare*, lat. reinigen) schlechthin und der Fenchel steht sozusagen dazwischen. Man kann ihn sowohl als Hustentee als auch als blähungswidriges Mittel verwenden, in beiden Fällen ist er aber weniger stark in der Wirkung als die vorgenannten Pflanzen. Wenn Babys und Erwachsene also unter Blähungen leiden, wäre es sinnvoll, Kümmel als Tee anzuwenden. Bei Erwachsenen darf es auch schon einmal Kümmelschnaps sein. Wichtig ist bei der Anwendung, dass die Samen vorher zerquetscht werden. Die ätherischen Öle, auf die hauptsächlich die Wirkung zurückzuführen ist, befinden sich nämlich in Ölgängen, und die müssen in den harten Kümmelsamen erst einmal „frei gelegt" werden. Das ätherische Öl, das bis zu 7% in den Früchten zu finden ist, hat als Hauptbestandteil Carvon, dem die krampflösende und damit blähungswidrige Wirkung zuzusprechen ist, daneben hat Carvon auch eine wachstumshemmende Wirkung auf Bakterien und Pilze. Das ätherische Kümmelöl hat laut wissenschaftlichen Untersuchungen eine stärkere fungizide Wirkung als üblicherweise eingesetzte synthetische Mittel.

Kümmel ist also nicht nur blähungswidrig, er hilft bei Reizdarm, verhindert Fäulnisprozesse im Darm, bringt die Magensäfte ins Fließen und regt sogar die Bauchspeicheldrüsensekretion an, so dass er insgesamt die gesamte Verdauungsleistung aktiviert. Vor allem nach Antibiotikagaben sollte Kümmeltee getrunken werden.

Teezubereitung: 1 gehäufter Teelöffel zerquetschte Früchte, im Aufguss mit ¼ l heißem Wasser, 10 Minuten zugedeckt ziehen lassen.

Kümmelschnaps (für Erwachsene): 2 bis 3 Handvoll Kümmelfrüchte zerquetschen, in ein Schraubglas geben und mit ca. ½l Korn oder Grappa übergießen. Auf eine sonnige Fensterbank stellen und nach drei Wochen abfiltern. Bei Blähkoliken 1 TL Kümmelschnaps mit etwas Wasser einnehmen. Der Schnaps lindert auch Blähungen, wenn man den Bauch damit einreibt.

Kümmel für Mutter und Kind

In der Volksmedizin ist der Kümmel schon immer das Kardinalmittel zur Anregung der Milchbildung. Daher gibt es kaum einen Stilltee, der nicht Kümmel enthält. Kümmel verbessert auch die Verträglichkeit der Muttermilch und mindert so die Dreimonatskoliken der Säuglinge. Eine psychosomatische Deutung dieser Dreimonatskolik könnte übrigens die sein, dass nach drei Monaten die Mutter des Babys sich auch wieder für dessen Vater interessiert und aus Protest dagegen schreit das Baby so, dass es Koliken bekommt. Kümmeltee ist jedenfalls das beste Mittel gegen Blähungen der Säuglinge.

Zubereitung (laut neuen Untersuchungen für Kinderdosierungen): Bis zum 1. Lebensjahr 1 g (=ca. 1 Mokkalöffel) zerquetschte Früchte mit 150 ml heißem Wasser übergießen und 10 Minuten ziehen lassen. Das ätherische Öl kann auch in einem Trägeröl äußerlich gegen Blähungen eingesetzt werden. Dafür gibt man 10 Tropfen ätherisches Kümmelöl in 100 ml Mandelöl. Kümmel ist in allen handelsüblichen „Bäuchleinölen" enthalten.

Kümmel als Gewürz

Auch wenn Kümmel als Charaktergewürz des deutschsprachigen Raumes gilt, wurde bis ins Mittelalter primär Kreuzkümmel als Gewürz verwendet. Der Kümmel unserer Wiesen wurde schon in neolithischen Pfahlbauten gefunden, allerdings ist damit noch nicht bewiesen, dass er auch als Gewürz verwendet wurde. Karl der Große befahl seinen Anbau auf seinen Gütern, allerdings primär als Heilmittel. Wie viele andere duftende Gewürze galt der Kümmel vor allem als zauberabwehrendes Mittel. *„Kümmel und Dill, dann kann die Hex nicht wie sie will"*, der Kümmel diente zur Vertreibung böser Geister und ein Kümmeltöpfchen wurde unruhigen Kindern unter das Bett gestellt. Erst im 16. Jhdt. eroberte Kümmel die mitteleuropäischen Küchen und wurde als Gewürz für Brot, Käse, Fleisch und Suppe beliebt. Seinen deutschen Namen hat der Kümmel vom lateinischen *cuminum* für Kreuzkümmel, dem frostempfindlichen Gewürzkonkurrenten, der bis dahin primär als Gewürz verwendet wurde.

Kümmel kulinarisch

Als Gewürz verwendet man die ganzen Früchte und eher selten das Pulver. Kümmelaroma passt nicht besonders zu anderen Gewürzen, lediglich die Kombination mit Knoblauch ist üblich. Man verwendet Kümmel sowohl für Fleisch (speziell Schweinsbraten, Rindsgulasch, Schweinspörkölt etc.) als auch für Gemüse. Sauerkraut, Krautsalat und alle Kohlgerichte schmecken ohne Kümmel fade und außerdem ist die blähungswidrige Wirkung bei solchen Gerichten auch protektiv. Auch Rote Rüben, Erdäpfelgerichte (Kartoffeln vom Blech, Erdäpfelgulasch etc.) sollten mit Kümmel gewürzt werden. Vor allem als Brotgewürz, auf Salzstangerln, Brezeln und Käsegebäck ist Kümmel unentbehrlich.

Kurkuma

Curcuma longa, Ingwergewächs

Die tropische Gelbwurz ist botanisch eng mit dem Ingwer verwandt. Die Heimat der Kurkuma ist vermutlich Indien. Als die Arier nach Indien kamen, wurde Kurkuma dort bereits kultiviert. Das Ayurveda bezeichnet die Urbevölkerung abfällig als „Kurkuma-Esser". Aber die Arier nahmen Kurkuma rasch in die Liste der heiligen Pflanzen auf, und bis heute gilt er als Glücksbringer, der Bestandteil vieler Verlobungs-, Hochzeits- und Fruchtbarkeitsriten in Indien ist. Vor allem Sakralgegenstände werden oft mit Kurkumapulver eingerieben, um Glück und Segen zu beschwören. In Indien gewann man aus Kurkuma auch seit jeher einen Farbstoff, der Baumwolle, Seide und Wolle gelb färbte. Im Lauf des 19. Jhdts. wurde das Sonnengelb von Kurkuma durch billige künstliche Farbstoffe ersetzt. So ganz konnten sich die Inder aber von ihrem Naturfarbstoff nicht trennen: Sie verwenden ihn heute noch zur Körperbemalung und natürlich als Bestandteil vieler Gewürzmischungen.

Geschichten um Kurkuma

Kurkuma gelangte schon im Altertum aus Indien nach Europa. Dioskorides beschreibt das Gewürz: „*Es gibt eine Art Cypergras, das in Indien wächst, dem Ingwer ähnlich ist, aber beim Kauen safrangelb wird und bitter schmeckt*". In der arabischen Medizin spielte Kurkuma eine große Rolle, aber man nutzte die Farbkraft der Pflanze auch für Speisen. Doch die Araber färbten nicht nur mit Kurkuma, sondern auch mit Safran. Der Name Kurkuma kommt jedenfalls von arabisch, *kurkum*, und dies ist eine Bezeichnung für Safran. Noch heute kann es sein, dass man im Basar ein gelbes Pulver als teuren „Safran" angeboten bekommt, obwohl Safran anders aussieht, riecht und schmeckt als Kurkuma. In der Nahrungsmittelindustrie spielt ein Farbstoff, der aus Kurkuma gewonnen wird, heute eine große Rolle. Als „E100" muss er in den Lebensmitteln angegeben werden.

Kurkuma als Gewürz

Frisch wirkt der Wurzelstock aromatisch und schmeckt herb und leicht brennend. Getrocknet entwickelt er ein würziges Aroma, das sich bei längerem Lagern aber bald in muffig verwandelt. Auch die gelbe Farbe ist infolge ihrer Lichtempfindlichkeit nicht sehr beständig beim Lagern.

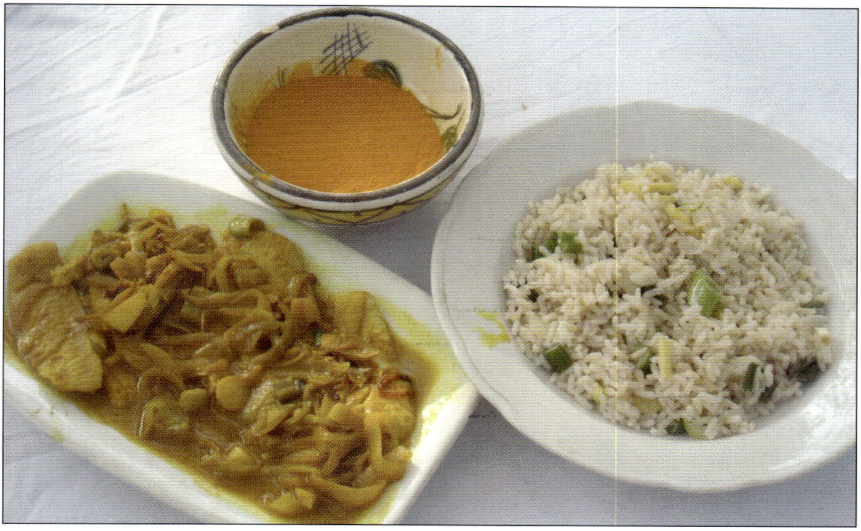

Kunjit nennt man in Indonesien den Kurkuma und
nutzt ihn auch für Gerichte wie Fisch mit Ingwer und dazu Kokosreis

Aus der indischen Küche ist Kurkuma nicht wegzudenken. Zu den Speisen, die so gut wie immer mit Kurkuma zubereitet werden, gehören alle Arten von Hülsenfrüchten, vor allem Linsen. Auch Kartoffelcurries werden immer mit Kurkuma gewürzt. Am bekanntesten ist wohl mit Kurkuma gelb gefärbter Reis, den man in vielen asiatischen und auch in der indonesischen Küche findet. Kurkuma ist auch in manchen indischen Gewürzmischungen enthalten, das bei uns bekannte Curry-Pulver ist aber eine englische Erfindung.

Curry oder Kari

Das tamilische Wort *kari* bedeutet Suppe oder Sauce und wurde von den Briten in der Form „Curry" als Sammelbezeichnung für alle pikanten indischen Speisen, vor allem solche mit Sauce, übernommen und auch für ähnliche Speisen anderer Länder. So gibt es viele Currygerichte in Thailand oder Indonesien. Das von den britischen Heimkehrern adaptierte Currypulver hat jedoch mit dem indischen Kari nicht viel zu tun. Dieses Currypulver ist eine dem britischen Gaumen angepasste Gewürzmischung, die das aus Kreuzkümmel, Koriander, Bockshornklee und eben Kurkuma zusammengesetzt ist und viel weniger Pfeffer oder Chili enthält als indische Gewürzmischungen wie das Garam masala.

Südindisches Garam masala für Vindaloo-Gerichte

1 TL Kardamomsamen, 1 Zimtstange, 2 TL Nelken, 2 TL Kreuzkümmelsamen, 1 TL Bockshornkleesamen, 1 ½ TL schwarze Senfkörner, 1 TL Pfefferkörner, 3 TL Koriandersamen trocken in der Pfanne rösten, mahlen, dann Knoblauch nach Geschmack, frischer Ingwer, ½ TL Kurkuma gemahlen, 1-5 TL Chilipulver (je nach Lust auf Schärfe) dazugeben.

Kurkuma für westliche Gerichte

Da Kurkuma keinen sehr starken Eigengeschmack hat, kann man es für viele Gerichte verwenden, denen man eine leuchtend gelbe Farbe geben will. Versuchen Sie Kurkumapulver zu Hühnersuppe, Kartoffelgerichte, Eierspeisen, Saucen, vor allem zu selbst gemachter Mayonnaise, zu Aufstrichen, beispielsweise Eiaufstrich und die Beziehung zum Huhn kann man auch dadurch unterstreichen, dass man ein Brathuhn vor dem Braten mit Kurkuma einreibt. Gelb gefärbter Reis lässt einem übrigens das Wasser im Mund schneller zusammenrinnen als normaler weißer.

Heilpflanze Kurkuma

Der gelbe Wurzelstock enthält ein ätherisches Öl (bis 5 %) und Curcuminoide, eine Reihe mehrerer chemisch verwandter Verbindungen, die für die Färbekraft verantwortlich sind. Der wichtigste Bestandteil wird Curcumin genannt und ihm werden viele therapeutische Wirkungen zugesprochen.

Im Ayurveda hat Kurkuma eine lange Tradition und wird bei vielen Erkrankungen eingesetzt. Es wird bei Infektionskrankheiten, Vergiftungen und Schwächezuständen verwendet, aber auch bei Übelkeit, Verstopfung und Koliken. Auf Grund der wundheilenden und entzündungshemmenden Wirkung wird Kurkuma auch bei Verstauchungen und Prellungen oder bei Ekzemen angewendet.

Kurkuma, altbewährtes Gallenmittel

Schon seit langem wird Kurkuma in der Westlichen Medizin als Gallen- und Lebermittel eingesetzt. Meist wird es zu Kombinationspräparaten gemischt, aber auch als Einzelmittel gibt es Kurkuma in therapeutisch wirksamer Form als Dragees.

Die Kurkuma-Wirkstoffe sind gallenflüssigkeitsanregend, die Menge der gebildeten Gallenflüssigkeit kann bis um das Dreifache gesteigert werden. Auch die Gallenblasenmuskulatur wird stimuliert, weshalb mehr Gallenflüssigkeit im Darm zur Verdauung verfügbar ist. Dadurch wird die Fettverdauung verbessert und Kurkuma wird bei Beschwerden wie Druck im Oberbauch, Völlegefühl und Blähungen eingesetzt. Außerdem wirkt das ätherische Öl beruhigend und krampflösend auf die Muskulatur von Magen und Darm.

Durch die vermehrte Bildung von Gallensäuren hat Kurkuma auch eine positive Wirkung auf die Blutfettbildung, es reduziert Cholesterin auf diversen Stoffwechselebenen.

Achtung: Nicht bei Gallengangverschluss oder Gallensteinen einsetzen.

Kurkuma für die Leber

Dass Kurkuma die Gallenflüssigkeitsproduktion steigert, ist lange bekannt. Neue, vor allem finnische Studien zeigten, dass es sich auch positiv auf die Leberzellbildung auswirkt und ein viel versprechendes Mittel gegen Leberschäden, die durch Alkoholmissbrauch entstehen, sein könnte. Auch Hepatitis-C-Patienten wird der Einsatz von Kurkuma empfohlen, da es Virenschäden in den Leberzellen minimieren kann.

Kurkuma, starkes Antioxidans

Mit den Inhaltsstoffen von Kurkuma beschäftigen sich heute zahlreiche Wissenschaftler weltweit. In einer internationalen Medizin-Datenbank finden sich 1400 Verweise auf wissenschaftliche Publikationen bei dem Stichwort Kurkuma! Der Schwerpunkt der Arbeiten bezieht sich auf die antioxidative Wirkung und die daraus resultierenden möglichen Antitumorwirkung. Erste Ergebnisse amerikanischer Untersuchungen zeigten im Laborversuch, dass Kurkuma die Ausbreitung von Melanomen, einem Hautkrebs, stoppen kann und die Krebszellen veranlasst, sich selbst zu zerstören. Kurkuma unterdrückt zwei Eiweißstoffe, mit deren Hilfe sich Tumorzellen am Leben erhalten können. Es bleibt allerdings noch abzuwarten, ob sich diese Laborversuche in klinischen Untersuchungen bestätigen lassen. Daher laufen derzeit viele Forschungsarbeiten, bei denen die Wirkung von Kurkuma bei Krebsarten wie Lungen-, Dickdarm-, Brust- oder Prostatakrebs überprüft werden. Interessant für diese Studien ist übrigens auch, dass diese vier in den USA am häufigsten vorkommenden Krebsarten in Indien zehnmal seltener vorkommen.

In zwei ersten klinischen Studien am Menschen testet man in Texas die Wirkung der Kurkuma-Wirkstoffe auf das Wachstum von Bauchspeicheldrüsenkrebs. Ob Kurkuma als unterstützendes Therapeutikum bei Krebs, vor allem zur Verhinderung von Metastasenbildung, bald zum Einsatz kommen wird, müssen wir abwarten. Den Einsatz als Gewürz für delikate Speisen, das auf Grund seiner starken antioxodativen Wirkung tumorvorbeugend sein kann, den kann man sicher jetzt schon empfehlen.

Lorbeer

Laurus nobilis, Lorbeergewächs

Der Lorbeerbaum stammt wahrscheinlich aus Kleinasien und eroberte von dort aus die heißen Mittelmeerländer. Den Griechen war der Lorbeer heilig und war Apollo, dem Gott des Lichtes, der Heilkunst, der Musik und Dichtung gewidmet. Der Legende nach verliebte er sich in die Quellnymphe Daphne, die sich ihm aber verweigerte. Zu ihrem Schutz verwandelte sie ihr Vater, ein Flussgott, in einen Lorbeerstrauch. Ihr zur Erinnerung trug Apollo fortan einen Lorbeerkranz auf seinem Haupt. Schon zu Homers Zeiten wurde der Lorbeerkranz als Zeichen der Sieger betrachtet. So erhielten die Sieger der Pythischen Spiele in Delphi einen Kranz aus Lorbeeren. Ein paar Jahrhunderte später übernahmen die Römer diese Sitte. Da Apollo auch der Gott der Dichtkunst war, wurden berühmte Dichter mit Lorbeer bekränzt. Laurus ist der römische Name des Lorbeers und der Baccalaureus war der Schüler, der sich Lorbeeren verdiente. Heute wird der Titel zwar wieder vergeben, aber ohne Lorbeerkranz.

Narkotischer Lorbeer

Die Griechen schätzten die anregende Wirkung des Lorbeers auch abgebrannt als Räucherwerk, das eine reinigende Wirkung haben sollte. In den Kultstätten glaubte man, dass Lorbeer-Räucherungen Blutschuld tilgen könne und Wahrsagern die Kraft verleihen würde, Verborgenes zu sehen. Deshalb wurde Lorbeer auch beim berühmten Orakel von Delphi verwendet. Durch moderne Analyseverfahren konnten die narkotische Eigenschaft des Lorbeers nachgewiesen werden.

Heilkräftiger Lorbeer

Die moderne medizinische Anwendung des Lorbeers bezieht sich vor allem auf erfahrungsmedizinische Anwendungen. Traditionell wird Lorbeeröl, das durch

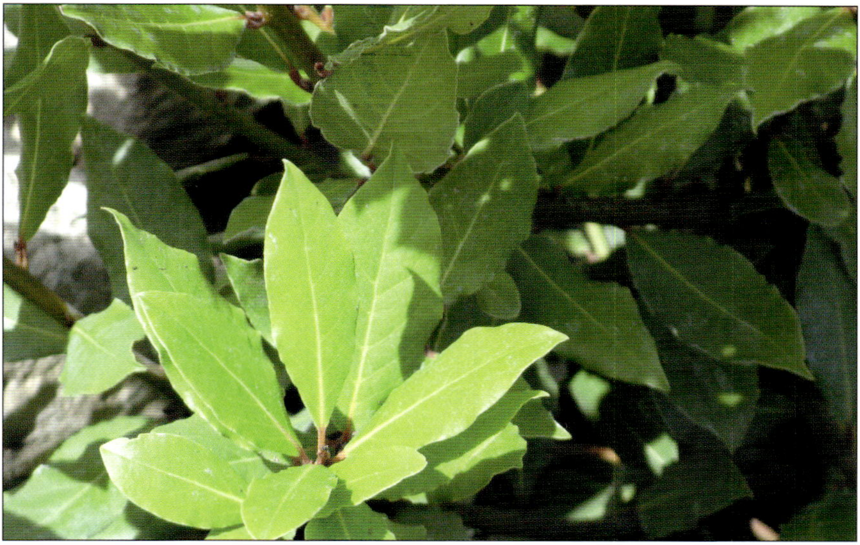

Lorbeer ist bei uns nicht winterhart, lässt sich aber leicht als Kübelpflanze halten, die kühl überwintert werden sollte

Auspressen der Lorbeerfrüchte hergestellt wird, angewendet. Es hat eine durchblutungsfördernde Wirkung und wird bei Gelenkserkrankungen, rheumatischen Schmerzen und auch Verstauchungen oder anderen stumpftraumatischen Verletzungen eingesetzt. Doch Vorsicht, bei der Anwendung von Lorbeeröl kann es zu Kontaktallergien kommen! So wie alle Gewürze haben die Lorbeerblätter natürlich auch eine appetitanregende und magenstärkende Wirkung, was auch schon Hildegard von Bingen feststellte.

In der griechischen Volksmedizin wird übrigens auch ein Tee aus den Lorbeerblättern bei Rheuma und Arthritis eingesetzt.

Lorbeeröl in der Aromatherapie

Erst langsam beginnt auch bei uns die Anwendung des ätherischen Öles vom Lorbeer, das durch Wasserdampfdestillation hergestellt wird, in der Aromatherapie Fuß zu fassen. Dabei ist es ein ätherisches Öl mit einer großen Indikationsbreite: Bei Erkrankungen der oberen Atemwege und Grippe wirkt es stark antibakteriell und schleimlösend (am besten in Form von Inhalationen), bei Nerven-, Muskel- und Gelenksschmerzen ist es entzündungshemmend und schmerzlindernd (einreiben, stark verdünnen, da es hautreizend wirken kann: auf 100 ml Olivenöl 10 Tropfen ätherisches Öl).

Lorbeer kulinarisch

In der antiken griechischen und römischen Küche wurden nicht nur die Lorbeerblätter, sondern auch die Früchte verwendet. Heute verwendet man nur die Blätter als Gewürz. Die Lorbeerblätter können mitgekocht werden. Sie eignen sich zum Würzen von Suppen (von Rindsuppe bis hin zur Schwammerlsuppe), Saucen (Blatt mitkochen lassen, dann entfernen), Erdäpfelgerichten, Fleisch- und Fischgerichten mit Saucen, Gemüse (im Sauerkraut ein Muss!) und zu Einlegegemüse.

Tipp: Sollte man eigene Lorbeerpflanzen haben, die frischen Blätter erst am Schluss kurz mitziehen lassen oder einen Tag trocknen lassen, da sie sonst zu bitter sind.

Lorbeer-Kartoffel

Kartoffel schälen, in Scheiben schneiden, in eine befettete Form legen, salzen, Knoblauch dazu, mit Lorbeerblättern bedecken, Suppe darauf und im Backrohr garen.

Eine sehr geschmackvolle Art der Anwendung von Lorbeer ist ein Likör nach italienischer Art:

Grappa di alloro (das Rezept stammt von Donna Rosa Falconio in Meran): 35 frische Lorbeerblätter werden für 25 Tage in ½ Liter Alkohol 40% an einem dunklen, warmen Ort ausgezogen. Hernach werden 250 g Zucker in ¼ Liter Wasser gekocht und abgekühlt. Blätter vom Schnaps abfiltern und Zuckerwasser zum Schnaps gießen. In Flaschen füllen und einige Zeit ruhen lassen.

Achtung: Es gibt ein Rosengewächs, den Kirschlorbeer *(Prunus laurocerasus)*, der in diversen Büchern als „winterharter Lorbeer" empfohlen wird. Wie bei vielen Prunus-Arten üblich, enthält er aber in den Blättern Blausäure. Durch Kochen könnte man die vermutlich zerstören. Übelkeit nach dem Genuss ist aber dennoch möglich und außerdem haben die Blätter keine Würzwirkung.

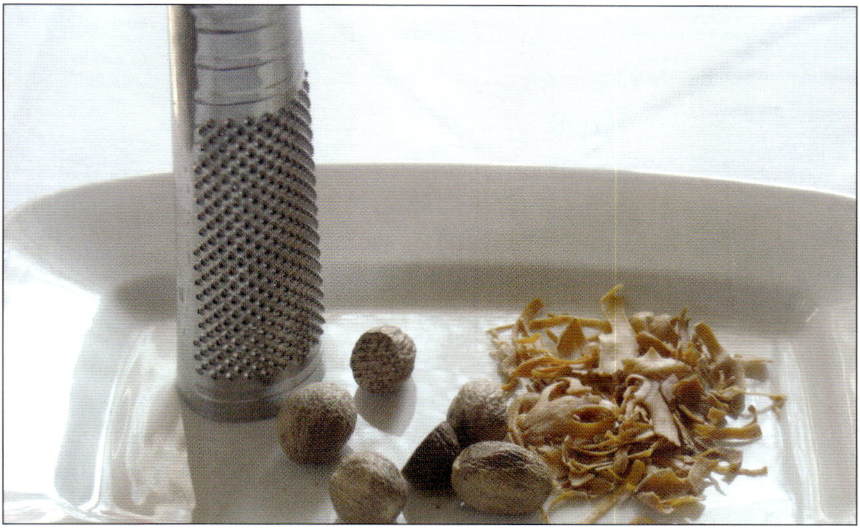

Muskat sollte immer frisch gerieben werden

Muskat

Myristica fragrans, Muskatgewächs

Muskatnuss und Muskatblüte

Der immergrüne Muskatbaum erreicht eine Höhe von 10 bis 16 m und wird bis zu 100 Jahre alt. Er ist eine wärmeliebende, empfindliche Tropenpflanze, die am besten auf vulkanischem Boden gedeiht. Der Baum ist zweihäusig, das heißt, es gibt männliche und weibliche Pflanzen, in den Kulturen reicht ein männlicher Baum zur Bestäubung für zehn weibliche. Der Muskatbaum liefert gleich zwei Gewürze: die Muskatnuss und die Muskatblüte (*Macis*).

Die Muskatnuss ist keine Nuss, sondern der Kern (Samen) einer pfirsichähnlichen Frucht. Die Muskatblüte ist der Samenmantel (Arillus), ein dünnes, ledriges Gewebe zwischen Kern und Fruchtfleisch. Bei der Ernte ist die Muskatblüte leuchtend rot gefärbt, nach dem Trocknen nimmt sie eine bernsteingelbe Färbung an. Übrigens wird auch das Fruchtfleisch verwendet – es ergibt herrliche Marmeladen mit feinem Muskataroma, die aber bei uns nicht im Handel sind.

Geschichten um die Muskatnuss

Heimisch ist der Muskatbaum auf den Banda-Inseln, einem Archipel von neun Inseln im Osten Indonesiens. Vermutlich weil diese Banda-Inseln außerhalb der alten Schifffahrts- und Handelswege lagen, gelangten die Muskatnüsse wahrscheinlich erst ab Mitte des 1. Jahrtausends nach China, Zentralasien und dann nach Europa. Daher war die Muskatnuss im antiken Griechenland und Rom unbekannt. Erst ab dem 11. Jhdt. erhielt man bei uns Muskatnüsse, sie waren aber so kostbar, dass sie nur zu aromatischen Räucherungen bei Krönungsfestlichkeiten verwendet wurden. Die heilkundige Hildegard erwähnt, dass man damals Bier mit Muskat würzte und beschrieb die Heilkraft der Nuss: *„Die Muskatnuss hat große Wärme und eine gute Mischung in ihren Kräften. Und wenn ein Mensch die Muskatnuss isst, öffnet sie sein Herz und reinigt seinen Sinn und bringt ihm einen guten Verstand“*. Die „Nervenkekse nach Hildegard“ erfreuen sich gerade in unserer Zeit großer Popularität.

Die Nervenkekse der Hildegard

1 kg Dinkelfeinmehl, 400 g Butter, 45 g Muskatpulver, 45 g Zimtpulver und 10 g Gewürznelkenpulver, 4 Eier, 250 g Rohrohzucker, 1 Prise Salz, Backpulver und 100 ml Milch. Alle Zutaten zu einem eher feuchten Mürbteig kneten, einige Stunden rasten lassen. Auswalken und Kekse ausstechen. Bei 180° C ca. 15 min. backen.

Albertus Magnus war es, auf den der Irrtum zurückgeht, dass Macis die Blüte des Muskatbaumes sei. Immerhin ist diese – irrtümliche – Bezeichnung auch heute noch üblich. Die *„nuces moschatae“*, die nach Moschus riechenden Nüsse, bekamen dann die deutsche Bezeichnung Muskatnuss. In den Gewürzapotheken Europas galt Muskat als probates Mittel, das zum „Venushandel“ reize. In Wein eingelegte Muskatnüsse waren ein begehrter Liebestrank: *„Muskatnuss in Wein und du bist mein“*. Die Anwendung von Muskat in der Medizin stieg: *„Die Nuss soll das Gehirn stärken, das Gedächtnis schärfen, den verdorbenen Magen erwärmen, die Winde vertreiben und einen guten Atem machen“*.

Blutiger Muskathandel

Nach der Entdeckung des Seeweges nach Indien erreichten die Portugiesen 1512 als erste Europäer die Banda-Inseln. Aber es waren die Holländer, die sich das Monopol des Muskathandels sicherten. Sie hatten zu Beginn des 17. Jhdts. die Molukken blutig unter ihre Gewalt gebracht und verwandelten die Banda-Inseln in Muskatnuss-Plantagen. Die Bandanesen erwiesen sich aber als aufsässig und versuchten, der holländischen Kolonialherrschaft durch Bündnisse mit England zu entgehen. Die Folge war ein blutiger Krieg um das Gewürzmonopol, dem fast die gesamte bandanesische Bevölkerung zum Opfer fiel. Die Holländer brachten Siedler auf die Inseln und unterbanden den Anbau von Muskatbäumen auf anderen Inseln, um den Markt kontrollieren und den Preis für Muskat hoch halten zu können.

Die Muskattaube

Die Muskattaube machte dieses imperialistische Gehabe zunichte. Die Taube, angelockt vom roten Samenmantel, frisst die Muskatnuss. Auf natürlichem Weg durch die Taube wieder zum Vorschein gebracht, keimen die „Nüsse" besser und da Tauben bekanntlich den Luftweg benutzen, tauchten Muskatbäume auch außerhalb der Kulturen auf. Bei Androhung der Todesstrafe zwangen die Holländer die Einheimischen, solche „wild" wachsenden Bäume zu vernichten, aber sie konnten nicht verhindern, dass die Samen auf Inseln landeten, die von den Engländern beherrscht wurden. Die Geschichte vieler Gewürze ist auch die der Brutalität des Imperialismus.

Konfekt vom Sonnenkönig

Muskat war immer ein Luxusgut und ein Statussymbol. Anfang des 15. Jhdt. kostete ein Pfund Muskat soviel wie sieben feiste Ochsen. Der Sonnenkönig Ludwig XIV. führte die Sitte ein, gezuckerte Gewürze täglich als Konfekt aufzutragen, vermutlich um einen besseren Mundgeruch zu bekommen. Dazu gehörten auch Muskatblüten in Zucker kandiert und mit destilliertem Muskatöl parfümiert. Die Muskat-Reibe war ab dem 17. Jhdt. ein Statussymbol, das man (wie heute ein Handy) in einem eigenen Etui am Gürtel trug. Alles, was serviert wurde, auch Bier und Wein, wurde mit einer Prise Muskat gewürzt.

Muskat in der asiatischen Medizin

In Asien dürfte Muskat schon früh eine wichtige Rolle als Heilmittel gespielt haben. In ayurvedischen Schriften wird Muskat als stimulierendes und wärmeproduzierendes Mittel betrachtet. Indische Ärzte verschrieben es gegen Kopfschmerzen und Nervenfieber. Es soll die Lebens- und Liebeskraft steigern und gilt als Stimulans bei Kreislaufbeschwerden. Diese Anwendungen sind auch im modernen Ayurveda noch aktuell, vor allem gilt Muskat als krampflösendes Mittel bei Hustenkrämpfen, Neuralgien und auch bei Schlaflosigkeit.

Muskatmilch: 1 g Muskat in eine Tasse heiße Milch (es darf auch heißes Wasser sein) eingerührt, ist ein ayurvedisches Rezept gegen Schlaflosigkeit und Kopfschmerzen aufgrund von Erkältung,

Muskat, die psychoaktive Gewürzdroge

Die Muskatnuss enthält ebenso wie Macis bis zu 10% eines ätherischen Öles mit Bestandteilen wie Eugenol und Pinen und Phenylpropanen wie Myristicin, Safrol und Elemicin, denen psychotrope bis halluzinogene Wirkungen (ab einer Dosis von einigen Gramm) zugesprochen werden. Muskatnuss kann auch giftig sein. Schon ab 5g Pulver kommt es zu Bauch- und Kopfschmerzen und anderen Vergiftungssymptomen wie Herzrasen, Delirium oder Kollaps. In Dosen bis 30g treten schwere Rauschzustände und anschließende Bewusstseinsstörungen auf. Vor dem Versuch, Muskat als Rauschmittel anzuwenden, muss dringend gewarnt werden.

Nux moschata, Muskat homöopathisch

Unter dem Namen Nux moschata wird Muskat in der Homöopathie eingesetzt. Ganz im Sinne des Ähnlichkeitsprinzips (gegen die Symptome, die durch das Mittel beim Gesunden auftreten, hilft es homöopathisch potenziert) wird Nux moschata bei nervöser Mattigkeit und Schläfrigkeit bis hin zu geistiger Verwirrung und Gedächtnisverlust eingesetzt. Auch Menschen, die wie im Traum leben, deren Stimmung ständig zwischen Lachen und Weinen schwankt, kann mit Nux moschata geholfen werden, allerdings sollten solch schwere Krankheitszustände nur von ausgebildeten Homöopathen behandelt werden.

Aus Wissenschaft und Forschung

Als Heilmittel wird Muskat in der westlichen Medizin eigentlich nicht mehr verwendet, höchstens in Form von fertigen Präparaten gemeinsam mit anderen Heilpflanzen, z. B. in Nasensprays oder -Salben gegen Atemwegserkrankungen. In der einschlägigen Literatur werden als Indikationen für Muskat Magenkrämpfe, Durchfall und antirheumatische (entzündungshemmende) Wirkung angegeben. Mit Sicherheit wirkt das ätherische Öle des Muskat antibakteriell.

Die Wirkung gegen Durchfall ist nicht nur auf einen antibakteriellen Effekt, sondern auch auf die entkrampfende Wirkung auf die Darmmuskulatur zurückzuführen.

Anwendung: 1 Messerspitze frisch geriebene Muskatnuss in ein Glas lauwarmes Wasser einrühren und langsam schluckweise trinken.

Die Wirkung bei Magenschmerzen konnte durch thailändische Untersuchungen bestätigt werden. Muskatnuss wirkt hemmend auf das Wachstum des Helicobacter pylori und kann somit unterstützend bei Refluxgastritis eingesetzt werden.

Muskatöl (reines ätherisches Öl) kann in stark verdünnter Form (5 Tropfen auf 100 ml Mandelöl) bei Muskelschmerzen und Hexenschuss angewendet werden.

Vor kurzem konnten indische Wissenschaftler die libido- und potenzfördernde Wirkung eines Muskatnuss-Extraktes bestätigen. Man vermutet, dass sich diese durch die nervenstimulierende Eigenschaft des Muskat ergeben. Empfohlene Anwendung: vielleicht in Form von Muskatkeksen bei einem gemütlichen Abend.

Muskat als Gewürz

Muskat ist vor allem in Form der Muskatnuss ein kräftiges Gewürz mit starkem, typischen Aroma und warmem, würzigen Geschmack. Macis ist milder und feiner im Geschmack. Grundsätzlich muss empfohlen werden, Muskatnuss nur frisch gerieben zu verwenden und es sollte wirklich nur eine Prise sein, denn sonst könnte das Gericht einen bitteren, unangenehmen Geschmack bekommen. Macis ist vor allem für Süßspeisen geeignet und könnte auch gemahlen verwendet werden.

Muskatduftende Speisen

Dass Muskat in der indonesischen Küche eine große Rolle spielt und auch holländischen Gaumen, die dort das Gewürz kennen lernten, angenehm ist, wundert wenig. In vielen exotischen Gewürzmischungen ist Muskat unentbehrlich. Hierzulande ist Muskat zwar bekannt, aber es ist nicht mehr so selbstverständlich, auch wirklich damit zu würzen. Es wäre aber sehr zu empfehlen, eine Prise Muskat zu vielen Gemüsegerichten (Spinat, Karfiol, Karotten, Pilzgerichte und unbedingt zu Erdäpfelpüree) zu geben. Ein Muss ist Muskat zu vielen Saucen, vor allem zu Bechamel- oder Käsesaucen. Die Affinität zu Käse zeigt sich in Frankreich und Italien, wo Speisen, die mit Käse überbacken werden, unbedingt nach einem Hauch Muskat verlangen. Auch Fleischragouts oder Pasteten mit Fleischarten, die wenig Eigengeschmack haben, verbessert man mit Muskat. Macis gemahlen sollte übrigens in Münchner Weißwürsten noch zart erkennbar sein. Wagemutige KöchInnen sollten einmal Wiener Schnitzel mit Muskat versuchen (in altehrwürdigen Kochbüchern wird empfohlen, eine Prise zum aufgeschlagenen Ei zu geben). Bei Süßspeisen wie Keksen, Gewürz- und Lebkuchen wird Macis oder Muskatnuss meist nur als Bestandteil von Gewürzmischungen verwendet. Cremes oder Puddings kann man mit einer Spur Muskat oder Macis zu angenehm überraschendem Geschmack verhelfen.

Muskazinen

180 g Zucker, 180 g geriebene Mandeln, 150 g erwärmte Kochschokolade, ½ TL Zimt, 2 Msp. Muskat, 150 g Mehl. Zucker und Eier schaumig rühren, in der angegebenen Reihenfolge die Zutaten dazu darunter rühren. Daumendicke Rolle formen, Scheiben (ca. 2 cm) abschneiden, etwas flach drücken, mit einer geschälten halbierten Mandel belegen und im Rohr bei 180°C ca. 20 Minuten backen.

Paprika

(Capsicum annuum, Nachtschattengewächse)

Wenn man von Paprika spricht, ist erst einmal nicht eindeutig klar, ob man damit das dickwandige, saftige Gemüse meint, das sowohl frisch oder als herrliche gefüllte Paprika in Tomatensauce genossen werden kann. Paprika sagt man aber auch zu dem roten Pulver, das als Gewürz unentbehrlich zum Gulyas gehört. Es wäre daher auch umgangssprachlich besser, von Gemüsepaprika und Gewürzpaprika zu sprechen.

Paprika-Botanik

Die Paprika-Arten, die zu den Nachtschattengewächsen zählen, stammen vermutlich aus dem nördlichen Amazonasbecken, von wo sie dann durch Vögel bis Mittelamerika weiter verbreitet wurden. Der botanische Name des Paprika ist *Capsicum*, leitet sich vermutlich vom griech. *kapsa*, Kapsel, Behälter, ab und bezieht sich auf die Form der Früchte. Diese werden gerne auch als Paprika-Schoten bezeichnet, doch botanisch gesehen handelt es sich um eine Beere. Die Gemüsepaprika-Arten sind eher dickwandig, knackig fleischig und walzenförmig. Die für Gewürzpaprika genutzten Arten haben eher keilförmige, längliche Früchte.

Sprachverwirrung

Die Vielfalt der Capsicum-Arten ist unendlich groß, da gibt es die mild scharfen Pfefferonis und eine große Vielzahl von unterschiedlich aussehenden und unterschiedlich scharfen Capsicum-Arten, die als Chilis bekannt sind. Der Name Chili

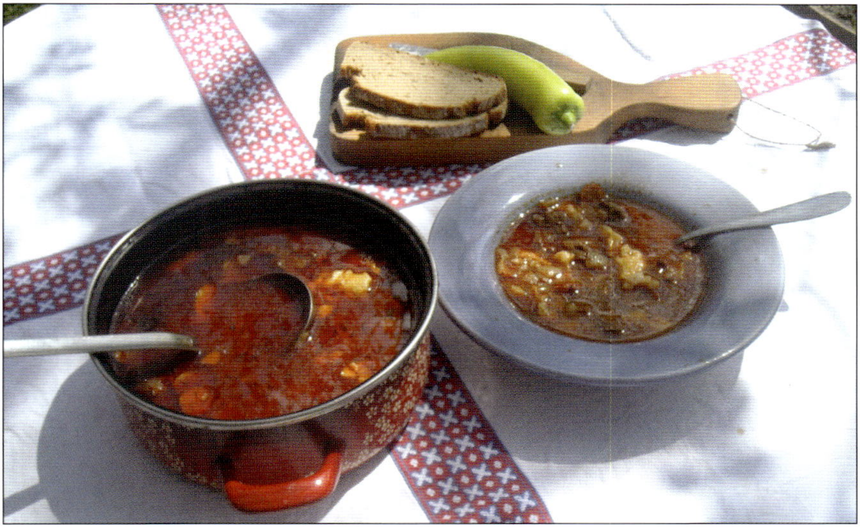

Original ungarisches Gulyas, eine gehaltvolle und sättigende Suppe

geht übrigens nicht auf das Land Chile zurück, sondern leitet sich aus der Bezeichnung *chilli* in der Nahuatl-Sprache für die scharfen Früchte ab.

Um die Verwirrung noch stärker zu machen, versteht man unter Cayenne-Pfeffer gemahlenes Chilipulver. Der Begriff Paprika dagegen wurde zwar aus der ungarischen Sprache übernommen, leitet sich aber von *papar*, serb. Pfeffer, ab. Und auch „gender"-mäßig ist Paprika einmalig, laut Duden kann man sowohl der als auch die Paprika sagen.

Paprika – Geschichten

Die enorme Zahl der Paprika-Arten verdanken wir den Bewohnern Süd- und Mittelamerikas, die sie schon vor 9000 Jahren kultivierten. Die Azteken hatten nicht nur eine eigene Schärfeskala, nach der sie die Paprikafrüchte in sechs Kategorien einteilten, sie würzten auch jede Speise mit der passenden Sorte. Die Maya nutzten die scharfen Früchte außerdem als Medizin gegen Husten und Asthma. Die Inka gebrauchten die Paprikafrüchte sogar als Zahlungsmittel. Bald nach der Entdeckung Amerikas kamen die ersten Früchte nach Spanien. Kolumbus war auf die Suche nach dem „Pfefferland" Indien aufgebrochen, doch er fand in Amerika Früchte, die noch viel schärfer als Pfeffer waren. Als „spanischer Pfeffer" traten sie ihre Weltreise an und fanden bald Eingang in die Küchen Afrikas und Indiens, wo heute mehr Chili als Pfeffer kultiviert wird.

Die Türken fanden ebenfalls Gefallen an den scharfen Früchten und nahmen sie auf ihre Kriegszüge mit. Eine Legende erzählt, dass Pascha Mehmed, der mit seinen Zelten in Buda lagerte, in seinem Harem auch eine ungarische Wasserträgerin hatte. Ihr Herz gehörte aber einem ungarischen Jüngling, der sie, unterirdische Gänge benutzend, heimlich besuchte und dabei die ersten Paprikasamen hinaus schmuggelte. Die Gärtner in Buda pflanzten das Gewächs an und so wurde Ungarn – angeblich – zum Paprikaland, wo in der Folge dann vor allem in der Gegend von Szeged und Kalocsa Paprika großflächig angebaut wurde. Vermutlich ist auch das Mahlen der getrockneten Paprikaschoten eine ungarische Erfindung. Bis heute versteht man unter Gewürzpaprika ausschließlich das Paprikapulver.

Gewürzpaprika

Paprika als Gewürz wird aus den getrockneten und gemahlenen Früchten gewonnen. Geschmack, Schärfe und auch die Farbe des Pulvers hängen vom Reifegrad der Früchte und der Verarbeitung ab. Paprikapulver mit intensiven Rottönen gilt als hochwertig, mit Brauntönen als minderwertig.

Delikatess-Paprika: Es wird nur das Fruchtfleisch verwendet, Samen werden sorgfältig entfernt. Er ist feuerrot, mild-fruchtig.
Edelsüß-Paprika: Es werden 30 – 40% der Samen zugesetzt, dunkelrot, mild, mit leichter Schärfe.
Scharf-Paprika: Ganze Früchte samt Samen und Scheidewänden, bräunlich-rot, beißend scharf.
Weitere Sorten: Halbsüß-Paprika und Rosen-Paprika (zart scharf).

Verwendung in der Küche

Gewürzpaprika verleiht den Gerichten nicht nur mehr oder weniger Schärfe, er färbt sie auch wunderbar rot. Gewürzpaprika, könnte man sagen, ist das „Nationalgewürz" der ungarischen Küche und synonym mit Gulyàs. Doch das, was wir in der Wiener Küche als Gulasch bezeichnen, hat mit dem ungarischen Gulyàs wenig zu tun. Die Ungarn teilen ihre Paprika-Gerichte in drei Kategorien ein: Gulyàs, Pörkölt und Paprikas (Paprikasch ausgesprochen). Das Gulyàs, der berühmteste Exportartikel des Landes, hat bei seinem Siegeszug um die Welt viel von seiner ursprünglichen Eigenart verloren, wohl deshalb, weil man fast alle ragoutartigen Speisen, die mit Paprika gewürzt werden, als Gulasch bezeichnet. Tatsächlich war es ursprünglich eine Suppe, die von den Hirten über dem offenen Feuer in einem Kessel langsam weich gekocht wurde und in der neben Fleisch auch noch Nockerl und Gemüse wie Kartoffel enthalten sein sollten. Unser Gulasch hingegen entspricht dem Pörkölt, einem lange gekochten Ragout, bei dem man sowohl Rind- als auch Schweinefleisch verwenden kann. Als Paprikasch bezeichnet man Zubereitungen von Huhn, Kalb und Fisch, natürlich gewürzt mit Paprika, gedünstet in einer Sauce, aber mit Rahm verfeinert. Daneben gibt es dann aber auch noch Szegedinergulasch (Fleisch mit Sauerkraut und Rahm), Reisfleisch (Schweinspörkölt mit Reis gemischt), Erdäpfelgulasch (Erdäpfel mit scharfen Würsten) und noch viele Gemüsevarianten wie Schwammerlgulasch oder Fisolengulasch als typische Paprikagerichte. Auch Aufstriche wie Liptauer (Topfen mit Zwiebelwürfel, Butter, harten Eiern und etwas Rahm) sind ohne Paprikawürze unvorstellbar.

Küchentipp: Weil die Farbstoffe gut fettlöslich sind, sollte man das Pulver zu Beginn des Kochvorgangs in einer heißem Zwiebel-Fett-Mischung auflösen und dann sofort mit wenig Wasser löschen, da sonst der im Paprika enthaltene Zucker karamellisiert und das Gericht bitter macht.

Das „echte" ungarische Gulyàs (wie meine Gäste es schätzen)

Sehr viel gehackte Zwiebeln in – keine Angst, muss ja nicht jeden Tag sein – Schmalz anrösten, je nach Lust und Laune und Gästen eher Rosen-Paprika dazu und kurz aufgießen. Rindfleischstücke dazu geben, mit Kümmel, Majoran und Lorbeer würzen, noch einmal aufgießen und das Fleisch fast gar dünsten. Dann klein geschnittene Karotten, Sellerie, Kartoffel, Pfefferoni, Speckwürfel und scharfe Würste, alles in Scheiben geschnitten, dazu geben, mit Wasser zu einer suppigen Konsistenz aufgießen und alles weich kochen. Kurz vor dem Servieren werden noch Nockerl (15 dag Mehl mit 1 Ei, etwas Schmalz, Salz und 1/8 l Milch abrühren), entweder mit einem Spätzlesieb oder, wenn man geübt ist, vom Brett mit einem Messer schnell runtergeschabt, in der Suppe gekocht. Nachschärfen ist immer möglich!

Heilsamer Paprika

Gewürzpaprika wirkt durch die Scharfstoffe vor allem verdauungsfördernd. Er regt die Bildung von Speichel und Magensaft an und aktiviert die Verdauungsorgane. Das führt wieder zu einer Entlastung des Herzens, das nach einer Mahlzeit schneller und stärker schlagen muss, um den Verdauungstrakt mit Blut zu versorgen. Paprikapulver verhilft dem Herzen zu einem verbesserten Schlagvolumen, hilft also dem Herzen, mit geringerem Leistungsaufwand die gleiche Leistung zu erbringen. Außerdem hilft es, Thrombosen und somit auch Herzinfarkt vorzubeugen.

Achtung: Gastritis-Patienten wird oft empfohlen, auf Gewürzpaprika zu verzichten, da er schleimhautreizend wirken könnte. Neue Untersuchungen zeigen aber, dass eine regelmäßige Anwendung von Paprikapulver in den als Gewürz üblichen Mengen vor Magengeschwüren schützen kann, da es eliminierend auf den Helicobacter pylori wirkt.

Seelisch-geistige Wirkung

Paprika ist ein Gewürz, das ganz allgemein die Lust am Leben und vor allem auch die Lust an allen Reizen weckt. Vor allem hilft es Menschen, die Angst davor haben, sich den Reizen, die das Leben bietet, auszusetzen. Paprika ist also ein Gewürz, das Lust auf Sinnlichkeit weckt und einem reiz- und freudlosen Leben neuen Schwung geben kann.

Pfeffer

Piper sp., Pfeffergewächse

Jeder kennt ihn und jeder mag ihn – nicht umsonst ist Pfeffer das weltweit beliebteste Küchengewürz. Daher wird er auch der „König der Gewürze“ genannt. Gesund ist er auch und daher stellt sich nur noch die Frage: Wie viel Pfeffer darf es sein?

Wo der Pfeffer wächst

Die Pfefferpflanzen stammen aus dem gebirgigen Hinterland der Malabar-Küste im Südwesten Indiens, dem heutigen Bundesstaat Kerala. Dort finden sich zwar noch wildwachsende Pfefferarten, es ist aber nicht mehr feststellbar, ob eine dieser Arten die Stammpflanze des Schwarzen Pfeffers ist. Die Pfefferpflanze ist eine ausdauernde holzige Schlingpflanze mit bis zu 10 m langen Zweigen. Die kleinen unauffälligen Blüten stehen in ca. 10 cm langen Ähren, die bis zu 150 Blüten enthalten können und an denen sich bei Reife die rot gefärbten kugeligen Beeren entwickeln. Pfeffer ist eine empfindliche Kulturpflanze, die nur in feuchtem Tropenklima mit ganzjährig hohen Temperaturen gut gedeiht. Anbauländer sind heute nach Indien Malaysia, Indonesien, Thailand sowie Madagaskar und Brasilien.

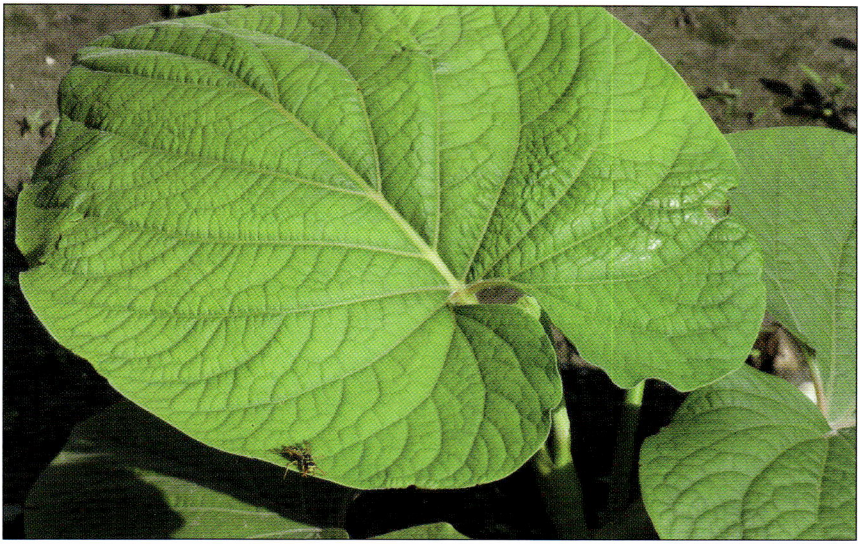

Der mexikanische Blattpfeffer ist nicht winterhart, kann aber in warmen Räumen leicht überwintert werden

Die Pfeffersippe

Der **Schwarze Pfeffer,** *Piper nigrum*, ist sicher die wichtigste Art der Pfeffergewächse als Gewürz und als Gewürzlieferant heute sicher ohne Konkurrenz. Doch es gibt auch andere Vertreter der Pfefferfamilie, die als Gewürz verwendet werden könnten.

Langer Pfeffer (*Piper longum*): Stammt aus Südindien und Thailand. Das Besondere an diesem Pfeffer ist, dass die Beeren mit der Spindel zu einer stangenartigen Struktur verwachsen sind und die Pfefferähren als Ganzes verwendet werden. Bei uns kommt er kaum in den Handel, aber der Pfeffer, der in der antiken römischen Küche verwendet wurde, dürfte der Lange Pfeffer gewesen sein. Mit seinem süßlich-scharfen Geschmack passt er sehr gut zu pikanten Gerichten, doch Vorsicht, er ist schärfer als der Schwarze Pfeffer.

Kubebenpfeffer *(Piper cubeba)*. Im Mittelalter gelangte erstmals der Kubebenpfeffer, die Früchte einer indonesischen Pfefferart, nach Mitteleuropa. Sie galten eher als Heilmittel, der Kubebenwein sollte gut für die „ehelichen Werke“ sein. Die gestielten Körner sind sehr aromatisch und nicht wirklich scharf und bei uns nur selten erhältlich.

Mexikanischer Blattpfeffer *(Piper auritum)*: Von dieser Pfefferart, die im tropischen Mittelamerika zuhause ist, verwendet man die Blätter, die bei uns selten im Handel zu finden sind. Doch bekommt man die Pflanze in spezialisierten Gärtnereien. Als dekorative Kübelpflanze lässt sie sich relativ leicht kultivieren. Die Blätter schmecken angenehm aromatisch, entfernt an Anis, Muskat und Pfeffer und werden in der mexikanischen Küche hauptsächlich als Bestandteil der Mole verde, einer aromatischen Sauce, verwendet.

Paradieskörner als Pfefferersatz

Im Mittelalter, wo der Pfeffer fast unerschwinglich war, wurden andere scharfe Körnergewürze als Pfefferersatz angeboten. Der Mohrenpfeffer (*Xylopia aethiopica*) und die Paradieskörner (*Aframomum melegueta*) standen hoch im Kurs und waren so wichtig, dass die westafrikanische Küste als „Pfefferküste" bekannt war. Daher dürfte auch der Spruch stammen: „*Geh hin, wo der Pfeffer wächst*", denn damals war es noch abenteuerlich, zu den Gewürzinseln zu kommen und es war nicht sicher, ob es von dort ein Zurückkommen gibt. Leider sind diese Gewürze heute vom Markt verschwunden.

Nicht jeder Pfeffer ist ein Pfeffer

In den letzten Jahren sind zwei „Pfeffer"-Arten in der Küche beliebt geworden:

Der **Rosa Pfeffer** (*Schinus molle*) aus Südamerika und der **Sichuanpfeffer** (*Zanthoxylum piperitum*) aus China und Japan. Der Rosa Pfeffer schmeckt süß und aromatisch und eher wie Wacholder, eignet sich also nicht als Pfefferersatz. Der Sichuanpfeffer ist dagegen scharf, aber auf der Basis einer lokalanästhetischen Wirkung auf die Zunge. In China ist der Sichuanpfeffer Bestandteil des Fünf-Sterne-Gewürzes, dem wichtigsten Gewürz der chinesischen Küche.

Geschichten um den Pfeffer

Die Geschichte des Pfeffers in unseren Landen liest sich fast wie die heutigen spekulativen Geschäfte der Wallstreet. Schon im antiken Raum hatte der Pfeffer auf Grund des Pfeffermonopols arabischer Händler astronomische Preise. Im Frühmittelalter war er ebenfalls Luxusgut, denn die venezianischen Dogen hatten den Handel monopolisiert. Damals unterhielt Venedig eine Handelsflotte von 3000 Schiffen. Im Mittelalter wurde Pfeffer häufig als Mitgift und in Ermangelung von Bargeld als Zahlungsmittel verwendet. Das hat sich übrigens in unserem Sprachgebrauch niedergeschlagen: die „gepfefferten Preise" verdankte man den

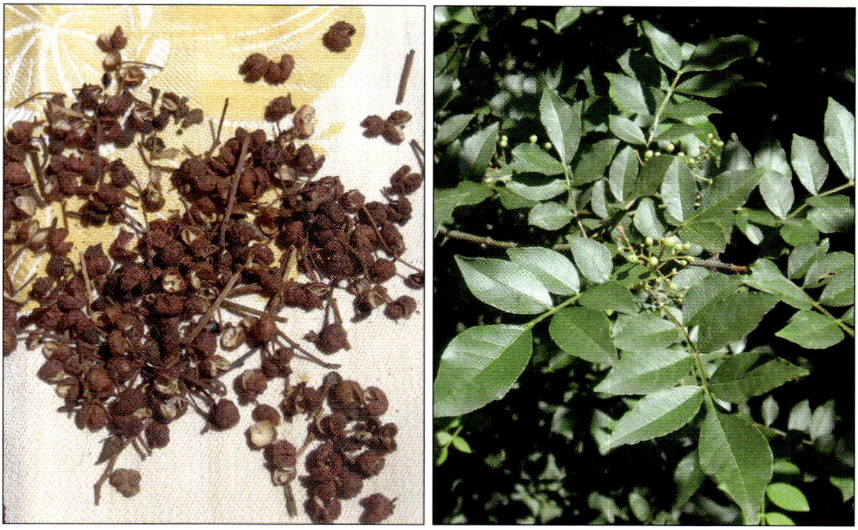

Der Sichuanpfeffer ist auch vom Aussehen her anders als Pfeffer und kann auch im eigenen Garten geerntet werden

„Pfeffersäcken", den Kaufleuten, die sich mit dem Pfeffer goldene Nasen verdienten. Als Vasco da Gama den Seeweg nach Indien erschloss, war Lissabon anstelle Venedigs die Gewürzhauptstadt Europas. Dass Columbus am spanischen Hof Unterstützung für seine unkonventionellen Pläne fand, basierte darauf, dass auch der spanische Hof am Pfefferhandel mitnaschen wollte. Die Entdeckung der Neuen Welt verdanken wir also dem Pfeffer. Schließlich kamen die Engländer und Holländer auf den Plan. Hatten sich die Portugiesen bei ihren Pfeffergeschäften noch mit einem Preisaufschlag von 700% „begnügt", stieg dieser um bis zu 1000%. Die weitere Geschichte des Pfeffers war geprägt von Hochs und Tiefs auf den Börsenmärkten.

Da der Pfeffer teuer, aber dennoch gefragt war, wurde auch immer wieder vor seinem Genuss gewarnt. 1851 wandte sich der deutsche Baron Eugen von Vaerst in seiner „Gastrosophie" gegen den Gebrauch von Pfeffer: *„Vor allen Dingen taugt die Pfefferwürzung den Teufel nichts und ist höchstens für einen überreizten Magen oder einen Matrosenmagen, für Rum- und Portweintrinker und für ein Nebelland, wo man der schweren Verdauung zu Hilfe kommen muss.*" Mit diesem Seitenhieb war natürlich England gemeint und auch zu nationalsozialistischen Zeiten wurde

Propaganda gemacht, dass Pfeffer für die deutsche Volksgesundheit nur schädlich sein könne. Die Behauptung, dass Pfeffer die Nieren schädigt und schlecht für die Haut ist, geht übrigens auf „wissenschaftliche" Arbeiten aus dieser Zeit zurück. Als Pfefferersatz empfahl man dagegen das Bohnenkraut, das ja auch von früh her „Pfefferkraut" genannt wurde und die Samen des Kreuzblütlers Pfeilkresse, die tatsächlich auch eine leichte Schärfe aufweisen.

Schwarz, weiß, grün und rot

Pfeffer ist unter den Gewürzen darin einmalig, dass seine Früchte in vier verschiedenen Farben gehandelt werden. Indem man den Erntezeitpunkt und die Behandlung entsprechend wählt, ergeben sich die Farben.

Schwarzer Pfeffer sind Pfefferfrüchte, die unreif, aber knapp vor der Reife geerntet werden und nach einem Fermentationsprozess getrocknet werden.

Grüner Pfeffer ist ebenfalls früh geernteter Pfeffer, noch weit von der Reife entfernt. Durch Einlegen in Essig oder Salzlake oder durch ein spezielles Trocknungsverfahren bleibt die Farbe erhalten. Grüner Pfeffer hat geringere Schärfe und einen krautigen Geschmack.

Weißer Pfeffer wird in vollreifem Zustand geerntet und dann die äußere Hülle entfernt. Weißer Pfeffer hat die ganze Schärfe des Schwarzen Pfeffers, aber durch die Entfernung der Aromastoffe einen anderen Geschmack.

Roter Pfeffer wird selten gehandelt. Die reifen Pfefferfrüchte haben eine rote Farbe und behalten diese Farbe durch ähnliche Einlege-Prozeduren wie beim Grünen Pfeffer.

In unseren Küchen dominiert der Schwarze Pfeffer. Gemahlener Pfeffer behält sein Aroma nicht allzu lange, daher ist die Verwendung einer Pfeffermühle zu empfehlen, um immer frisch gemahlenen aromatischen Pfeffer zur Verfügung zu haben.

„Gepfefferte" Speisen

Schwarzer Pfeffer wird in fast allen Küchen der Welt verwendet. Auch bei uns fehlt er kaum in einem Gericht und lässt sich auch für Süßspeisen verwenden. Daher können hier nur beispielhaft einige Tipps gegeben werden. Für Suppen, vor allem Rindsuppe, ist es üblich, ganze Pfefferkörner mitkochen zu lassen, was einen typischen Geschmack bringt. Gemüse- und Erdäpfelsuppen würzt man dagegen besser mit gemahlenem Pfeffer. Ob Fleisch oder Fisch, ob Pilze oder Käsegerichte, ob Eierspeisen oder Sauce, die Auflistung einer möglichen Verwendung von Pfeffer kann nur unvollständig sein. Reizvoll sind Versuche, Süßspeisen zu „pfeffern": nicht nur Pfeffernüsse, sprich scharfe Lebkuchen, Erdbeeren mit Grünem

Pfeffer oder Fruchtsalate mit einem Hauch Pfeffer und neuerdings Schokoladen mit Pfeffer, hier öffnet sich ein Experimentierfeld für KöchInnen.

Gesunder Scharfmacher

Pfeffer enthält ätherisches Öl (bis zu 3,5%) und scharfe Säureamide (Pseudoalkaloide) bis zu 10%. Der Hauptwirkstoff ist Piperin. Insgesamt kann man sagen, dass Pfeffer appetitanregend und verdauungsfördernd wirkt. Er steigert die Speichelproduktion und regt die Produktion von Verdauungssäften an. Die Schärfe des Piperins stellt für den Körper einen Schmerzreiz dar, welcher die körpereigene Produktion von Endorphinen im Gehirn ankurbelt. Diese sind nicht nur schmerzlindernd, sondern sorgen auch für geistiges Wohlbefinden. Das ist aber noch nicht alles, Piperin ist natürlich mitbeteiligt an der Verdauungsdrüsen anregenden Wirkung, es hat auch einen positiven Effekt auf die Fettverbrennung. Außerdem hemmt Pfeffer das Wachstum schädlicher Bakterien. Richtig angewendet – über Essen, als Tee oder als reines ätherisches Öl, ist Pfeffer wirksam gegen Erkältungen und Bronchitis.

Anwendung: Etwas gemahlenen Pfeffer und 1-2 TL Honig mit 150 ml heißer Milch (oder Wasser) übergießen. 1-2 mal täglich trinken.

Pfeffer, Heilmittel im Ayurveda und TCM

In seiner Heimat Indien wird Pfeffer für die Atemwege eingesetzt und auch, um Toxine aus dem Darm zur Ausscheidung zu bringen. Auch in der TCM gilt Pfeffer als magenstärkendes Mittel und wird vor allem bei Stauungen der Energie des Magenmeridians, die durch feuchte Kälte ausgelöst wurden, eingesetzt. Wenn Verdauungsschwäche die Ursache von Übergewicht oder ständiger Müdigkeit ist, hilft ebenfalls Pfeffer aus Sicht der TCM, entweder als Tee oder Gewürz.

Pfeffer in der Aromatherapie

Das reine ätherische Öl wird äußerlich angewendet und hilft vor allem bei rheumatischen Schmerzen.

Anwendung: 10 Tropfen Pfefferöl in 50 ml Mandelöl geben und mit dieser Mischung die schmerzenden Stellen einschmieren.

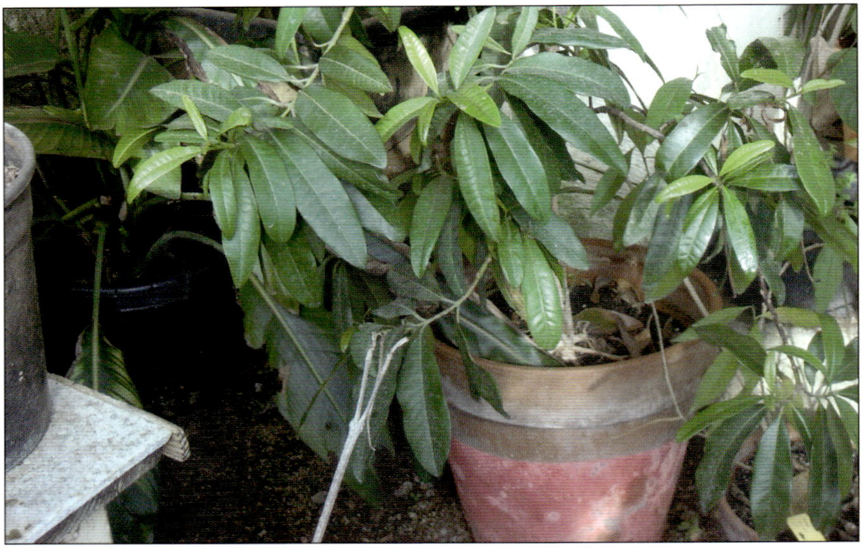

Wenn man Piment im Glashaus kultiviert, kann man die aromatischen Blätter verwenden

Piment

Pimenta dioica

Piment stammt aus der Karibik und Mittelamerika. Begleiter des Columbus brachten die ersten Nachrichten von diesem Gewürz nach Europa. Francisco Hernandez, ein spanischer Arzt, der im Auftrag König Philipps II durch Mexiko reiste, nannte das Piment „*Piper tabasci*“ und wusste zu berichten, dass die Azteken das Gewürz neben Vanille zum Würzen ihres Schokoladetrankes benutzten. Die Bezeichnung Piment ist abgeleitet von *pimiento*, span. Pfeffer, da man das Piment als eine Pfefferart betrachtete. Im Laufe der Zeit erhielt das Piment viele Namen: Nelkenpfeffer, weil sein Aroma an Gewürznelken erinnert und es scharf wie Pfeffer ist. Die Engländer nannten es „Allspice“, weil es von allen Gewürzen etwas mitbekommen hat. Bei den Briten erfreut sich Allspice nach wie vor großer Beliebtheit und man würzt fast alle Gerichte damit. Hierzulande wird es noch immer „Neugewürz“ genannt, sei es, weil es aus der Neuen Welt stammt oder eine verhältnismäßig junge Geschichte in unserer Würztradition hat.

Piment als Gewürz

Als „Allspice“ wird Piment bei uns sicher nicht verwendet. Man verwendet es zum Würzen von Suppen (im Ganzen dazugeben, gleich ob Fleisch- oder Gemüsebrühen). Fisch und Fleischgerichte, die mit Sauce zubereitet werden, profitieren ebenso von Piment wie Gemüse, z. B. Rotkraut, Rote Rüben oder Sauerkraut. Es passt zu Chutneys und eingelegtem Gemüse, aber auch zu weihnachtlichen Keksen passt gemahlenes Piment, vor allem dann, wenn sie etwas schärfer sein dürfen. Anders sieht es mit der Verwendung des Gewürzes in Jamaika aus. Die Nationalspeise ist „Jerked meat“, Fleisch, das mit einer Jerk-Paste mariniert wird.

Jerk-Chicken

Zerteiltes Huhn in Jerk-Marinade geben: Grün von Frühlingszwiebeln, frischer Ingwer, Chilischoten, Knoblauchzehen, Piment (zerstoßen), etwas Muskat, Zimt und Pfeffer, Limettensaft und Olivenöl vermischen. Fleischstücke damit einreiben und ziehen lassen. Dann grillen. Mit dieser Jerkpaste kann man auch Schweinefleisch und Fisch marinieren.

Piment für die Gesundheit

Die Indianer kauen die Blätter des Piment, die übrigens auch sehr aromatisch sind, bei Zahnschmerzen (dem ätherischen Öl ist eine leicht lokalanästhetische Wirkung zuzusprechen), Verdauungsproblemen und Bauchschmerzen. Pimentkörner gemahlen und mit Honig vermischt helfen vor dem Schlafengehen als Mittel bei Erkältungen.

Piment für Haarwuchs

Ein botanisch nahe verwandter Baum des Piment wächst im amazonischen Regenwald. Das ätherische Öl von *Pimenta racemosa* kommt als Bay-Öl in den Handel. Angeblich haben die indianischen Stämme am Amazonas deshalb so dichte schöne Haare, weil sie soviel Bay verwenden. Tatsächlich verwendet man in der Aromatherapie das Bay-Öl auch bei Haarausfall wegen Seborrhoe. Ob diese Wirkung auch dem Piment zuzusprechen ist, muss erprobt werden. Schaden kann das Würzen mit Piment, dem man auch aphrodisierende Eigenschaften zuordnet, sicher nicht.

Safran

Crocus sativus, Schwertliliengewächs

In der Antike wurde der Safran vor allem als exquisiter Farbstoff verwendet: Herkules wurde als Kind in safrangelbe Windeln gewickelt und der Argonaute Jason war mit einem safrangelben Gewand bekleidet, als er in Kolchis mit feuerspeienden Stieren den Acker pflügte. Die Färbekraft des Safran ist so stark, dass man auch Ostereier damit färben könnte. Doch das wären dann „Luxuseier", zählt der Safran doch zu den teuersten Gewürzen.

Geschichten um den Safran

Die älteste Erwähnung des Safran findet sich im Namen einer Stadt am Euphrat: Azupirano, Safran-Stadt (ca. 2300 v.Chr.). Safran wurde auch immer als Duftstoff verwendet, wie im Hohelied Salomos nachzulesen ist: *„Du bist gewachsen wie ein Lustgarten von Granatäpfeln mit edlen Früchten, ...Narde und Safran"*. Auch im antiken Griechenland wurde Safran als Duftstoff geschätzt, wie schon Aristophanes in seinem Theaterstück „Wolken" mitteilt. Blüten oder Griffel wurden in Theatern und Hallen ausgestreut. Besonders verschwenderisch gingen die Römer mit Safran um. Zur Zeit von Kaiser Hadrian salbte man die Statuen im Theater mit duftender Safranessenz und ließ eigens Götterbilder konstruieren, aus deren drüsenähnlichen Poren die Safranbrühe hervorquoll, wenn es der Kaiser befahl.

Griechenland, die Heimat des Safran

Der Safran ist eine der aller ältesten Kulturpflanzen überhaupt. Eine Wildform ist nicht mehr bekannt. Die häufig geäußerte Vermutung einer west- oder zentralasiatischen Herkunft konnte botanisch widerlegt werden. Es ist eher zu vermuten, dass der Safran zuerst in Kreta auftrat. Jedenfalls wurde er schon der minoischen Zeit (ca. 2000 v. Chr.) auf Kreta kultiviert. Dort hatte der Safran rituelle Bedeutung, wie aus den vielen Safranfresken in den Heiligtümern zu schließen ist. Der Safran stand offensichtlich mit der Verehrung der Natur und der Fruchtbarkeit in Zusammenhang. Safran war in der griechischen Götterwelt der strahlenden Göttin der Morgenröte Eos, der „Tempelhüterin", geweiht. Sie war von einem gelben Safranschleier umhüllt und öffnete mit ihren Rosenfingern die Pforte des Himmels. Die gelbe Farbe war ein Symbol der Sonne. Es hieß, Safran würde überall dort erblühen, wo der Göttervater Zeus seine Gemahlin Hera liebte, und

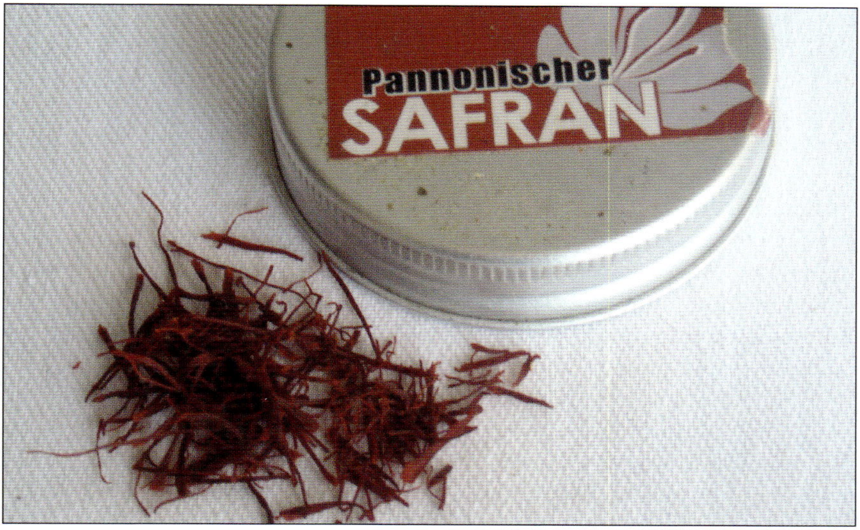

Pannonischer Safran

deswegen wurden die antiken Brautbetten als Stätten der ehelichen Liebe mit Safranblüten bestreut. Aber auch ein rauschhafter Gebrauch des Safran war üblich, denn „*erstaunlicherweise eignet er sich zum Wein, ganz besonders zum süßen Trank des Dionysos*“, schrieb Plinius in seiner „Naturgeschichte“.

Safran, älteste Arznei

Der Safran gehört auch zu den am meisten gebrauchten Arzneien der Hippokratiker. Laut Plinius verwendeten sie ihn als Panacee, als Allheilmittel, und vor allem als Aphrodisiakum: „*Er bewirkt Schlaf, hat gelinde Wirkung auf den Kopf und reizt den Geschlechtstrieb*“. Auch im Mittelalter schätzten die Kräuterdoctores den Safran hoch ein. Safranwasser zu trinken sollte zu einer schönen Hautfarbe führen, das Herz stärken und „*Begierde zu Unkeuschheit*“ verursachen. Safran, mit Eigelb und Rosenwasser vermischt, galt als Mittel gegen Podagra, heute Gicht genannt.

Safran, pannonisches Gewürz

Die Sitte, Speisen mit Safran zu färben und würzen, verdanken wir den Arabern, die den Safran im 8. und 9. Jhdt. nach Europa, vor allem nach Andalusien brachten. Von dort eroberte das Gewürz, dessen Name sich von dem persischen „*za'faran*", sei gelb, ableitet. die Speisen Süd- und Mitteleuropas. Der Safranhandel in Deutschland konzentrierte sich auf Nürnberg, wo das städtische Magistrat eine Prüfungsstelle einrichtete, und auf schwere Safranverfälschungen stand die Todesstrafe.

Trotz des kühlen Klimas versuchte man Safran auch in Mitteleuropa zu kultivieren. Der Sage nach brachte ihn ein Ritter von Rauheneck im Jahre 1198 von einem Kreuzzug nach Niederösterreich und verehrte ihn der Dame seines Herzens als Liebesgabe. Das war der Beginn des „Crocus austriacus", wie man den in der Gegend um Wien kultivierten Safran nannte. Krems war der Mittelpunkt des österreichischen Safranhandels, und von 1812 bis 1816 exportierte Niederösterreich fast 4000 kg Safran. Im ausgehenden 19. Jhdt. endete auf Grund einer empfindlichen Klimaveränderung der Safrananbau in Niederösterreich. In der Zwischenkriegszeit zwischen 1. und 2. Weltkrieg wurde Safran im Südburgenland in Markt Allhau erfolgreich angebaut, dessen Spuren man manchmal überraschend noch wild wachsend in dieser Gegend findet. Nunmehr gibt es ein sehr erfolgreiches Pilotprojekt mit Anbau von Safran im Eisenstädter Bezirk, wo die Bodenverhältnisse und auch die klimatischen Bedingungen optimal sind. Das Ergebnis ist ein qualitativ hochwertiger „Pannonischer Safran".

Safran, herbstblühender Krokus

Der Safran wurde im antiken Griechenland „*krokos*" (griech. seit Homer die Farbe der Morgenröte) genannt, und sein botanischer Name ist bis heute *Crocus sativus* (*sativus*, lat. angebaut). Er gehört zur botanischen Familie der Irisgewächse und muss, da er trotz seiner wunderschönen Blüten steril ist, durch seine Knollen vermehrt werden. Der Safran ist eine Krokusart, die dem Frühlingskrokus sehr ähnlich ist, aber erst im Herbst ab September blüht. Das begehrte Gewürz steckt im Inneren der lilafarbenen Blüten. Jede Blüte enthält einen sich in drei Narben verzweigenden Griffel (der mittlere Teil und weibliches Organ). Nur diese süß-aromatisch duftenden Stempelfäden (üblicherweise als Safranfäden bezeichnet) werden getrocknet als Gewürz verwendet. Man benötigt etwa 150 000 Blüten für 1 kg getrockneten Safran.

Handelsformen von Safran

Safran kommt meist in Form der ganzen Narbenäste und manchmal gemahlen in den Handel. Für Safran, der im Ganzen verkauft wird, gibt es zwei Qualitätsstufen:

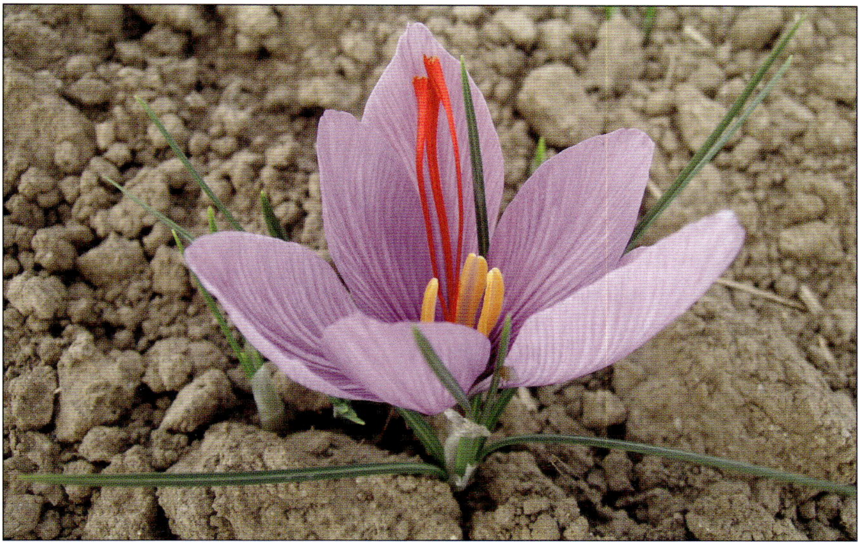

Die Safranblüten bringen den Herbst zum Leuchten

Elegierter Safran (Safranspitzen) enthält nur die Narbenäste und keine Griffelanteile, er ist daher entsprechend teurer.

Natureller Safran (Safran natur) darf bis zu 10% Griffelanteile enthalten

Prinzipiell gilt, je kräftiger dunkel-orange die Farbe des Safrans ist, desto besser ist die Qualität. Mit einem Kilopreis von 1000 bis 1400 € (4 bis 14 € pro Gramm) ist Safran das weltweit teuerste Gewürz, was angesichts der aufwendigen Ernte und Verarbeitung, die von Handarbeit geprägt ist, verständlich sein sollte. Allerdings ist Safran so ergiebig, dass zum Würzen nur wenige Fäden notwenig sind. 6 bis 8 Fäden reichen für Gerichte für vier Personen.

Verfälschungen von Safran

Seitdem Safran gehandelt wird, wird er auch gefälscht. Am häufigsten wird er mit den Blütenblättern des Saflor vermischt. Gemahlener Safran wird oft mit Kurkuma, der Gelbwurz, gestreckt. Beide können ebenfalls zum Würzen und Färben verwendet werden, doch es fehlt ihnen das charakteristische Aroma des Safran.

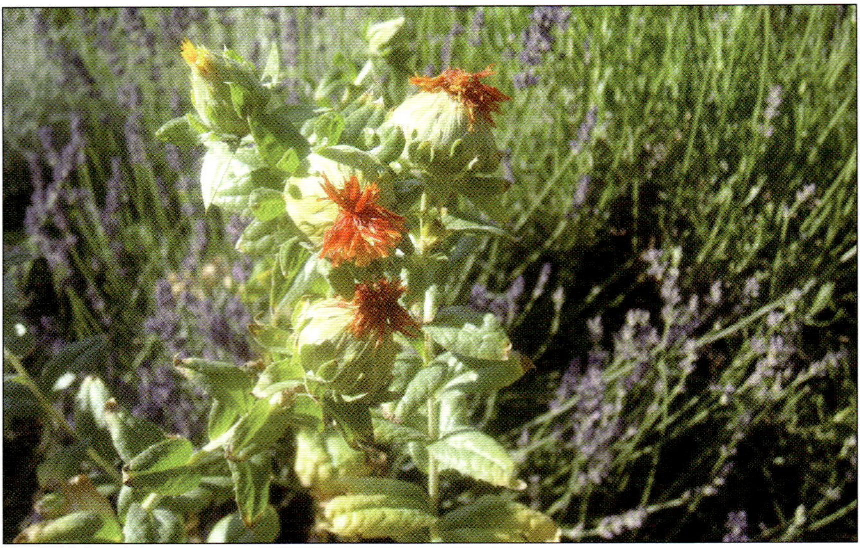

Der Saflor ist eine gelb blühende Distelart.

Saflor

Färberdistel, Carthamus tinctorius

Ist ein einjähriger, distelähnlicher Korbblütler. Aus den Samen gewinnt man das Distelöl. Die getrockneten Blütenblätter enthalten den Flavonoidfarbstoff Carthamin, aber kein ätherisches Öl. Mit Saflor kann man daher Speisen gelb färben, es fehlt ihnen aber an Aroma. In Kärnten wird Saflor traditionell angebaut und zum Färben der Kirchtagssuppe verwendet.

Gelbe Kirchtagssuppe

Suppe mit etwas Rind-, Schweine- und Hühnerfleisch gemeinsam mit Gundelrebe, Rosmarin, Knoblauch, Salbei und Liebstöckel kochen. Ein Teil dieser Suppe wird zu einer Gewürzsuppe verarbeitet, die dadurch entsteht, dass man in der Suppe Schalotten, Gewürznelken, Fenchelsamen, Lorbeerblatt und reichlich Saflorblüten (zum Gelbfärben) mitkochen lässt. Diese Gewürzsuppe gibt man dann zur restlichen Suppe und mischt Rahm, der mit Mehl abgesprudelt wurde, darunter. Wenn man im Rahm auch noch Eier mitsprudelt, wird die Kärntner Kirchtagssuppe daraus.

Würzen mit Safran

Der Safran ist ein Einzelgänger, der die Gerichte so individuell würzt, dass er sich mit fast keinem anderen Gewürz verträgt. Die Ausnahme ist Knoblauch, wie manche mediterranen Gerichte zeigen. Leider spielt der Safran in der heutigen Küche keine besondere Rolle mehr. Doch in Gerichten aus der Mittelmeerküche, vor allem in Zusammenhang mit Fisch, Meeresfrüchten und Reis, ist er unverzichtbar. Das italienische *Risotto alla milanese* (feucht gekochter Reis mit Markknochen), die provencalische Fischsuppe *Bouillabaisse* oder die spanische Nationalspeise Paella sind die bekanntesten Beispiele für die Verwendung von Safran als Gewürz. Aber auch das traditionelle Sabbat-Brot in Israel oder viele Kuchen im Norden Europas werden mit Safran gelb gefärbt.

Prinzipiell kann man mit Safran folgende Speisen würzen und färben: Saucen zu Nudeln, Fisch, Huhn, Suppen vor allem mit Fisch oder Huhn, Reisgerichte, Süßspeisen wie Milchreis und Backwaren, aber auch Essig und Liköre.

Papardelle in Safransauce mit Pilzen

Papardelle bissfest kochen, Zwiebel in Olivenöl anschwitzen, Safran in etwas Wasser einweichen, in dieses ein wenig Maizena einsprudeln, mit Obers vermengen, zu den Zwiebeln geben und kurz köcheln lassen, bis die Sauce eindickt, Papardelle mit der Sauce vermengen. Am besten schmeckt dieses Gericht mit kurz angerösteten Totentrompeten (das sind fast schwarze Herbstpilze). Wenn man nicht die Gelegenheit und nötige Kenntnis hat, diese Pilze zu finden, schmeckt das Gericht auch mit Steinpilzen oder Rotkappen.

Safranlikör für dunkle Wintertage: In 1 Liter 40%-Korn die Schale einer Bio-Orange und ca. 1g Safran ansetzen, 1:1 mit Zuckerwasser verdünnen und 3 Wochen ruhen lassen, dann abfiltern

Küchenpraxis

Safran ist unter den Gewürzen einmalig, da seine wichtigsten Inhaltsstoffe wasserlöslich sind. Um seine Würz- und Färbekraft optimal zu erreichen, ist es am besten, die Safranfäden in wenig lauwarmem Wasser einzuweichen und zugedeckt einige Stunden stehen zu lassen. Gegen Ende der Garzeit wird dann die Flüssigkeit samt den Fäden den Speisen dazu gegeben. Mitkochen sollte man die Safranfäden besser nicht, da dann vor allem das Aroma verloren geht.

Safran aufbewahren: Safran ist lichtempfindlich und muss dunkel und luftdicht aufbewahrt werden. Am besten eignen sich Metalldosen dafür. Nur in kleinen Mengen kaufen, da der Safran schnell an Würzkraft verliert.

Inhaltsstoffe des Safran

Die Farbkraft des Safran beruht auf dem Vorkommen von gelben Farbstoffen, die chemisch zu den Carotinoiden zählen. Der wichtigste Farbstoff ist dabei das Crocetin, aus dem als Ester Crocin entsteht, das wasserlöslich ist. Frischer Safran ist so gut wie geruchlos, weil die Aromastoffe chemisch an einen Zucker gebunden sind und einen Bitterstoff ergeben, das Picrocrecin. Erst durch den Trocknungsprozess werden die Aromastoffe aus der Zuckerverbindung abgespalten und das typische Safranaroma mit der Hauptkomponente Safranal entsteht. Safran ist also ein sehr sinnliches Gewürz, das Aroma- und Farbwirkung vereint. Safran kann aber auch als Heilmittel verwendet werden.

Die Heilkraft des Safran

Wie alle Gewürze ist Safran natürlich appetitanregend und verdauungsfördernd. Traditionell wurde Safran immer als beruhigendes, krampflösendes und stimmungsaufhellendes Mittel verwendet. Dem Crocetin wird eine cholesterinsenkende Wirkung sowie eine Verbesserung der Fließeigenschaften des Blutes und somit ein Schutz vor Arteriosklerose zugesprochen. Durch die hohe antioxidative Wirkung des Crocins wird auch eine antitumorwirkende Eigenschaft des Safran von wissenschaftlicher Seite untersucht. In der Volksmedizin war Safran als krampflösendes Mittel für Gebärende eine wichtige Heilpflanze der Hebammen und wurde auch beim Ausbleiben der Menstruation angewendet. In höheren Dosen wurde er missbräuchlich zu Abtreibungen verwendet, was aber gefährlich werden konnte.

Safran als Tee: Ca. 5 Safranfäden verwenden, Tee im Aufguss zubereiten, nicht länger als 5 Minuten zugedeckt ziehen lassen.

Safran als Heilmittel in Ayurveda und TCM

Im Ayurveda gilt Safran als ein wirksames revitalisierendes Mittel für Blut, Kreislauf, das weibliche Genitalsystem und den Stoffwechsel. Er wird eingesetzt bei Menstruationsschmerzen, Wechseljahrbeschwerden und Unfruchtbarkeit. Auch bei Männern soll Safran helfen, nämlich gegen Impotenz und um die Spermienqualität zu verbessern. Die Traditionelle Chinesische Medizin sieht ähnliche

Indikationen, setzt Safran aber auch bei Anämie und Kreislaufstörungen, die mit Tachykardie (schneller Puls) einhergehen, ein.

Die Dosis macht das Gift

Bei normaler Verwendung als Gewürz in üblicher Menge besteht keine Gefahr einer akuten oder chronischen Vergiftung mit Safran. 1,5g pro Tag können ohne Risiko verwendet werden. Das entspricht ¾ einer handelsüblichen Packung von 2g, Briefpäckchen enthalten weniger als 1g. 5–10g führen zu Vergiftungssymptomen wie Erbrechen, Schwindel, rauschartigen Zuständen, blutigen Durchfällen und Gebärmutterblutungen. 20g gelten als tödliche Dosis.

Safran im eigenen Garten

Wer sich die mühselige Arbeit der Ernte der Narbenäste antun will, kann den Safran auch im eigenen Garten kultivieren. Brutknollen sind im guten Samenhandel erhältlich. Wichtig ist, sie bis spätestens Ende August zu setzen. Im September beginnen die Pflanzen dann zu wachsen; wenn der Herbst sonnig genug ist, blühen sie ab Mitte Oktober. Wichtig ist außerdem ein sehr durchlässiger Boden und vollsonnige Lage.

Schwarzkümmel

Nigella sativa, Hahnenfussgewächs

Mit unserem viel verwendeten Gewürz Kümmel hat der Schwarzkümmel nichts zu tun. Im Vorderen Orient ist er ein beliebtes Gewürz für Fladengebäck. Für eine seiner Gesundheitswirkungen kommt im Winter die Saison – das Öl aus den schwarzen Samen hat eine hervorragende Wirkung auf die Atemwege. Aber auch bei Hautkrankheiten wie Neurodermitis ist Schwarzkümmelöl zu empfehlen.

Schwarzkümmel, ein Hahnenfußgewächs

Der Schwarzkümmel (*Nigella sativa*) gehört zur Familie der Hahnenfußgewächse, ist also verwandt mit Rittersporn und Pfingstrose. Eine sehr verwandte Art, die in

Bauerngärten als Zierpflanze seit langem kultiviert wird, ist die „Jungfer im Grünen“ (*Nigella damascena*). Die Heimat des Schwarzkümmels ist der Mittelmeerraum, vor allem Nordafrika. Ebenso wie die Jungfer im Grünen lässt sich Schwarzkümmel leicht aus Samen anbauen und ist mit seinen weißen Blüten eine Zierde im Garten. Die samtschwarzen, dreieckigen Samen befinden sich in großen Kapseln, die auch für Trockengestecke verwendet werden können.

Schwarzkümmel, ein altägyptisches Heilmittel

Schon im alten Ägypten wurde Schwarzkümmel als Heilmittel verwendet. Im Grab des ägyptischen Pharao Tut-ench-Amun fand man als Grabbeigabe ein Fläschchen Schwarzkümmelöl. Islamische Gelehrte berichteten, dass die Leibärzte der Pharaonen das Öl gegen Erkrankungen der Atemwege, der Frauenleiden einsetzten und vor allem dann, wenn sich jemand schwächlich fühlte oder zu unerklärlichen Entzündungen und Hautproblemen neigte. Auch im Alten Testament wird der Schwarzkümmel erwähnt, und der Prophet Mohammed verkündete in seiner Schrift „Hadith“: „*Schwarzkümmel heilt jede Krankheit außer den Tod*“. Karl der Große empfahl im „Capitulare de villis“ den Anbau von Schwarzkümmel als Gewürz. Die Botaniker des 16. Jhdt. kannten ihn als „Schwartzen Kümmel“. Dennoch geriet er dann bei uns in Vergessenheit. Im Vorderen Orient und Indien dagegen verwendet man den Schwarzkümmel seit jeher als Gewürz, als Heilmittel zur Anregung des Stoffwechsels und zur Heilung von Entzündungen.

Schwarzkümmel als Gewürz

Schwarzkümmel ist ein leicht scharf schmeckendes, aber sehr aromatisches Gewürz. Am bekanntesten ist wohl die Verwendung zum Bestreuen türkischer Fladenbrote. Manchmal wird er aber auch dem Brotteig beigemischt. In Indien verwendet man Schwarzkümmel vorwiegend für vegetarische Gerichte, vor allem zu Melanzani, Kürbis und Hülsenfrüchten. Zur Intensivierung des Aromas kann man die Samen trocken in der Pfanne rösten. Mit dieser knusprigen Beigabe kann man allen Speisen einen Hauch von Exotik verleihen. Wer selber Gemüse einlegt, kann mit einer Prise Schwarzkümmel eine Erinnerung an Tausendundeine Nacht in die Einmachgläser bringen.

Würziger Gurkensalat

Feingewürfelte Salatgurken salzen, etwas feingehackten Zwiebel dazugeben, Joghurt darunter rühren, mit Minzenblättern und geröstetem Schwarzkümmel bestreuen.

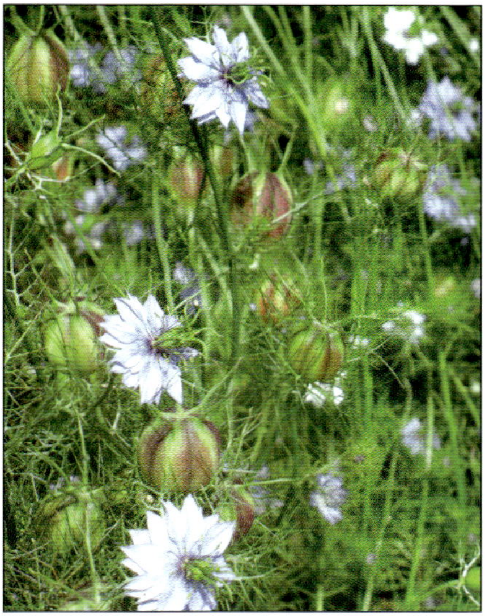
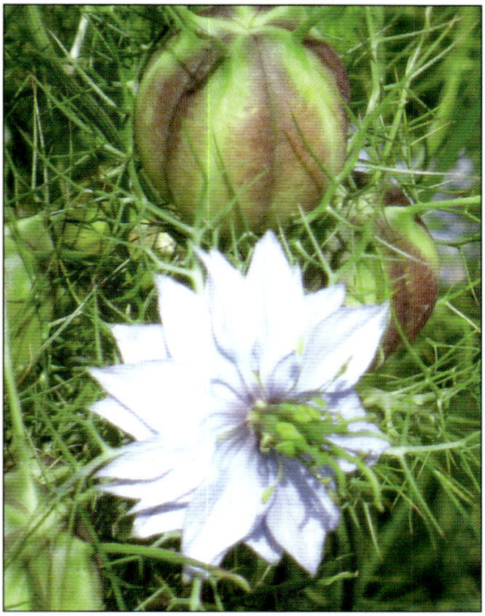

Schwarzkümmel, eine Zierde für Kräutergärten

Inhaltsstoffe des Schwarzkümmels

Die Samen enthalten ein ätherisches Öl, das reich an Thymochinon und Thymol (wirken bronchienerweiternd und sekretionsfördernd) und Carven und Anethol (blähungswidrig) ist. Von besonderer Bedeutung für die Wirkung des Schwarzkümmels ist aber vor allem der hohe Gehalt an fettem Öl (bis zu 40%), das in erster Linie aus Linolsäure besteht.

Wirkungsweise der Fettsäuren

Die Linolsäure ist ein Hauptvertreter der Omega-6-Fettsäuren. Aus der Linolsäure können im Organismus folgende Vertreter der Omega-6-Fettsäuren entstehen:

Gamma-Linolensäure (CGLS): Die Gamma-Linolensäure ist Bestandteil der Zellwände und wichtig für viele Stoffwechselvorgänge im Körper. Vor allem ist sie maßgeblich an der Barrierefunktion der Haut beteiligt. So reguliert sie den über die Oberhaut stattfindenden Wasserverlust und wirkt Hautveränderungen wie Neurodermitis und Schuppenflechte entgegen. Gamma-Linolensäure fungiert im Körper als Gewebshormon und hilft gegen Beschwerden, die durch das prämenstruelle Syndrom ausgelöst werden. Vermutlich hilft sie auch bei der Behandlung von Krebs, da sie mindest ein Enzym blockiert, welches für die Metastasenbildung verantwortlich ist.

Dihomo- Gamma- Linolensäure (DGLA): Die Dihomo-Gamma-Linolensäure (DGLA) wird bei der Umwandlung im Körper zur Arachidonsäure und einem wichtigen Gewebstoff, dem Prostaglandin E1. Dieses besitzt stark entzündungshemmende und thrombosevorbeugende Wirkung. Es stabilisiert die übersteigerte Bildung von allergischen Mediatoren und Abwehrzellen.

Arachidonsäure (AA): Aus der Arachidonsäure dagegen entsteht Prostaglandin E2, das eigentlich Entzündungsvorgänge und Ödembildung im Körper fördert, Schmerzsignale auslöst und auch Fieber auslösen kann.

Wichtig zur Synthese ist ein Enzym namens Delta-6-Desaturase. Es ist daher notwendig, dass die Produktion der verschiedenen Prostaglandine ausgeglichen und in einem dynamischen Gleichgewicht ist. Das Schwarzkümmelöl hat eine regulierende Wirkung auf die Bildung der Prostaglandine.

Die Heilwirkung des Schwarzkümmelöles

Verwendet wird Schwarzkümmel in erster Linie als kaltgepresstes Öl aus den Samen. Dieses ist als Nahrungsergänzungsmittel entweder in Form von Kapseln oder als Öl, das tropfenweise eingenommen wird, in Apotheken erhältlich.

Schwarzkümmelöl

- wirkt entzündlichen und allergischen Prozessen entgegen
- krankmachende Immunreaktionen, die Auslöser von Neurodermitis, Pollenallergien oder Asthma sein können, werden positiv beeinflusst
- dank der bronchienerweiternden und sekretlösenden Wirkstoffe hilft es vorbeugend gegen Atemwegserkrankungen, dank der antibakteriellen Wirkung auch im Akutfall
- durch die Kombination immunregulierend und krampflösend kann es vorbeugend gegen asthmatische Zustände eingesetzt werden
- einige Studien zeigen eine immunregulatorische Wirkung, weshalb es auch bei Autoimmunerkrankungen wie Polyarthritis verwendet werden kann
- dank der antioxidativen Wirkung wird es in amerikanischen Studien auch zur Krebsvorbeugung empfohlen
- dank der Fettsäuren wirkt es cholesterinregulierend
- in einigen Studien konnten blutzuckersenkende Wirkungen festgestellt werden
- das Herzinfarktrisiko kann dank der positiven Wirkung auf die Gefäße und der antithrombotischen Wirkung reduziert werden

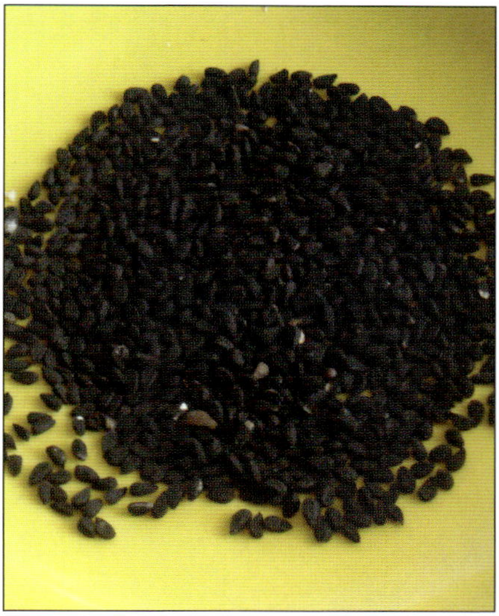

Mit Kümmel hat er nichts zu tun, aber schwarz sind die Samen des Schwarzkümmels wirklich

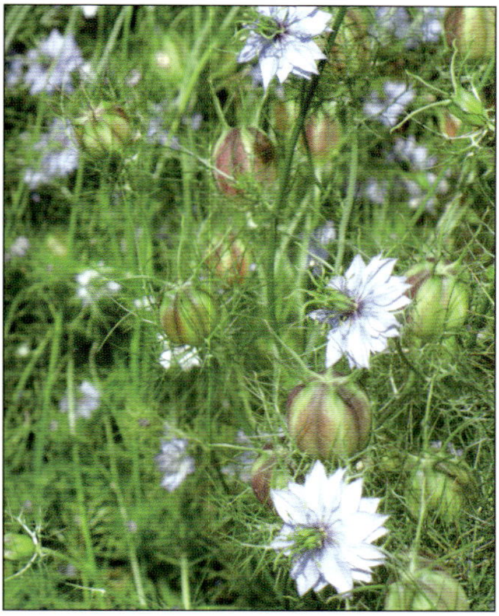

Eine andere Art des Schwarzkümmel nennt man „Jungfer im Grünen"

Anwendung von Schwarzkümmel

Tee: 1 TL zerdrückte Samen im Aufguss, 5 Minuten ziehen lassen. Bei Husten mischt man zu den Schwarzkümmelsamen noch Anissamen dazu und süßt mit Honig.

Inhalationen: Auch Inhalationen sind mit Schwarzkümmeltee möglich und hilfreich bei Schnupfen, Erkältungen und hartnäckigem Reizhusten.

Kapseln: 3x1 Kapsel pro Tag zur Vorbeugung von Husten und Allergien.

Schwarzkümmelöl: 3x täglich 10 Tropfen (1 Mokkalöffel) auf Brot oder in die Salatsauce. Dabei kommen nicht nur die vorzüglichen Eigenschaften des Öls, sondern auch seine feine Würze zur Geltung. Eine kurmäßige Einnahme (2–3 Monate) ist zu empfehlen.

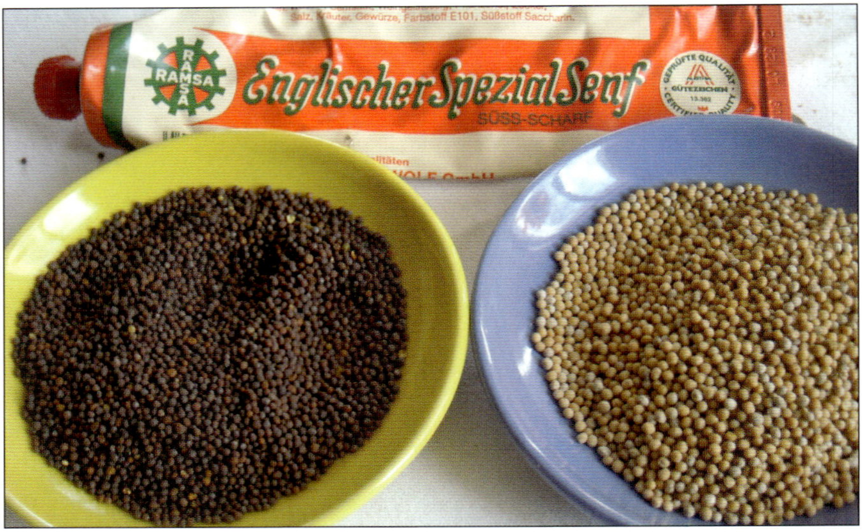

Schwarzer und Weißer Senf

Senfkörner

Sinapis alba, Brassica sp., Kreuzblütengewächse

Weiße und schwarze Senfkörner

Die Senfpflanzen sind meist einjährige krautige Pflanzen, die zu den Kreuzblütlern zählen. In den Schoten reifen die Samen, die wir Senfkörner nennen. Senfkörner gibt es von verschiedenen Senfarten: Der Weiße Senf (*Sinapis alba*) ist im Mittelmeerraum zuhause, Schwarzer Senf (*Brassica nigra*) gehört botanisch nicht zur Gattung Sinapis, seine Samen werden aber ebenso wie die vom Rumänischen Braunsenf, auch Sareptasenf genannt, und dem indischen Braunsenf (beide *Brassica juncea*) zur Herstellung von Senf genutzt. Die Namen sagen es schon, der Unterschied ergibt sich aus der Farbe der Samen, aber auch aus den Inhaltsstoffen.

Aromagebende Inhaltsstoffe

Sowohl der Weiße als auch der Schwarz- und der Braunsenf enthalten Glucosinolate (auch Senfölgylokoside genannt), beim Weißen Senf vor allem Sinalbin, beim Schwarzsenf dagegen das schärfere Sinigrin. Durch enzymatische Spaltung entstehen die tränenreizenden, scharf schmeckenden Isothyocyanate. Senfsamen enthalten auch 30–40% fettes Öl, das reich an ungesättigten Fettsäuren ist. Allerdings enthält das Senföl auch bis zu 50% Erucasäure, deren Dauereinnahme koronare Herzkrankheiten begünstigen kann. Daher ist es als Nahrungsmittel im EU-Raum nicht zugelassen. Erucasäure kommt übrigens auch im Rapsöl vor, daher werden jetzt erucasäurefreie Raps-Sorten gezüchtet.

Das Gleichnis vom Senfkorn

„*Das Himmelreich gleicht einem Senfkorn, …das ist das kleinste unter allen Samenkörnern, wenn es aber gewachsen ist, so ist es größer als alle Kräuter und wird ein Baum*", ist im Neuen Testament bei Matthäus zu lesen. Zu einem Baum wird die Senfpflanze zwar nicht, aber es handelt sich um ein Gleichnis, nämlich dass auch Kleingläubige zum wahren Glauben kommen können: „*Wenn ihr Glauben habt wie das Senfkorn, so wird nichts unmöglich sein.*"

Pythagoras und der Senf

Pythagoras schwor auf Senf und behauptete, dass scharfer Senf den Verstand schärfe. Ob wir aber dem Senf den Pythagoräischen Lehrsatz zu verdanken haben, ist unklar. Bekannt ist, dass schon Hippokrates seinen Patienten Senf-Umschläge verordnete, wenn sie unter Schmerzen litten. Er betrachtete Senf als ausleitendes Mittel, das durch Reizung der Haut reflektorisch die Heilung bestimmter Organe bewirken kann. Hippokrates beobachtete, dass es funktionelle Zusammenhänge zwischen Körperinnerem und Hautoberfläche gibt, und auf dieser Basis arbeiten auch heute noch naturheilkundlich orientierte Mediziner.

Vom Wickel zum Bad

Die Anwendung von gemahlenen Senfkörnern in Form von Senfpflastern oder Umschlägen hat lange Tradition. Auf die Haut aufgebracht haben die zerquetschten Senfkörner eine hyperämisierende, sprich eine stark durchblutungsfördernde Wirkung, die bis zur Hautreizung gehen kann. Daher gilt Sorgfalt und Vorsicht bei Senfanwendungen. In der naturheilkundlichen Praxis werden Senfpflaster vor allem bei rheumatischen Erkrankungen und auch bei Atemwegsproblemen eingesetzt. Senfpflaster wirken krampflösend und schmerzstillend. Durch die starke durchblutungsanregende Wirkung auf die Haut wird reflektorisch auch die Durchblutung tiefer gelegener Körperschichten gesteigert, wodurch schmerzauslösende Substanzen schneller abtransportiert werden.

Zubereitung: 3–4 EL Senfmehl (in der Apotheke als Semen sinapis pulv. erhältlich) direkt vor der Anwendung mit warmem Wasser (unter 45°C) zu einem Brei verrühren, auf ein Tuch streichen, mit einer Lage Stoff bedecken und auf die betroffene Stelle auflegen. Nach 5 bis maximal 10 Minuten abnehmen, die Stelle abwaschen und mit Pflegeöl (z.B. Johanniskrautöl) einschmieren.

Achtung: Nie länger als 10 Minuten auf der Haut belassen, da es sonst zu entzündlichen Reizungen bis hin zu Blasenbildung kommen kann. Nicht auf zu große Hautareale auftragen, nicht bei Kindern unter 6 Jahren, insgesamt nicht länger als 2 Wochen hintereinander, nicht bei entzündeten, geröteten Gelenken, nicht bei empfindlicher Haut. Und nicht bei Nierenkranken.

Indikationen: Senfmehlauflagen wirken schnell schmerzlindernd bei Ischias, Gelenkschmerzen, Muskelschmerzen, krampflösend bei Husten (3-5 minütige Brustauflage)

Senfbad: Bei schwachem Kreislauf, z.B. nach einer Grippe oder überhaupt in der Rekonvaleszenz, empfiehlt sich ein Senfbad. Etwa 200g Senfmehl in ein Baumwollsäckchen geben, in das Badewasser (nicht zu heiß) hängen, bis es sich vollgesogen hat, dann leicht ausdrücken. Nicht zu lange im Bad bleiben und anschließend Bettruhe.

Mustard, die Bachblüte gegen Melancholie

Der wohltuende Anblick leuchtend gelb blühender Rapsfelder ist wohl jedem bekannt. Doch es war nicht das Gelb der Rapsblüten, sondern das der Blüten des Ackersenfes (*Sinapis arvensis*), das Edward Bach dazu führte, darin ein Mittel gegen Schwermut zu erkennen. Der Ackersenf war früher ein „Unkraut“ im Getreide. Bis Herbizide zum Einsatz kamen, war es schwer, den widerstandsfähigen Senf zu vernichten und man sah häufig, dass er riesige Flächen färbte und die Getreidehalme überwucherte. Gelbe Blüten repräsentieren Fröhlichkeit, eine positive lebensbejahende Helligkeit. Es ist daher nicht verwunderlich, dass Edward Bach viele gelb blühende Pflanzen als Mittel gegen seelische Probleme sah: Gorse, der Stechginster, gegen Verzweiflung, Mimulus, die Gauklerblume, gegen Angst, Rock Rose, das Sonnenröschen, gegen Panikattacken. Mustard betrachtete Edward Bach als das Heilmittel für unerklärliche Depressionen, die dunkle Wolke, die sich scheinbar grundlos über den Menschen ausbreitet. Aus Sicht der planetarischen Signaturlehre des Paracelsus repräsentieren goldgelbe Blüten die Sonne, die beim Menschen Sonne ins Herz bringen kann. Mag sein, dass der Anblick von Ackersenf in einem Feld den Bauern verärgert, aber er erhellt das Land wie der Sonnenschein und die Blütenessenz hilft dem Menschen, wieder fröhlich zu werden.

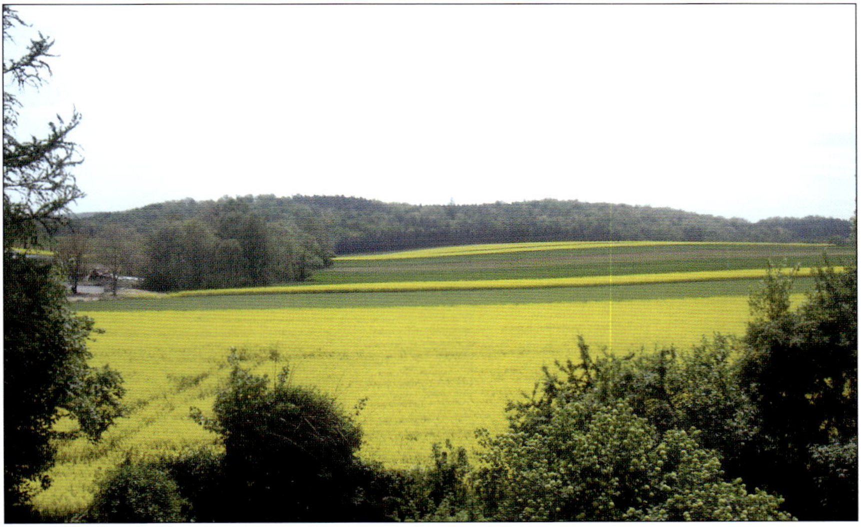

Gelb leuchtende Senffelder sind schon beim Anblick stimmungsaufhellend

Senf oder Mostrich

Das erste überlieferte Rezept zur Senfzubereitung stammt aus dem 1. Jhdt. von dem Römer Columella. Der Senfgebrauch wurde von den Römers in den Ländern nördlich der Alpen verbreitet. Das lateinische „sinapis" lieferte auch den Namen. Es wurde im Gotischen zu „sinap" und im Althochdeutschen zu „senaf" und schließlich zu Senf. Die Bezeichnung „Mostrich" für Speisesenf geht auf den mittelalterlichen Brauch zurück, das Senfmehl nicht mit Essig, sondern mit Traubenmost anzurühren, in den Klosterküchen als „mustum ardens", brennender Most, bezeichnet. Auch die französische Bezeichnung für Senf, Moutarde und der englische Mustard gehen auf diese Wurzel zurück.

Was ist Senf?

Columella schrieb: *„Den sorgfältig gereinigten Samen lässt man zwei Stunden in Wasser aufweichen, … stößt ihn dann in einem Mörser klein … gießt weißen scharfen Essig darüber, rührt die Masse um und seiht sie durch."* Palladius empfahl im 4. Jhdt. eine Mischung aus Senfsamen, Honig, Olivenöl und Essig. Karl der Große schrieb den Senfanbau in seinem Capitulare de villis vor. Im Frankreich des 13. Jhdt. hatte die Stadt Dijon das Monopol zur Senfherstellung. Sie pflegten ihn mit dem Saft unreifer Trauben herzustellen. Grundsätzlich hat sich die Herstellung von Senf nicht allzu sehr geändert. Zur Herstellung von Tafelsenf werden die gereinigten Senfkörner zuerst zwischen zwei Walzen geschrotet und dann entölt. Dann wird der Schrot mit den übrigen Zutaten vermischt, und anschließend lässt man der Maische Zeit zum Fermentieren, damit das typische Aroma entstehen kann. Der Zusatz von Essig ist notwendig, um die Schärfe beständig zu machen, der Zusatz von Wein bewirkt je nach Auswahl den Geschmack des Produktes. Oft fügt man noch Zucker oder Honig, frische Kräuter, z.B. Kren, hinzu, um den Geschmack zu verfeinern. Am häufigsten wird Estragon als Würzkraut für Senf verwendet. Die leuchtend gelbe Farbe mancher Senfsorten ist auf den Zusatz von Kurkuma zurückzuführen. Je nach dem Anteil von Schwarz- oder Braunsenf zum Weißen Senf erhält der Senf eine stärkere Schärfe. Die Auswahl an Senfsorten im Handel ist groß, sie reicht von süßem Senf (Kremser, Bayrischer zu Weißwürsten) über den säuerlich scharfen Dijon-Senf bis hin zum scharfen Englischen Senf.

Senf nicht nur zu Würstel

Senf ist nicht nur eine beliebte Zutat zu gekochtem, gebratenen oder gegrillten Fleisch, zu Schinken und zu diversen Würsten, sondern wird auch oft als Würze für Saucen verwendet. Da Senfsamen Emulgatoren enthalten, verbessert Senf auch die Konsistenz von Saucen.

Senfmehl

Es wird auch Senfpulver genannt und besteht aus gemahlenen, meist weißen Senfkörnern. In der englischen Küche wird es besonders gerne verwendet. Man kann Bratenstücke, vor allem Roastbeef, damit einreiben oder man gibt das Pulver direkt zur Bratensauce.

Senfkörner

Primär werden Senfkörner zum Einlegen von Gemüse, vor allem – der Name sagt es ja schon – von Senfgurken, aber auch Essiggurken, Mixed Pickles etc. verwendet. Die Senfkörner dienen nicht nur für den Geschmack, sondern auch zur besseren Haltbarkeit. Man kann die Senfkörner auch zum Würzen von Sauerbraten oder auch in der Beize für Braten verwenden.

In der indischen Küche ist der Schwarze Senf bedeutsam als Gewürz. Besonders delikat werden die Senfkörner, wenn man sie in einer trockenen Pfanne röstet, dabei bekommen sie ein nussiges Aroma und in dieser Form eignen sie sich besonders gut für vegetarische Gerichte.

Senfblatt

Wenn man Senf selber anbaut, was übrigens sehr einfach ist, kann man nicht nur die Senfkörner ernten, sondern auch die jungen Blätter zu Salat verarbeiten oder als spinatartiges Gemüse verkochen. Sie schmecken zart scharf, sind reich an Carotinoiden, Vitamin B und vielen Mineralstoffen. Senfblattgerichte sind appetitanregend und verdauungsfördernd.

Anbau: Senfkörner braucht man nur auf die Erde streuen und ein bisschen mit Erde bedecken. Den Vögeln ist der Samen zu scharf, sie picken ihn also nicht auf. Anbau im März ist am besten, Trockenheit im Herbst wirkt sich auf die Samenbildung günstig aus.

Senfsprossen

Eine stoffwechselanregende und leicht pfeffrig schmeckende Bereicherung der Nahrung, vor allem im Spätwinter, sind Senfsprossen, die man sogar auf Watte oder auf einem leicht mit Erde bedeckten Teller keimen lassen kann. Man kann sie zu Salaten, aber auch zu Saucen und Aufstrichen geben.

Senf, selbst gemacht

Senf selber zu machen, ist nicht schwer und ermöglicht experimentierfreudigen Köchinnen und Köchen neue Kreationen, was Schärfe und Geschmack betrifft.

Grundrezept: 250g Senfmehl, 150 ml Weißweinessig und 200 ml Wasser, 5 El brauner Zucker, 1EL Salz, Prise Pfeffer. Das Senfmehl mit Zucker, Salz und Gewürzen vermischen. Essig und Wasser aufkochen, zum Senfmehl geben und gut verrühren, bis eine kompakte Masse entsteht. Die Konsistenz kann man variieren, je nach Flüssigkeitszugabe. Abfüllen und 2 Wochen ruhen lassen.

Variation: Dieses Grundrezept kann man noch variieren, indem man zum Senfmehl Kurkuma (macht schön gelb), Ingwerpulver, getrockneten pulverisierten Estragon, frischen fein geriebenen Kren, ein bisschen Schnaps oder Whisky etc. gibt. Man kann der Fantasie und dem Geschmack freien Lauf lassen.

Süßer Senf: 100 g Senfkörner, 50 g Zucker (oder 30 g Honig), 1 EL Salz, 60 ml Weinessig, 80 ml Wasser, Hauch Koriander pulverisiert und 1 Prise gemahlenen Zimt. Senfkörner mahlen (kann ruhig etwas gröber sein), Wasser und

Essig möglichst heiß darüber schütten, damit der Senf an Schärfe verliert. Alle Zutaten vermischen. Unbedingt eine Woche ruhen lassen.

Senfgurken: Fleischige Feldgurken schälen, vierteln, Samen entfernen, salzen. In eine flache Schüssel geben und darin über Nacht beschweren. Nächsten Tag die Gurkenstücke in Gläser füllen, Zwiebelscheiben, Paprikastücke dazwischen geben. Apfelessig und Wasser (1:1) mit Zucker (nach Geschmack), Salz, Pfeffer- und Pimentkörnern, Lorbeerblättern und reichlich Senfkörnern aufkochen, heiß auf die Gurken schütten, Dillsamendolden darüber geben, verschließen.

Sternanis

Illicium verum, Sternanisgewächse

Leider wird Sternanis bei uns noch immer primär zum Basteln von duftenden Gewürzgeschenken verwendet. Als Gewürz hat er hierzulande nie dem Anis den Rang ablaufen können. In China ist das Gewürz nicht nur heimisch, sondern wird schon seit 3000 Jahren genutzt und es war so geschätzt, dass die Südstaaten noch um 970 n. Chr. dem chinesischen Kaiser Sternanis als Tribut zahlten. Erst 1588 brachte der britische Seefahrer Sir Thomas Cavendish die braunen Sternchen nach Europa, wo sie in Holland zum Würzen von Tee bald beliebt und als Rohstoff für die Gewinnung von Anisöl genutzt wurden.

Gesunde Acht Ecken

Ba jiao, „acht Ecken", ist der chinesische Name des Sternanis, auf Grund der achtfächrigen Balgkapseln, die bei der Reife sternförmig aufspringen. Sternanis riecht intensiv anisartig und schmeckt süß wie Lakritze. In der „Enzyklopädie der Volksmedizin" des Arztes Georg Friedrich Most (1794–1845) ist nachzulesen: „*Sternanis löst besonders gut den zähen Schleim in der Lunge und dem Magen alter Säufer, so wie alte, an Engbrüstigkeit* (Asthma) *leidender Personen.*" Ähnlich wie Anis kann das Gewürz als Tee bei Husten und überhaupt Erkältungen genutzt werden. Auch bei Krämpfen im Magen-Darm-Bereich kann der Tee eingesetzt werden.

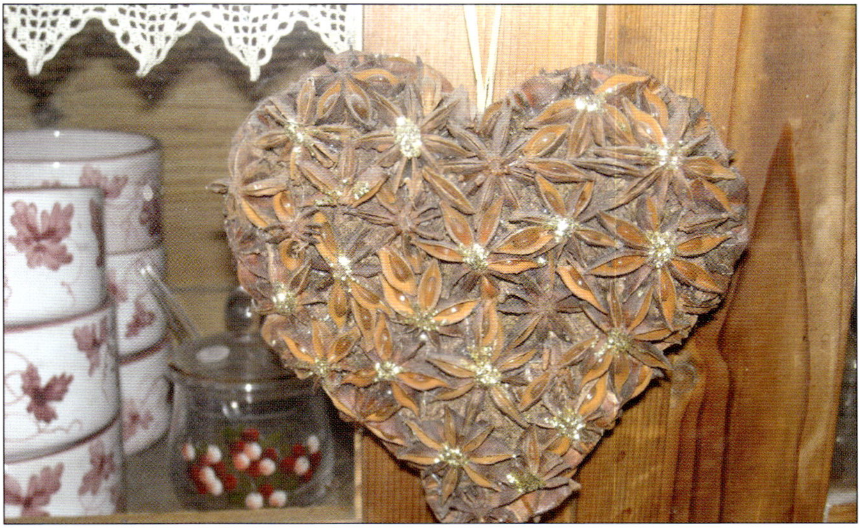

Sternanis sollte nicht nur zu dekorativen Zwecken verwendet werden

Vogelgrippe und Shikimisäure

Man sollte den Echten Sternanis *(Illicium verum)* nicht mit dem Japanischen Sternanis *(Illicium anisatum)*, der in Japan Shikimi-no-ki heißt und dessen Früchte Shikimifrüchte genannt werden, verwechseln. Der nahe verwandte und im Geruch und Aussehen sehr ähnliche Japanische Sternanis wird traditionell als Räucherwerk verbrannt, als Gewürz sollte er nicht verwendet werden, da er Vergiftungen hervorrufen kann. Der Genuss der Shikimifrüchte führt zu Erbrechen, Durchfällen, Krämpfen, Harnverhalten bis hin zum Tod durch Atemstillstand. 1885 wurde erstmals die Shikimisäure aus dem Japanischen Sternanis isoliert. Sie kommt aber auch in großen Mengen im Echten Sternanis vor. Bekannt geworden ist die Shikimisäure als Ausgangsprodukt einer sechsstufigen Synthese, aus der Oseltamivir entsteht. Dieser Stoff gilt als Neuraminidasehemmer, der das Ablösen neu produzierter Viren von der ehemaligen Wirtszelle blockieren soll. Als „Tamiflu" ist es im Handel und soll schon im Frühstadium von allen Formen der Influenza und auch der Vogelgrippe helfen, dass sich die Viren im Menschen nicht ausbreiten können. Mittlerweile gibt es aber schon wieder Zweifel, ob das Medikament wirklich risikofrei ist. Sicher ist aber, dass ein Glühwein, mit Sternanis gewürzt, bei der nächsten Grippe nicht schaden kann.

Sternanis kulinarisch

In der chinesischen Küche liefert er das maßgebliche Aroma des Fünf-Gewürze-Pulvers, der in China gebräuchlichsten Gewürzmischung. Diese wird mit Reiswein zum Marinieren von Fleisch verwendet, aber auch beim Anbraten im Wok kann diese Gewürzmischung verwendet werden. Sternanis verbindet sich hervorragend mit dem salzig-würzigen Aroma der Sojasauce und kann daher für alle Gerichte verwendet werden, die mit Sojasauce mariniert oder gedünstet werden. Versuchen Sie beim nächsten Grillfest doch Hühnerflügel in Sojasauce, mit Sternanis gewürzt. Bei uns wird Sternanis, wenn überhaupt, als Gewürz für Glühwein verwendet.

Chinesisch gewürztes Hühnerfleisch

Hühnerfleisch (Flügerl, Bruststücke etc.) in einer Marinade mit Honig, geriebenem Ingwer, zerdrücktem Sternanis und Sojasauce ziehen lassen. Die Hühnerstücke in einer Pfanne mit Öl anbraten, die Marinade mit Reiswein zum Aufgießen verwenden, kurz ziehen lassen und mit Reis servieren.

Vanille

Vanilla planifolia, Orchideengewächs

Was wäre die Weihnachtsbäckerei ohne Vanillekipferl? Der Duft der Vanille ist besänftigend und beruhigend und passt so richtig in hektische Adventtage. Der Duft der Vanille ist unvergleichlich. Es lohnt sich, mit echter Vanille zu würzen und nicht den schwachen Abklatsch des synthetischen Vanillins zu verwenden.

Vanille, eine verzauberte Mayaprinzessin

In Mexiko, der Heimat der Vanille, erzählt man sich, dass sie aus dem Blut einer Mayaprinzessin entstanden ist. Diese war der Göttin der Speisen geweiht und durfte keinen Kontakt mit Männern haben. Aber ein junger Prinz verliebte sich in sie und sie flüchteten in die Berge. Doch sie wurden von den erbosten Priestern verfolgt und getötet. Aus ihrem Blut wuchs ein Baum, um den sich eine Liane wie die Arme einer liebenden Frau schlängelte. Der Baum wurde zum Kakaobaum und

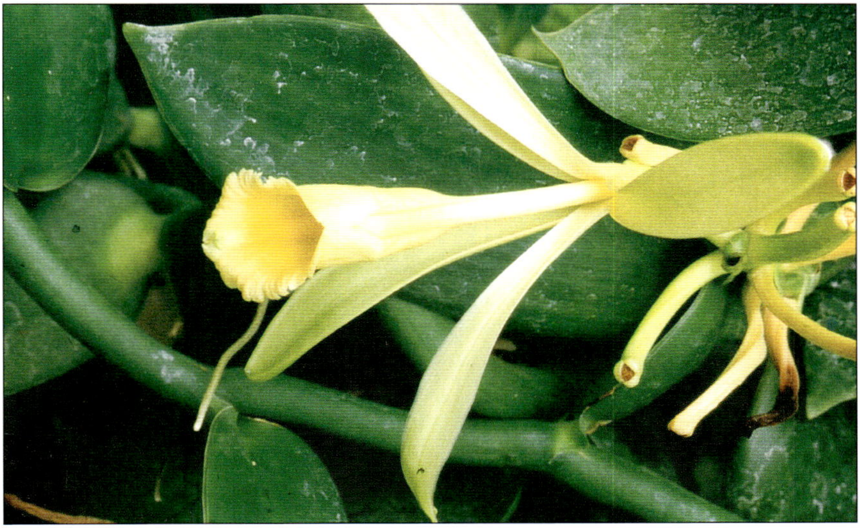

Blühende Vanille - wie aus dem Märchenbuch

die Liane zur Vanille, die seit jener Zeit von den Indianern als heilig verehrt und als Gewürz und Medizin verwendet wird. So kann es kein Wunder sein, dass der Vanilleduft immer mit Liebe und Zärtlichkeit assoziiert wurde.

Wertvoll wie Gold

Tlilixochitl, „Schwarze Blüte“, nannten die Azteken die Vanille, und sie war so wertvoll, dass in Moctezumas Reich Steuern in Form von Vanille bezahlt wurden. Man schrieb ihr aber auch heilsame Wirkungen zu, der Genuss von Vanille sei herzstärkend, helfe bei Ermüdung und vor allem bei sexueller Erschöpfung. Sowohl die Mayas als auch die Azteken benutzten die Vanille, um ein spezielles Getränk zu aromatisieren, das aus Wasser, gerösteten Kakaobohnen und Honig bestand. Auch heute noch trinkt man in Mittelamerika diese Schokolade, allerdings meist scharf gewürzt mit Chilischote.

Aphrodisierende Vanille

Als die Vanille nach Europa gebracht wurde, geriet das Gewürz sofort in den Ruf, ein Aphrodisiakum zu sein und wurde außerordentlich teuer gehandelt. Ende des

17. Jhdts. war es beim Adel und reichen Bürgerlichen beliebt, Schokolade mit Vanille zu trinken. Auch heute noch ist Vanille nach Safran das teuerste Gewürz.

Vanille, eine Orchidee

In den tropischen, feucht-heißen Regenwäldern Mittelamerikas gedeiht die bis 15m in die Bäume aufsteigende immergrüne Liane aus der Familie der Orchideen. Sie braucht Schatten, um sich wohl zu fühlen. Ihre Blätter sind dickfleischig, das Auffallendste an ihr sind aber die Blütentrauben, die aus 10 bis 15 wunderbar duftenden, gelbgrünen Blüten bestehen. Aus ihnen entwickeln sich schmale Kapseln, die bis zu 25cm lang werden. Das Aroma ist in den zahlreichen winzigen Samen enthalten, die in eine balsamartige Masse, das sogenannte „Vanillemark", eingebettet sind.

Die Vanilleschote

Der Name Vanille stammt aus dem Spanischen und bedeutet „Scheide, Schote". Auch heute wird Vanille noch unter der Bezeichnung „Vanilleschote" gehandelt, obwohl es sich botanisch um eine Kapsel und keine Schote handelt.

Bourbon-Vanille

Den Spaniern gelang es, das Vanillemonopol mehr als dreihundert Jahre lang zu halten. Erst Mitte des 19. Jhdts. gelang es den Franzosen erstmals, auf der im indischen Ozean liegenden Insel Rèunion, die damals Bourbon hieß, erfolgreich Vanille anzubauen. Die vorherigen Versuche waren deshalb misslungen, weil die Kolibris, die in ihrer ursprünglichen Heimat für die Bestäubung der Blüten sorgten, fehlten. Durch künstliche Bestäubung gelang es dann, Vanille auch außerhalb Mexikos anzubauen. Heute sind die wichtigsten Anbaugebiete Madagaskar, Indonesien, Mexiko und noch immer Rèunion, dessen Produkt als Bourbon-Vanille gehandelt wird.

Synthetisches Vanillin

Der Hauptinhaltsstoff der Vanillekapseln ist das Vanillin, das sich nach der Ernte erst nach der Fermentation aus Vorstufen entwickelt. Dieses Vanillin kann aber auch künstlich hergestellt werden, und zwar aus der bei der Zellulosegewinnung in großer Menge anfallenden Ligninsulfansäure. Heute wird es vor allem auf gentechnischem Weg hergestellt. Der Geschmack des synthetischen Vanillins ist aber

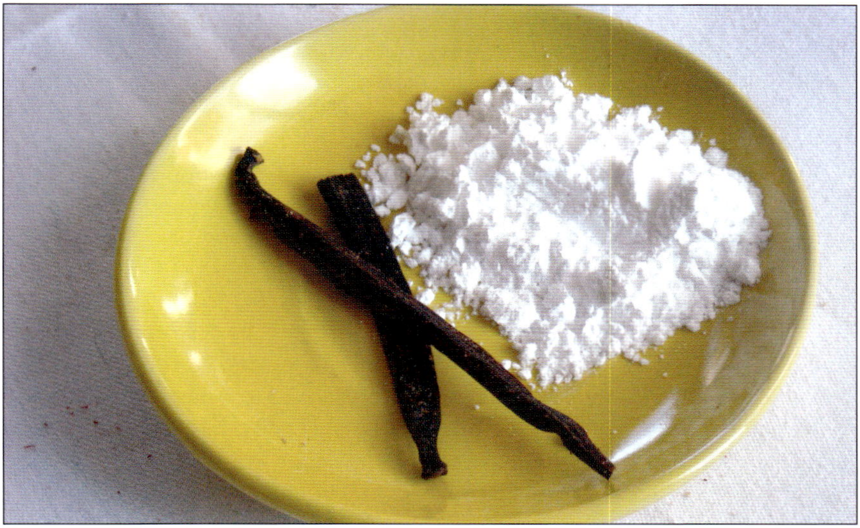

So einfach kann man echten Vanillezucker herstellen

eindimensional mit metallischen Obertönen. Es fehlt einfach das feine, volle Vanillearoma. Da dieses Vanillin sehr billig hergestellt werden kann, wird es heute vielen süßen Fertigprodukten zugesetzt. Studien haben ergeben, dass unsere 20–25 jährigen „vanillisiert" sind, da sie an diesen Geschmack bereits mit der Babynahrung gewöhnt werden. Synthetisches Vanillin gilt übrigens als eines der häufigsten Allergene!

Vanille richtig anwenden

Vanille wird ganz als „Vanilleschote" gehandelt. Diese sollte man der Länge nach aufschneiden und dann die Samen mit dem anhaftenden Mark herauskratzen. Dieses Mark wird dann zum Würzen verwendet, man kann aber auch die aufgeschlitzte Schote als Ganzes verwenden, indem man sie beispielsweise in Milch mitkochen lässt.

Vanille gilt bei uns in erster Linie als Gewürz für Süßspeisen, Backwaren, Speiseeis und Schokolade. Für Vanillesauce, Kuchenteig etc. nimmt man das ausgekratzte Mark. Die schwarzen Punkte, die dann in den Speisen erkennbar sind, ehren das Gericht, denn man weiß, hier wurde echte Vanille verwendet. Wem das zu kompliziert ist, dem sei empfohlen, Vanillezucker selber herzustellen.

Vanillezucker selber herstellen

1 Vanilleschote längs aufschneiden, das Mark herauskratzen, mit 50g Staubzucker gut mischen (mit den Fingern) und in ein gut verschließbares Gefäß geben. Die leere Schote kann zur Aromaverstärkung ebenfalls dazugegeben werden.

Tipp: Fremden Gerüchen gegenüber ist die Vanille sehr empfindlich, sowohl Vanilleschoten als auch Vanillezucker sollten daher trocken und verschlossen gelagert werden.

Vanille nicht nur für Süßspeisen

Traditionell ist Vanille bei uns noch immer süßen Gerichten vorbehalten. Milchreis, süße Saucen wie natürlich Vanillesauce, Obstsalat, Eiscremes, Backwaren wie die berühmten Vanillekipferl, aber auch Kuchenteige und natürlich Getränke wie Kakao, aber auch Tee und Kaffee können mit Vanille gewürzt werden. Da die Vanille selbst aber nicht süß, sondern nur mild und höchst aromatisch schmeckt, eignet sie sich auch zum Würzen von Fleischgerichten (Hühnerfleisch, Kalbsmedaillons) und wie in der modernen französischen Küche zu Fisch- und Hummergerichten. In Mexiko wird Vanille zu einem traditionellen Truthahngericht verwendet. Wie wäre es, dieses als Weihnachtsbraten zu servieren:

Mole Poblano, Puter in Schokoladesauce

Puter in Stücke teilen, in Wasser weich kochen. Mole (Sauce) herstellen: je nach gewünschter Schärfe getrocknete Chilischoten zerdrücken, mit Hühnersuppe übergießen, dazu geriebene Mandeln, gehackte Zwiebeln, enthäutete Tomaten, Rosinen, Sesamsamen, Knoblauch, Vanillemark, Zimtpulver, gemahlenen Koriander und Gewürznelkenpulver. Alles mixen, Öl heiß werden lassen, die Mole dazugeben und dann 1 bis 2 Rippen Kochschokolade in der Sauce auflösen. Putenstücke in Öl erst anbraten, dann in die Sauce geben und noch eine Zeit lang ziehen lassen. Statt Pute kann man auch ein Huhn verwenden.

Indianischer Gewürzdrink

1/4l Milch, das Mark einer Vanilleschote, 2 EL Kakaopulver, 1 Prise Cayennepfeffer (= pulverisierte Chilischote), 1 EL Honig und 1 Prise Salz mit einem Schneebesen vermischen, erhitzen und heiß servieren.

Heilsame Vanille

Auch wenn die Vanille nicht als Heilpflanze gilt, kann man ihre Wirkung nutzen, und zwar am besten in Form einer Tinktur.

Tinktur: Vanillestange aufschlitzen, mit 40% Alkohol ansetzen (8g in 100 ml) und etwas Rohrzucker dazugeben. Nach zwei Wochen abfiltern und dann tropfenweise nehmen. Diese Tinktur soll kräftigend, herzstärkend, als Gehirnstimulans, aber auch als sexuelles Tonikum wirken. Vanillin ist übrigens chemisch den menschlichen Pheromonen nahestehend.

Der Duft der Zärtlichkeit

Gleich ob als Tinktur oder als Vanillekipferl angewendet, schreibt man dem Duft der Vanille zu, besänftigend bei Ärger, Frustration, Reizbarkeit und Nervosität zu wirken. Der Duft der Vanille ist meist mit angenehmen Erinnerungen verbunden und kann viele Emotionen auslösen. Vanilleduft ist daher Menschen zu empfehlen, die sich zu sehr auf das Rationale – Beruf, Ruhm, Ehre, Geld – konzentrieren und sich daher Emotionalität nicht leisten wollen. Vanilleduft hilft vielleicht, die inneren Stimmen wieder wahrzunehmen und Angst vor Zärtlichkeit zu überwinden.

Wacholder

Juniperus communis, Zypressengewächs

Leider sind sie selten geworden, diese Landschaften, in denen der Wacholder und das Heidekraut dominieren. Es ist aber nicht nur eine Frage des Naturschutzes, solche Flächen zu erhalten. Der Wacholder bringt Hilfe in vielerlei Form und ist bis heute aus der Apotheke, der Küche und der Hausbar nicht wegzudenken. In früheren Zeiten betrachtete man ihn vor allem als Zauberbaum, der mit seinen stechenden Zweigen Kobolde und andere bösen Geister vertreiben konnte.

Wacholder, Hüter der Schwelle

Es gibt kaum eine Heilpflanze unserer Heimat, die so häufig in Märchen, Sagen und Legenden vorkommt wie der Wacholder. Unzählig sind auch seine Namen.

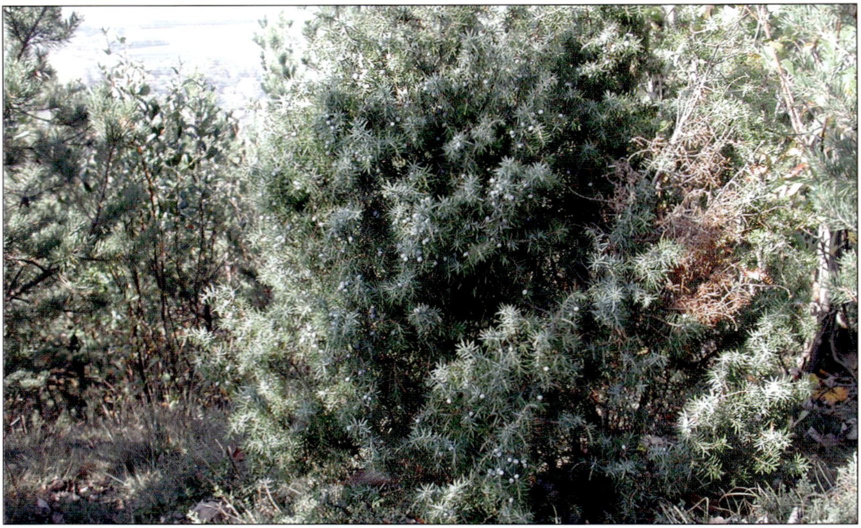

Wacholderlandschaften sind leider schon selten geworden

Wacholder entwickelte sich vermutlich aus dem althochdeutschen *Weckholder* oder *Queckholder*. Als Wach-Halter könnte man ihn bezeichnen, denn „*queck*" heißt wach, munter, man denke an erquicken. Man meinte, dass die anregenden Heilkräfte des Wacholders auch noch Schwerstkranke am Leben erhalten können und Sterbenden wurde mit dem Wacholder eine Rückkehr ins Leben in Aussicht gestellt. Auf Friedhöfen wurde er, ebenso wie die Eibe, gepflanzt, da man glaubte, dass er helfen könne, die Seelen der Verstorbenen wieder zurück zur Erde zu bringen. Auch in vielen Märchen tritt der Wacholder als wieder zum Leben erweckender Strauch auf. Berühmt ist das Grimm'sche Märchen vom Machandelbaum, das von einer bösen Schwiegermutter erzählt, die den Sohn schlachtet, doch aus dem Nebel, der aus einem Wacholderbaum strömt, entsteigt das Kind als schöner Vogel.

Kranewitt und Krammetvogel

Tatsächlich gibt es einen Vogel, der in enger Beziehung zum Wacholder steht, die Wacholderdrossel, im Mittelhochdeutschen Krammetvogel genannt. Die Wacholderdrossel nascht besonders gerne die aromatischen Beeren und trägt damit auch zur Verbreitung des Wacholders bei. Den Namen Kranewitt bekam der Wacholder vielleicht auch vom Krammetvogel, aber sicher vom althochdeutschen *Krano*,

Kranich und *Witu*, Holz. Und in Pestzeiten sollen es die Vögel von den Dächern gepfiffen haben: „*Esst Kranewitt und Bibernell, dann sterbts ihr nit so schnell*".

Zauberkräftiger Wacholder

In einer Zeit, als man noch an Verzauberungen und Bannsprüche von Teufeln, Hexen und bösen Nachbarinnen glaubte, diente der Wacholder als Gegenzauber. Gegen das Verhexen der Milch beim Buttermachen sollte diese nur mit einem Wacholderstock gerührt werden, und damit der Wein nicht durch die Sprüche eines Neiders schlecht wird, wurden in das Weinfass einige Wacholderstücke eingearbeitet. Verbreitet sind Sagen, nach denen der Schlüssel zu unterirdischen Schätzen unter dem Kranewittstrauch läge, man muss nur suchen. Die Drechsler machten aus dem Holz Becher, an denen man erkennen konnte, ob ein Getränk vergiftet war oder nicht, und die Bauern schnitten sich ihre Pfeifen aus dem Kranewittholz, weil es aus diesem doch „*am allergesündesten zu rauchen war*".

Beug das Knie vorm Wacholder

„*Vorm Holunder muss man den Hut ziehen, vor dem Wacholder aber muss man niederknien*", dieser Spruch drückt die große Wertschätzung aus, die der Heilkraft des Wacholders entgegengebracht wurde. In der Volksmedizin galt der Wacholder als Universalheilmittel. Man schätzte ihn als Vorbeugungsmittel gegen Pest und Cholera und als Mittel gegen Durchfall, Darmkolik und Wassersucht, aber auch gegen Gicht und Rheumatismus. Der Wacholder zählt aber zu den uralten Heilpflanzen, da man die Samen bereits bei den Ausgrabungen von jungsteinzeitlichen Pfahlbauten fand. Auch den Ärzten der Antike war er in Form seiner südlichen Verwandten bekannt, Hippokrates verwendete ihn zur Behandlung von Wunden, und Dioskorides lobte bereits seine wassertreibende Wirkung. Als Mittel bei Lungenkrankheiten empfahl ihn Hildegard von Bingen und Hieronimus Bock, ein mittelalterlicher Kräuterkundiger meinte gar: „*In summa die wirkung und tugent des weckholterbaumes sind zu beschreiben nit wol möglich*".

Heilmittel Wacholderbeeren

Als Heilmittel werden vom Wacholder die sogenannten „Wacholderbeeren" (*Fructus juniperi*) verwendet. Es handelt sich aber um keine echten Beeren, sondern um die reifen, getrockneten Beerenzapfen.

Inhaltsstoffe: Mindestens 1% ätherisches Öl mit Hauptkomponente Pinen, Limonen und Terpinen, ferner Flavonoide, Catechingerbstoffe und Proanthocyanidine, außerdem bis zu 30% Invertzucker. Die Hauptwirkung wird dem Terpinen-4-ol zugeschrieben, da es zu einer Mehrdurchblutung der Niere führt, einer dadurch erhöhten Filtertätigkeit der Glomeruli, der Nierenkanälchen und schließlich führt dies zu einer erhöhten Produktion von Harn. Darüber hinaus ist die Gesamtheit der ätherischen Öle verdauungs-, stoffwechsel- und durchblutungsanregend und wirkt entspannend auf die Muskulatur.

Indikationen:
- Durchspülung bei Steinleiden, bei entzündlichen Erkrankungen der ableitenden Harnwege, vor allem bei Blasenentzündungen.
- Zur Stoffwechselförderung bei Gicht, rheumatischen Erkrankungen und Hauterkrankungen.
- Macht man eine Frühjahrskur zur Stoffwechselanregung („Blutreinigung"), dann besser mit Brennnessel und Löwenzahnwurzel, der Wacholder ist das Mittel für eine entschlackende Herbstkur.
- Anregung der Magensaftsekretion und Verdauung, appetitfördernd, gallenflüssigkeitsanregend.
- Äußerliche Anwendung in Form der Wacholdertinktur oder Zubereitungen mit dem ätherischen Öl bei neuralgischen Schmerzen wie Hexenschuss, Ischias, rheumatisch bedingten Muskelschmerzen.

Anwendung

Tee: 1 TL zerquetschte Beeren mit 1 Tasse heißem Wasser im Aufguss, 5 Minuten ziehen lassen.

Tinktur: Wacholderbeeren mit 40% Alkohol übergießen, 3 Wochen in geschlossenem Gefäß ausziehen lassen, abfiltern.

Wacholderöl zur Einreibung: 100 ml Olivenöl mit 20 Tropfen äth. Öl von Wacholder mischen.

Wacholdersirup: 500 g Beeren mit 3 l Wasser weich kochen, zerdrücken und nochmals aufkochen (eventuell noch Wasser dazugeben). Durch ein Sieb passieren, nach dem Abkühlen soviel Honig einrühren, dass eine sirupartige Masse entsteht, dann abfiltern, dann abfüllen. Diese Anwendung hilft vor allem alten Menschen mit Atemwegsproblemen und Appetitlosigkeit.

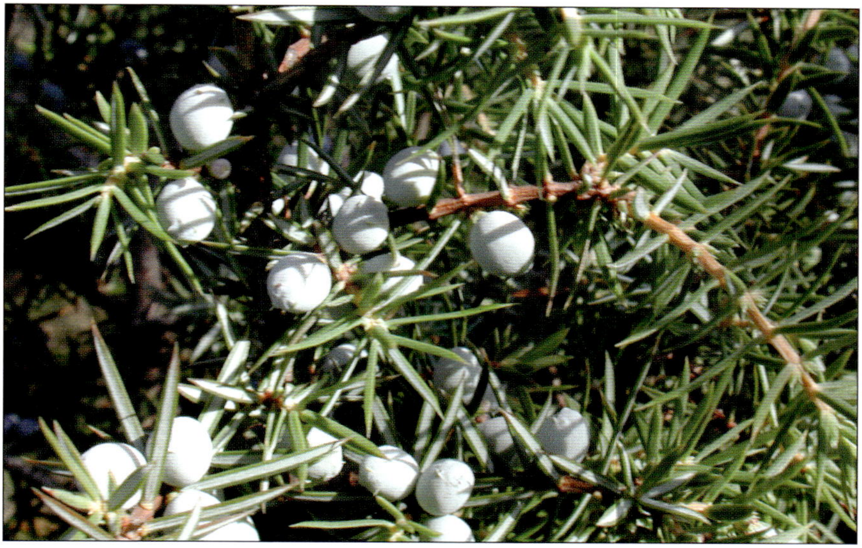

Wacholderbeeren brauchen zwei Jahre, um blaue Farbe anzunehmen

Hinweis: Die berühmte Wacholder-Kau-Kur (beginnend mit 1 Beere pro Tag bis zu 15 Beeren) ist eher abzuraten, da die Maximaldosis (15 Beeren) magenschleimhautreizend und zu stark harntreibend wirkt.

Achtung: Üblicherweise findet man in Kräuterbüchern den Hinweis, dass Wacholder nierenreizend sein kann. Neueste wissenschaftliche Untersuchungen konnten aber zeigen, dass diese Warnung aus Studien mit maximaler Überdosierung in bestimmten Tierexperimenten stammt und aus alter Literatur über nierenschädigendes Terpentinöl abgeleitet wurde. In richtiger Dosierung hat Wacholder sicher keine nierentoxische Wirkung.

Gegenanzeige: Zur Sicherheit nicht während der Schwangerschaft und bei chronischer Niereninsuffizienz.

Wacholder als Gewürz

Wacholder ist ein wichtiges Gewürz in vielen europäischen Küchen, vor allem aber in den Alpenländern. Im Sauerkraut wird er gemeinsam mit Kümmel, Lorbeerblättern und Piment angewendet. Unentbehrlich ist er in Marinaden vor allem für Wildgerichte, aber auch zu Rindfleischbraten in Rahmsauce (in Deutschland Sauerbraten genannt). Beim Räuchern von Speck und Schinken bringt er herrliches Aroma, auch beim Kochen von Schinken kann man Wacholder zum Kochwasser geben. Als Fischmarinade vor allem zu geräucherten Fisch passt er ebenso wie zu säuerlichen Saucen. Als markante Geschmackskomponente von Spirituosen wie Gin, Genever, Doornkaat etc. ist Wacholder vermutlich am bekanntesten. Wacholder lässt sich auch gut mit Knoblauch, Thymian, Rosmarin, Piment und Lorbeer kombinieren.

Wildgulasch

Reh, Hirsch oder Wildschwein (Schulter oder Keule) in Würfel schneiden. In Öl Zwiebel, Speckstücke und Fleisch anrösten, mit zerdrücktem Wacholder und Piment sowie Thymian würzen, mit etwas Rotwein aufgießen, dann grob geraffelte Karotten und Sellerie dazugeben und alles weich dünsten. Am Schluss Sauerrahm in die Sauce einrühren, der Wacholder soll etwas vorschmecken in der Sauce. Mit Serviettenknödeln und Preiselbeersauce servieren.

Zimt

Cinnamomum zeylanicum, Lorbeergewächs

Zimt zählt zu den ältesten Gewürzen der Welt. Um 2800 v. Chr. wurde er im Heilkräuterbuch des legendären Kaisers Shen Nung als „kwai" erwähnt. Es dürfte schon sehr frühe Handelsbeziehungen gegeben haben, denn eine Hieroglyphe am Tempel zu Edfu erwähnt „kainamaa", also Zimt, als Zutat zum Räucherwerk. In den Sprüchen Salomos lockt eine verführerische Frau den törichten Jüngling mit den Worten: „*Ich habe mein Lager mit Myrhe, Aloe und Zimt besprengt. Komm, lass uns bis an den Morgen der Liebe pflegen*."

Im antiken Rom wurde Zimt fast ausschließlich zum Würzen von Wein verwendet, aber mit sehr „gewürzten" Preisen. Die Araber, die damals mit Zimt handelten, waren Meister in Werbestrategien. Sie erzählten abenteuerliche Geschichten über Zimt: er stamme aus einem unbekannten Land, wo riesige Vögel mit den Ästen des Zimtbaumes Nester bauen und die Kassie, der chinesische Zimt, wachse in seichten Sümpfen, die von fledermausähnlichen, angriffslustigen Tieren bewacht

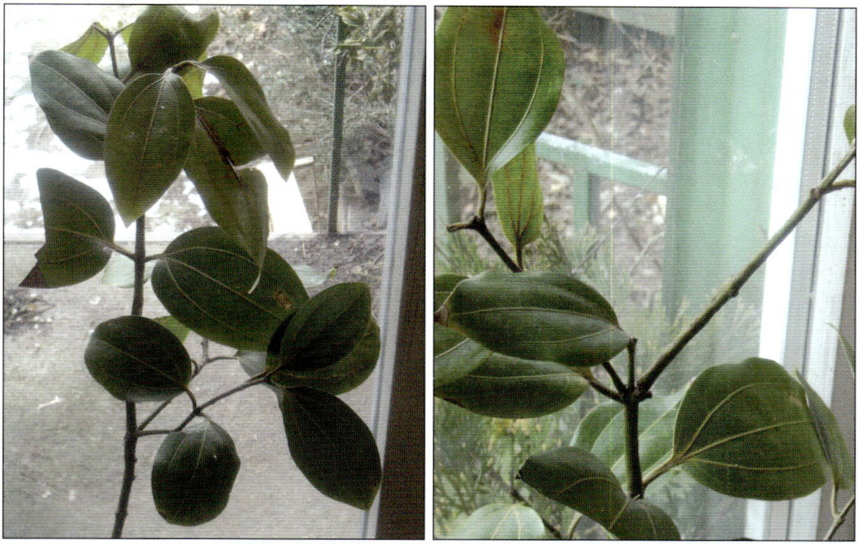

Nicht einfach in der Kultur, dennoch kann Zimt als Kübelpflanze gehalten werden

würden. Keine Frage, dass solche Geschichten den Preis hoch halten konnten. Teuer blieb der Zimt auch im Mittelalter, wo er gegen Lebererkrankungen und Herzprobleme eingesetzt wurde und vor allem – als „Urahn" unseres heutigen Glühweins – in Form von gewürztem Wein verwendet wurde. Erst im 16. Jhdt. hielt Zimt als Gewürz für Süßspeisen Einzug in unsere Küchen, und als solcher wird er auch heute noch hauptsächlich verwendet.

Kaneel oder Kassie

Die Römer nannten den Zimt, der aus Indien stammte, *canella*, Röhrchen. Die Canelloni, röhrchenartige Nudeln, sind davon abgeleitet, ebenso wie die Bezeichnung „Kaneel" für Zimt. Zimt, der aus China kam, wurde dagegen immer *cassia* genannt. Plinius kannte auch schon die Bezeichnung *cinnamomum* für Zimt, die sich über das mittelhochdeutsche *cinment* und über *zimmet* zu Zimt entwickelte.

Ein botanischer Exkurs

Als Zimt bezeichnet man die getrocknete innere Rinde von Zweigen des Zimtbaumes, der zur Familie der Lorbeergewächse zählt. Als Lieferanten für Zimtrinde werden vor allem drei Arten genutzt: Ceylonzimt (*Cinnamomum verum syn. C. zeylanicum*), Chinesischer Zimt, Kassie (*Cinnamomum aromaticum*) und Padong-Zimt (*Cinnamomum burmannii*) aus Indonesien. Als Gewürz wird der Ceylonzimt am höchsten geschätzt, da er süßlich und feurig-brennend schmeckt. Die anderen Zimtarten sollten auf Grund ihres hohen Cumaringehaltes nur in geringeren Mengen verwendet werden.

Inhaltsstoffe des Zimt

Zimt enthält bis zu 4 % ätherische Öle, außerdem noch Gerbstoffe. Das ätherische Öl ist sehr komplex zusammengesetzt und macht das unterschiedliche Aroma der Zimtarten aus. Darüber hinaus enthält Zimt das Polyphenol Methylhydroxy-Chalcone-Polymer (MHCP), das nach den neuesten Studien eine positive Wirkung auf den Blutzuckerspiegel von Typ-2-Diabetikern zeigt.

Zimt, altbewährt als Heilmittel

Auf Grund der ätherischen Öle wurde Zimt schon immer, sowohl in der Traditionellen Chinesischen Medizin als auch im Ayurveda, als Heilmittel verwendet. Zimt aktiviert mangelndes Nieren-Yang und hilft gegen innere Kälte im Bauch und auch gegen kalte Füße. Aus Sicht der TCM ist Zimt ein anregendes, schmerzlösendes, spannungslösendes und kreislaufstimulierendes Mittel. Zimt hilft gegen Müdigkeit, Energiemangel nach langer Krankheit und gegen Bauchschmerzen sowie Menstruationsbeschwerden, verbessert die Sehfähigkeit.

Aus Sicht des Ayurveda wirkt sich Zimt günstig auf alle rhythmischen Abläufe im Körper aus. Dazu gehören nicht nur der Herzschlag und der Kreislauf, sondern auch die Atmung. Da das ätherische Öl auch eine antibiotische Wirkung hat, ist Zimt ein Heilmittel für kalte Tage und Atemwegserkrankungen. Dafür wird Zimt primär als Tee genützt.

Zimttee: 2–5g zerdrückte Zimtstangen mit ¼ l Wasser kurz kochen lassen.

Zimt gegen Diabetes

In größerer Menge kann Zimt bei regelmäßigem Verzehr den Blutzuckerspiegel bei Diabetes mellitus Typ 2 deutlich senken, wie wissenschaftliche Studien zeigten. In einer Studie erhielten die Teilnehmer 1, 3 oder 6 Gramm Zimt oder aber ein entsprechendes Scheinmedikament (Placebo). Bereits durch die Gabe von einem Gramm Zimt als Tagesdosis senkte sich der Blutzuckerspiegel der Studienteilnehmer um bis zu 29 Prozent. Bei der Gruppe, die das Placebo bekam, ließen sich dagegen keine signifikanten Veränderungen feststellen.

Diese Studien hatten allerdings einen Nachteil – die Wissenschaftler verwendeten keinen standardisierten Zimtextrakt, sondern Handelszimtpulver, das üblicherweise je nach botanischer Herkunft Schwankungen in der Zusammensetzung aufweist. Da Zimt auch ein gewisses Allergiepotential aufweist, wurden die neueren Studien mit einem standardisierten wässrigen Zimtextrakt durchgeführt, da das blutzuckersenkende Methylhydroxy-Chalcone-Polymer (MHCP) wasserlöslich ist. Die Gabe dieses Zimtextraktes bewirkte ein rasches Absinken des Blutzuckerspiegels auf Normalwerte, aber nicht darunter, so dass in keinem Fall eine Unterzuckerung auftrat, wie das bei konventionellen Medikamenten der Fall sein kann. Dieser wässrige Extrakt ist nun als Nahrungsergänzungsmittel in Apotheken erhältlich. Ernährungsmediziner empfehlen daher, diesen Zimtextrakt begleitend zur üblichen Therapie regelmäßig anzuwenden, da nach Absetzen von Zimt der Effekt verschwindet.

Wie wirkt Zimt?

Die Substanz, die den Blutzuckerspiegel senken kann, wurde in amerikanischen Studien analysiert und Methylhydroxy-Chalcone-Polymer, kurz MHCP, genannt. MHCP wirkt direkt am Insulinrezeptor der Körperzellen. Durch das „Andocken" des Insulin an den Rezeptoren wird die Aufnahme des Zuckers aus dem Blut in die Zellen ermöglicht. Das MHCP beeinflusst vermutlich diese Signalübertragung, indem es auf bestimmte Enzyme, die daran beteiligt sind, einwirkt. Dadurch wird die Aufnahme des Blutzuckers in die Körperzellen verbessert. Zusätzlich wirken sich die Signale der Insulinrezeptoren auch auf den Fettstoffwechsel des Körpers aus. Deshalb hat der verbessernde Einfluss des MHCP auf die Signalübertragung auch eine deutliche Auswirkung auf den Cholesterinspiegel. In den Studien konnte gezeigt werden, dass das Gesamtcholesterin um 12 bis 26 Prozent, vor allem das LDL, um 7 bis 27 Prozent gesenkt wurde. Auch die Triglyceride konnten um 23 bis 30 Prozent gesenkt werden.

Außerdem hat MHCP eine starke antioxidative Wirkung. Dies kann vorbeugend gegen vorzeitige Zellalterung und vor allem gegen Herz-Kreislauferkrankungen wirken.

Fazit: Die wissenschaftliche Diskussion um Zimt in der Diabetestherapie wird eher kontroversiell geführt. Als Insulinersatz kann Zimt nicht verwendet werden, da die Körperzellen in erster Linie noch immer Insulin benötigen, um Zucker aufnehmen zu können. Doch durch die regelmäßige Einnahme von Zimtkapseln

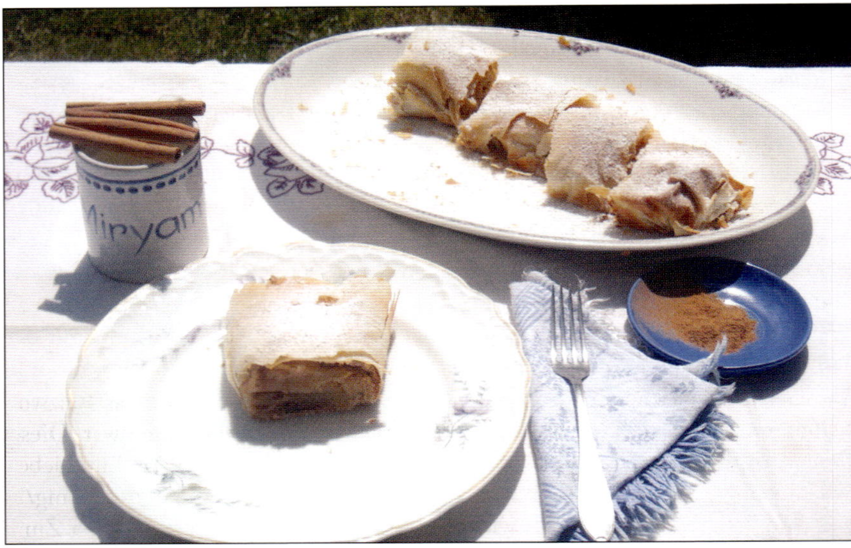

Für Glühwein verwendet man Zimt besser in Form der Zimtstangen, in den Apfelstrudel passt er eher in Form des Pulvers

zu den Mahlzeiten können bei Typ-2-Diabetikern der Blutzuckerspiegel sowie die Blutfettwerte positiv beeinflusst werden. Die wichtigste Maßnahme bleibt aber nach wie vor eine gesunde Ernährungsweise und ausgiebige Bewegung.

Zimt als Gewürz

Zimt gehört zu den bedeutendsten Gewürzen und wird fast überall auf der Welt verwendet. Hierzulande wird Zimt noch immer fast ausschließlich für weihnachtliche Zimtsterne, zum Verfeinern von Grießkoch oder für Apfelstrudel verwendet. Anders als in der Chinesischen Küche – dort ist er Hauptbestandteil des Fünf-Sterne-Gewürzes, gemeinsam mit Sternanis, Sichuanpfeffer, Gewürznelken und Fenchelfrüchten, und wird für geschmorte Fleischgerichte verwendet. In Indien wird Zimt meist als ganze Zimtstange als erster Arbeitsgang in Ghee, also Butterfett, geröstet, bevor man dann cremige Fleischgerichte macht. Auch im Orient und im nördlichen Afrika kocht man gerne mit Gewürzmischungen, die Zimt enthalten.

Zimttrüffeln als Weihnachtsdelikatesse

Ca. 60 dag Butter erwärmen, darin 30 dag Kochschokolade mit 1/8 l Obers unter Rühren flüssig werden lassen, 1 Esslöffel guten Rum darunter mischen, rausnehmen und im Erkalten noch je nach Geschmack ¼ TL Zimtpulver einrühren. Im Kühlschrank kalt werden lassen, dann – mit kalten Händen – Kugeln formen und In Staubzucker, der mit Zimt vermischt wird wälzen.

Zimtsterne

14 dag Mehl, 7 dag Staubzucker, 10 dag Butter, 2 Eigelb und Zimt nach Geschmack verkneten, bei 200°C im Rohr 12 Minuten backen.

Gefährlicher Zimt?

Leider ist Zimt in der jüngsten Vergangenheit in Verruf geraten. Das Reizwort heißt Cumarin, über das schon im Kapitel Waldmeister nachzulesen war. Dieser Pflanzenstoff gilt in hohen Dosen und in Reinform als krebsauslösend und leberschädigend. EU-Vorschriften haben daher einen Grenzwert von 2 mg/kg Lebensmittel verordnet und es wird sogar vor zu intensivem Genuss von Zimtsternen und Lebkuchen gewarnt. Der Hausverstand sagt aber, dass bei der Anwendung der als Gewürz üblichen Mengen keine Gefahr bestehen sollte. Eventuell sollte man noch raten, chinesischen Zimt geringer zu dosieren, da er mehr Cumarin enthält.

Heilsame und schmackhafte Wildkräuter

Früher, als es noch keine Tiefkühltruhen gab und die Regale der Supermärkte noch nicht das ganze Jahr hindurch mit dem gleichen Angebot an Gemüse und Obst gefüllt waren, war es notwendig, zu Beginn des Frühjahrs, wenn das Lagergemüse zu Ende ging und das Sauerkraut scharf wurde, raus in die Natur zu gehen und alles zu sammeln, was sich an jungem Grün zeigte. Es war ein fester Bestandteil im Jahreskreis und die Bäuerinnen hatten nicht nur die entsprechenden Kenntnisse, welche Pflanzen sie sammeln konnten, sondern auch die besten Rezepte zum Verkochen. Not haben wir heute keine, dennoch erfreut sich das Sammeln und Verkochen von Wildkräutern einer zunehmenden Popularität. Vielleicht ist dies die Reaktion der Menschen auf die „Zeitlosigkeit" des Obst- und Gemüseangebotes der Supermarktregale. Die so beliebten „Tricolore"-Paprika, wunderbar saftig, farbenprächtig und plastikglänzend, sehen das ganze Jahr gleich aus und sind aber auch das ganze Jahr hindurch gleich geschmacklos. Irgendwo ist also in dieser „Zeitlosigkeit" der Geschmack auf der Strecke geblieben. Es war vermutlich auch die Sehnsucht nach neuen, alten Geschmäckern und Gerüchen, die dazu führte, dass man sich der „wilden" Pflanzen besann.

Heilendes Grün

Grün war immer eine Farbe von zauberischer Symbolik, die geheiligte Farbe der Pflanzenkulte und des Pflanzenzaubers. Grün ist die Farbe des sprossenden Lebens, der Jugend und der Gesundheit. Mit grünenden Zweigen wurden früher zu Ostern Mensch und Tier geschlagen, um von diesen „Lebensruten" Gesundheit übertragen zu bekommen. Der Verzehr von grünem Gemüse wurde vor allem für den Gründonnerstag zwingend empfohlen, um an diesem Tag die frische Kraft des Frühjahrs anzunehmen.

Grün ist aber auch eine heilkräftige Farbe: Chlorophyll nennt man chemisch das Blattgrün. Es ist der Träger und die Voraussetzung aller lebenden Substanz, die den Pflanzen die Fähigkeit gibt, aus der Luft mit Hilfe der Sonnenkraft die Stoffe zu bilden, die Basis unserer Nahrung sind. Das Chlorophyllmolekül besitzt die gleiche Struktur wie das Hämoglobin, der Blutfarbstoff, nur mit dem Unterschied, dass sich in der Mitte ein Magnesiumatom befindet und beim Hämoglobin ein Eisenatom. Das Blattgrün ist praktisch ein Spiegelbild des Blutfarbstoffes, und „wilde" grüne Kräuter können daher im Frühjahr unsere winterbleichen Wangen wieder erröten lassen. Grüne Pflanzen aktivieren die Zellatmung und den Stoffwechsel – alles gute Gründe für die Wildkräuterküche.

Außerdem sind die frisch sprossenden Pflanzentriebe besonders reich an Mineralstoffen wie Magnesium, Kalium, Kalzium, Eisen und Spurenelementen wie Kupfer, Zink etc, die über den Winter in den Wurzeln gespeichert wurden und nun nach oben transportiert werden, um das Wachstum der Pflanzen anzuregen. Wildkräuterküche im Frühjahr ist daher quasi „grüne" Orthomolekularmedizin, und das mit einer besseren Bioverfügbarkeit. Durch die lange Co-Evolution von Mensch und Pflanze sind deren Inhaltsstoffe dem menschlichen Organismus besser angepasst als synthetisch hergestellte Vitamine und Mineralstoffe, die kennen zu lernen unser Körper gerade einmal vielleicht etwas über 50 Jahre Zeit hatte.

„Wilde" Kräuterkräfte

Es gibt Qualitätsmerkmale, die sich nicht unbedingt nach wissenschaftlichen Kriterien messen lassen. Die anthroposophische Medizin, die ihre Überlegungen zu den Heilwirkungen der Pflanzen maßgeblich auch von deren Signaturen herleitet, also dem Aussehen der Pflanze, wie und wo sie wächst, sprechen wildwachsenden Pflanzen besondere Qualitäten zu. Ob Wildfrüchte oder -kräuter, all diese Pflanzen müssen eine besondere Vitalität entwickeln, um sich ihre Standorte zu erobern und sich dort zu behaupten. Diese Vitalität, die ihnen das Überleben in der „Wildnis" ermöglicht, geben sie dem Menschen weiter, und daher betrachtet sie die anthroposophische Medizin als die wahren „Nahrungsergänzungsmittel", da diese Vitalität den Kulturpflanzen verloren gegangen ist. Wissenschaftlich messbar drückt sich diese Vitalität allerdings auch aus, nämlich durch einen besonderen Reichtum vor allem an bioaktiven Substanzen wie stoffwechselfördernden und entschlackenden Glucosinolaten in Kreuzblütlern, tumorhemmenden Phenolsäuren in Rosengewächsen und überhaupt bei allen Wildpflanzen von immunstärkenden Flavonoiden. Wildpflanzenküche ist somit eine wahre Gesundheitsprophylaxe, und wenn schmackhaft verkocht, doch eine angenehme Form von Therapie.

Die TCM, der Frühling und die Wildkräuter

Mit der Wandlungsphase Holz beginnt aus Sicht der TCM das Jahr und der Zyklus der Wandlungsphasen. Die charakteristische Energie des Elementes Holz ist schnell wachsend, empor drängend und sich ausdehnend. Es wird auch das junge Yang genannt. Es steht für Geburt und Neubeginn, Expansion und Wandel. Die Qualität dieser Energie spürt man besonders deutlich am Morgen, im Osten und in der ersten Frühlingssonne. Anfang und Wachsen, also Keimen und Sprossen, entspricht dem Element Holz. Die Farbe grün wird ihm zugeordnet, also das Grün der wachsenden Pflanzen sowie der saure Geschmack. Zugeordnet sind dem Holz der Leber- und Gallenblasenmeridian. Frühlingskost sollten wir dazu nutzen, die Holzenergie aufzubauen. Dem Holz entspricht also der saure Geschmack und die grüne Farbe. Die Natur liefert uns im Frühling eine Fülle von Wildkräutern, die wir zu säuerlichen Suppen verkochen können. Aus Sicht der TCM erweitert sich das Spektrum der Wirkung von Frühlingssüppchen, weil sie ja die Holzenergie und damit die Leber- und Gallenblasenenergie aufbauen.

Wildkräuter richtig sammeln

Prinzipiell sammelt man Blätter und Blüten von Wildpflanzen so, dass man den Pflanzenbestand in der Natur nicht schädigt. Man erntet dort, wo die gewünschten Pflanzen in größeren Mengen vorkommen. Man sollte die Pflanzen weder ausreißen noch von einer Pflanze alle Blätter und Blüten nehmen. Selbstverständlich muss das Sammeln unter Berücksichtigung der Naturschutzbestimmungen erfolgen, und geschützte Pflanzen sind stets tabu. Es sollte ebenso selbstverständlich sein, dass man nicht neben stark befahrenen Straßen, direkt neben gedüngten Feldern und im Umfeld von Mülldeponien (auch aufgelassenen) sammelt.

„Gefährliche" Wildkräuter

Ebenso selbstverständlich sollten gewisse botanische Kenntnisse sein. Es sind nicht viele Wildkräuter, die giftig sind und gefährlich werden können. Doch in den letzten Jahren gab es regelmäßig tödliche Verwechslungen von Bärlauch und Herbstzeitlose. Ein bisschen boshaft kann einen die Feststellung machen, dass, wie aus der toxikologischen Literatur zu entnehmen ist, es meist Ehepaare waren, die miteinander Bärlauch sammeln gingen, mit Herbstzeitlose verwechselten und oft nur die Ehemänner gestorben sind. Also Augen auf, meine Herren beim Sammeln, Herbstzeitlose und Bärlauch sollte man wirklich nicht verwechseln, die eine wächst auf Wiesen und der andere im Wald.

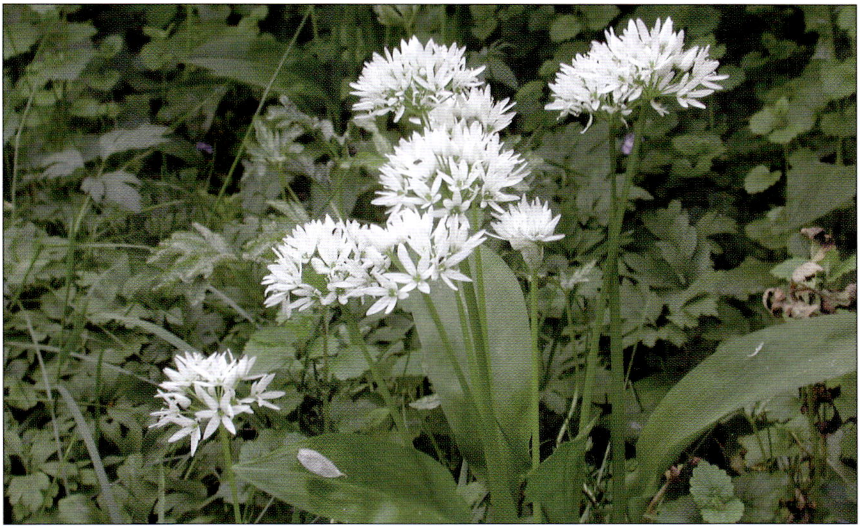

Wenn der Bärlauch blüht, wird er scharf und sollte nicht mehr verwendet werden

Die Schattengemeinschaft

Im Frühjahr wachsen viele Pflanzen in Laubwäldern, da sie dort im unbelaubten Zustand der Bäume optimale Licht- und Wuchsverhältnisse vorfinden. Aber auch im Garten finden sich viele Wildkräuter – wenn man sie wachsen lässt – an eher schattigen Plätzen.

Bärlauch

Allium sativum, Lauchgewächse

Bärlauch bevorzugt humusreichen Laubwaldboden, der ausreichend feucht ist. In Auwäldern kommt Bärlauch in solchen Mengen vor, dass man seinen Knoblauchduft von weitem riechen kann.

Der Bärlauch hat hellgrüne Blattrosetten, wobei die Blätter meist zu zweien stehen und einen langen, deutlichen Blattstiel (bis zu 20cm) haben. Die Blätter sind lanzettlich, haben eine ausgeprägte Mittelrippe und deutlich parallele Blattadern, an der Unterseite ist die Nervatur jedoch wenig ausgeprägt. Die Blätter riechen nach Knoblauch, doch riechen auch die Finger danach, wenn man die Blätter berührt. Der Geruch sollte also nicht als Bestimmungsmerkmal genutzt werden.

Achtung: In Gegenden, wo das Vorkommen von Fuchsbandwurm bekannt ist, sollte Bärlauch nur blanchiert verwendet werden.

Giftige Doppelgänger

Herbstzeitlose

Colchicum autumnale, Zeitlosengewächse

120g der frischen Blätter sind absolut tödlich! Man sollte daher Verwechslungen vermeiden. Wichtig: die Herbstzeitlose ist eine Wiesenpflanze, und nur sehr selten findet man dort auch Bärlauch. Auch sonst unterscheidet sich die Herbstzeitlose sehr deutlich – ihre Blätter sind oberseits stark glänzend, haben keinen deutlichen Blattstiel und sind stängelumfassend. Das heißt, die Blätter sind umeinandergewikkelt und nicht frei stehend wie beim Bärlauch.

Maiglöckchen

Convallaria majalis, Mäusedorngewächse

Das Maiglöckchen enthält herzwirksame Glykoside und kann in entsprechenden Dosen auch tödlich giftig sein. Es bevorzugt zwar trockenere Standorte als der Bärlauch, dennoch wachsen beide häufig nebeneinander. Wichtiges Unterscheidungsmerkmal: das Maiglöckchen hat eine lange, oberirdische Blattscheide, die einen einzigen Blattstiel vortäuscht, aus dem zwei Blattspreiten hervorkommen. Verwechslungen können aber leicht vermieden werden. Das Maiglöckchen beginnt üblicherweise erst zu treiben, wenn der Bärlauch zu blühen beginnt, und dann sollte man ihn nicht mehr ernten, weil er zu scharf wird.

Heilkräftiger Bärlauch

Pflanzen, die Bärennamen tragen, waren solche, denen man „Bärenkräfte" zusprach. Der Bär galt bei den Germanen als Vegetationsdämon, der mit seiner Kraft und Stärke die Macht des Winters brechen und neue Fruchtbarkeit bringen

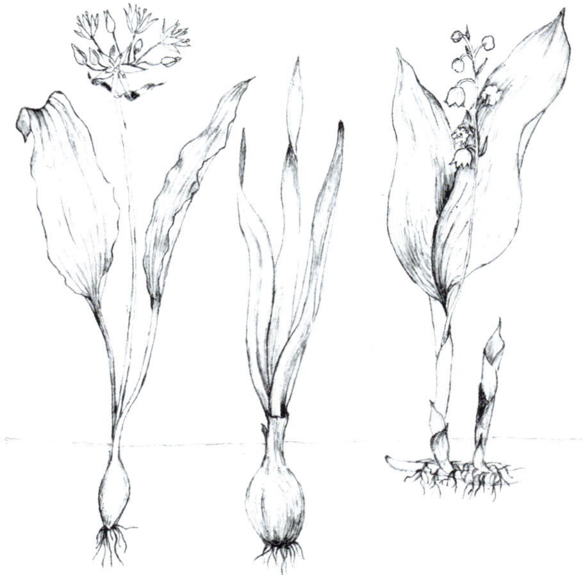

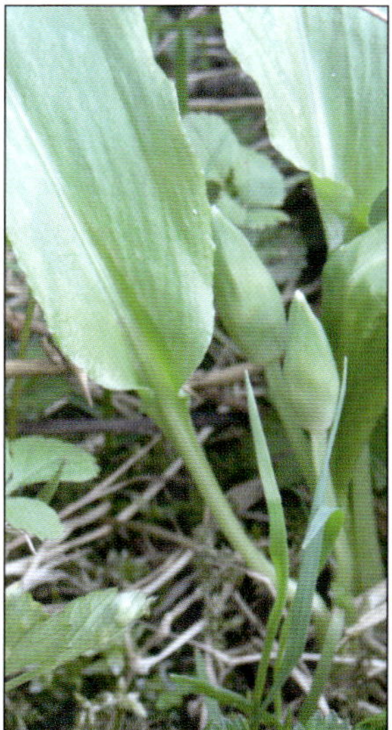

Der Bärlauch
hat gestielte Blätter

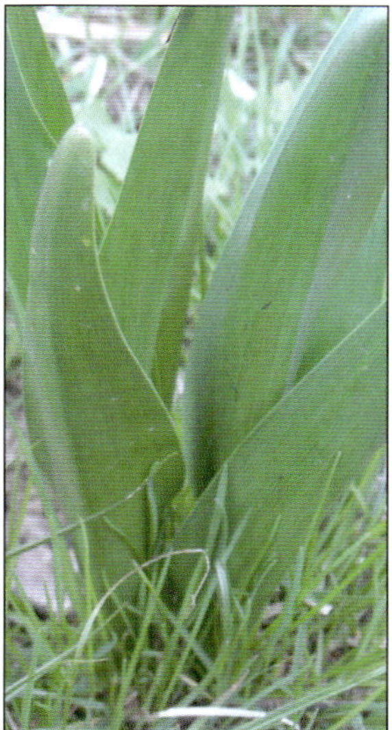

Die Blätter der Herbstzeitlose
sind ohne deutlichen Blattstiel

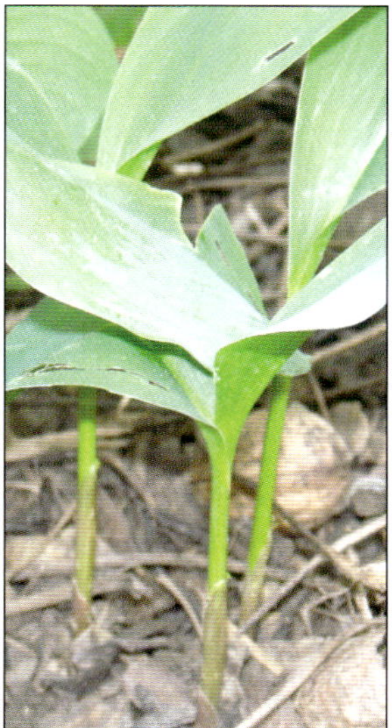

Maiglöckchen:
Scheinbar ein Blattstiel

konnte. Die Pflanzen des Bären sollten die Kraft der Erneuerung und Reinigung haben, sie brechen das Verhärtete und erwärmen den Körper. Manche machen „bärenstark". Unser Bärlauch zählt zu den kräftigsten Bärenpflanzen. Nicht nur die Kelten und Römer kannten den Bärlauch als Heilpflanze, die Römer nannten ihn „*herba salutaris*", Heilkraut. Dennoch blieb seine Verwendung der Volksmedizin vorbehalten. Besonders schätzte den Bärlauch Pfarrer Künzle: „*Wohl kein Kraut der Erde ist so wirksam zur Reinigung von Magen, Gedärm und Blut wie der Bärlauch. Ewig kränkelnde Leute, mit Flechten … und Ausschlägen versehen … und die Bleichsüchtigen sollten den Bärlauch verehren wie Gold. Die jungen Leute würden aufblühen wie ein Rosenspalier und aufgehen wie ein Tannenzapfen an der Sonne*".

Die Inhaltsstoffe des Bärlauch

Bärlauch hat den höchsten Gehalt an einem ätherischen Öl mit schwefelhaltigen Verbindungen (bis 8 mg Schwefel pro 100 g Trockensubstanz, im Vergleich dazu hat Knoblauch 1,7 mg/100 g), dazu Eisen, Magnesium und Mangan. Durch das Enzym Alliinase werden die Schwefelverbindungen nach dem Abschneiden zu Oligosulfiden und Ajoen gespalten.

Blutdrucksenkende Heilwirkung

Die immer wieder beobachtete leicht blutdrucksenkende Wirkung des Bärlauch geht vermutlich auf das Ajoen zurück. Medizinisch sieht man den Bärlauch als ACE-Hemmer, das heißt, das Ajoen hemmt ein Nierenhormon, das für eine erhöhte Spannung der Gefäßwände und damit für einen höheren Blutdruck verantwortlich ist. Durch den Bärlauch können sich die Gefäßwände entspannen, was eine Reduzierung des Blutdrucks nach sich zieht. Darüber hinaus hat er auch eine antiarteriosklerotische Wirkung und kann helfen, zu verhindern, dass die Blutplättchen verklumpen. Bärlauch ist also eine wunderbare Vorbeugung gegen Herzinfarkt und Schlaganfall.

Schwefelhaltiger Bärlauch

Schwefelhaltige Verbindungen sind in der Geschichte der Arzneimittelverwendung schon immer sehr geschätzt worden. Sie haben eine stark entgiftende Wirkung auf den gesamten Organismus. Innerlich angewendet, bindet Schwefel Schadstoffe, wirkt dadurch reinigend auf das Bindegewebe und lindernd bei Hauterkrankungen. Die keimtötende Wirkung des Schwefels wirkt sich vor allem im Darmbereich positiv aus. Bärlauch hilft, den Darm zu „sanieren", indem er eine keimhemmende

Wirkung auf die Darmflora hat, ohne die „nützlichen" Darmbakterien, die der Körper zur Verdauung und für das Immunsystem braucht, zu zerstören. Besonders wirksam ist er daher nach einer Behandlung mit Antibiotika oder bei einer Candida-Überbesiedlung. Bärlauch hilft, das zerstörte Gleichgewicht im Darm wieder aufzubauen. Darüber hinaus haben die Wirkstoffe des Bärlauch eine anregende Wirkung auf die Verdauungsdrüsen. Die Nahrung kann besser verdaut und Gärungsprozesse somit verhindert werden. Bärlauch wirkt daher auch gegen Blähungen.

Bärlauch zum Entgiften

Schwefelhaltige Verbindungen in Bärlauch, Knoblauch und Zwiebel können als Chelatbildner für toxische Metalle fungieren. Sie lösen Schwermetalle wie zum Beispiel Quecksilber aus den Depots im Körper und binden sie, wodurch sie dann anschließend zur Ausscheidung gebracht werden können. Auch Gerbstoffe verbinden sich mit Metallen zu unlöslichen Komplexen, die über den Stuhl ausgeschieden werden. Daher sollte man nach Zahnarztbehandlungen, bei denen Amalgamfüllungen entfernt werden, sofort mit Gerbstoffdrogen gurgeln und die folgenden Tage täglich 1 Tasse Tee, zum Beispiel Salbei oder Gundelrebe, trinken.

Bärlauch richtig anwenden

Natürlich bringt auch das Essen von Bärlauch seine Heilkräfte zur Wirkung. Wenn man Bärlauch aber therapeutisch einsetzen will, sollte man entweder einen Frischpflanzenpresssaft machen oder eine Tinktur ansetzen. Durch das Trocknen der Blätter gehen erhebliche Teile der Wirkstoffe verloren, auch Einfrieren ist nicht zu empfehlen. Frischpflanzenpresssäfte gibt es in ausgezeichneter Qualität in Drogerien und Apotheken. Die Tinktur kann man leicht selber herstellen:

Bärlauch-Tinktur: Frische saubere Blätter (noch vor der Blüte ernten) klein schneiden, in ein Schraubglas bis zum oberen Rand einfüllen und mit 40% Alkohol (z.B. Ansatzkorn) auffüllen. Drei Wochen lang in einem gleichmäßig temperierten Raum stehen lassen, gelegentlich schütteln. Danach abfiltern und in dunkle Tropffläschchen abfüllen.

Dosierung: 3 mal täglich 10 – 20 Tropfen.

Verwendung in der Küche

Frisch und fein gehackt ist er vorzüglich am Butterbrot, in Salaten, Aufstrichen und Saucen. Gekocht eignet er sich vor allem in Mischung mit Brennnesselblättern zur Kräutersuppe oder als „Spinat“. Bärlauch lässt sich nicht trocknen und einfrieren, da er dann seinen Geschmack verliert. Man kann ihn aber in Öl ansetzen oder ein Bärlauchpesto machen.

Bärlauch-„Pesto"

Bärlauchblätter fein wiegen, mit Salz (im Verhältnis auf ca. ½ kg Blätter 5 dag Salz) vermischen, in kleine Tiegel füllen und mit Olivenöl übergießen, bis das Öl über den Blättern steht. Kühl aufbewahren, ca. 6 Monate haltbar, nach dem Öffnen schnell verbrauchen.

Bärlauch-„Kapern“

Wenn der Bärlauch zu blühen beginnt, wird er zu scharf, um die Blätter zu verwenden. Man kann aber die noch geschlossenen Blütenknospen zu „Kapern" verarbeiten. Knospen mit Salz bestreuen, einen Tag stehen lassen, damit die Feuchtigkeit entzogen wird. Dann Apfelessig, 1:1 mit Wasser verdünnt und nach Geschmack etwas gezuckert, einmal aufkochen lassen. Die Knospen in kleine Tiegel füllen und den Apfelessig heiß darüber gießen und sofort verschließen.

Giersch

Aegopodium podagraria, Doldenblütengewächse

Es gibt wenige Pflanzen, die es verdienen, „Unkraut“ genannt zu werden, der Giersch kann mit seinem Ausläufer treibenden Wurzelstock tatsächlich zu einem Problem im Garten werden und ist auch kaum auszurotten. Die Blätter sind grundständig und zwei- oder dreizählig. Im Mai beginnt der Doldenblütler, der sowohl im Garten als auch in der Natur im lichten Schatten von Hecken oder unter Bäumen wächst, mit typischen weißen Dolden zu blühen.

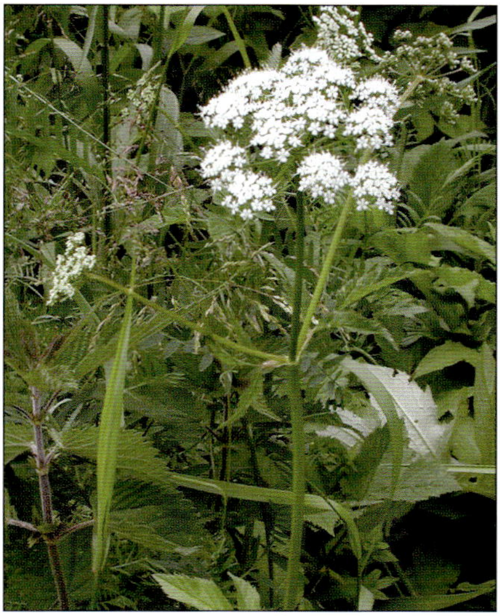
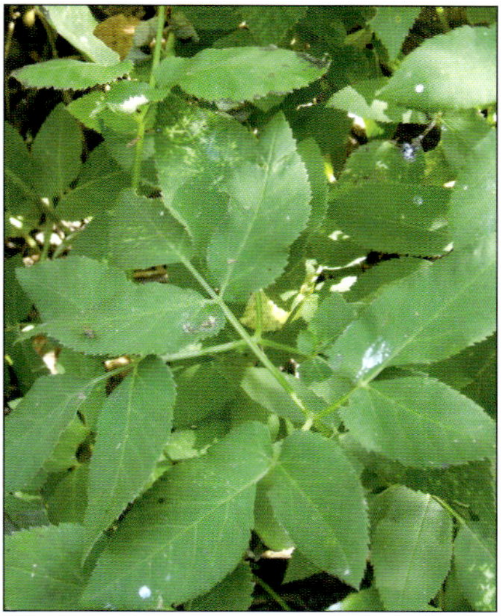

Im Garten kann der Giersch tatsächlich zu einem „Unkraut" werden ... Ob so ein Ziegenfuß aussieht?

Heilwirkung

Aegopodium podagraria ist der botanische Name dieser Pflanze mit vielen Namen. *Aegopodium* (griech. *aigos*, Ziege, *podos*, Fuß) bezieht sich auf die Blätter, die mit Hilfe von Fantasie an Ziegenfüße erinnern, weshalb die Pflanze auch als Geißfuss bekannt ist. Das Epithet „podagraria" deutet darauf hin, dass der Giersch früher gegen Podagra verwendet wurde. Podagra ist die altertümliche Bezeichnung für Gicht, eine Erkrankung, bei der sich Harnsäurekristalle in den Gelenken anlagern, was zu sehr schmerzvollen Zuständen in den Zehen, Knien, Fingern und anderen Gelenken führen kann. Zipperlein nannte man diese Krankheit auch, weil die Betroffenen einen „tippelnden, zippelnden" Gang hatten, wenn die Zehen betroffen waren. Gichtartige Erkrankungen gibt es schon seit ewigen Zeiten. Urgeschichtler konnten sie auch bei deformierten Knochen in ihren Ausgrabungen nachweisen. Vermutlich haben schon die Neandertaler den Giersch gegen diese Erkrankung genutzt. An Hand von Pollenanalysen in deren Bestattungshöhlen kann man vermuten, dass sie die Heilkraft vieler Kräuter kannten und nutzten. Auch im Mittelalter war der Giersch als Heilmittel gegen Gicht sehr beliebt. Der Kräuterpfarrer Kienzle verschrieb einen Absud aus der Gierschwurzel nicht nur bei Gicht, sondern allen rheumatischen Krankheitsformen. Heute findet man den

Giersch nicht mehr in den aktuellen Heilkräuterbüchern, und gegen die Gicht setzt die Schulmedizin primär auf harnsäuresenkende Heilmittel. Wissenschaftlich kaum untersucht, kann man auf Grund der ätherischen Öle und des Reichtums an Spurenelementen wie Eisen, Kupfer und Mangan nicht nur eine verdauungsanregende Wirkung, sondern eventuell sogar eine entzündungshemmende Wirkung vermuten. Somit kann Rheumatikern, Gichtpatienten und auch bei Hauterkrankungen empfohlen werden, Giersch als Heilpflanze, vermutlich am besten in Form von Frischpflanzensäften zu nutzen.

Verwendung in der Küche

Die jungen zarten Blätter eignen sich mit ihrem petersilähnlichen Aroma zum Dazumischen bei Wildkräutersuppen, alleinige Verwendung ist wegen des starken Eigengeschmackes nicht zu empfehlen. Außerdem kann man die jungen Blätter auch zu Topfenaufstrichen geben und man kann ihn gemeinsam mit Brennnesselblättern zu Aufläufen verarbeiten:

Giersch-und Brennnesselauflauf

Einige Handvoll Giersch- und Brennnesselblätter blanchieren. Zwiebel anrösten, mit Gemüsebrühe aufgießen, die blanchierten Blätter dazugeben, salzen, pfeffern, vom Herd nehmen. Eigelb von vier Eiern mit 1/8 l Obers, 4 EL Mehl und 30 g Parmesan versprudeln, unter die Kräutermasse rühren. das Eiweiß der vier Eier zu Schnee schlagen, vorsichtig unter die Masse ziehen. Auflaufform mit Butter einfetten, Bröseln darauf ausstreuen, die Kräutermasse hineinfüllen, Parmesan und Butterflocken darüber verteilen und bei etwa 220 Grad ca. 30 Minuten backen.

Gundelrebe

Glechoma hederacea, Lippenblütengewächse

Eigentlich sollte jeder Gartenbesitzer die Gundelrebe kennen, denn sie wächst gerne im Rasen, allerdings eher dort, wo er in schattigen Bereichen nicht so dicht ist und wird daher von „Rasengärtnern“ als Unkraut empfunden. In der Kärntner Küche erfreute sich dieser kleine Lippenblütler aber solcher Beliebtheit, dass man

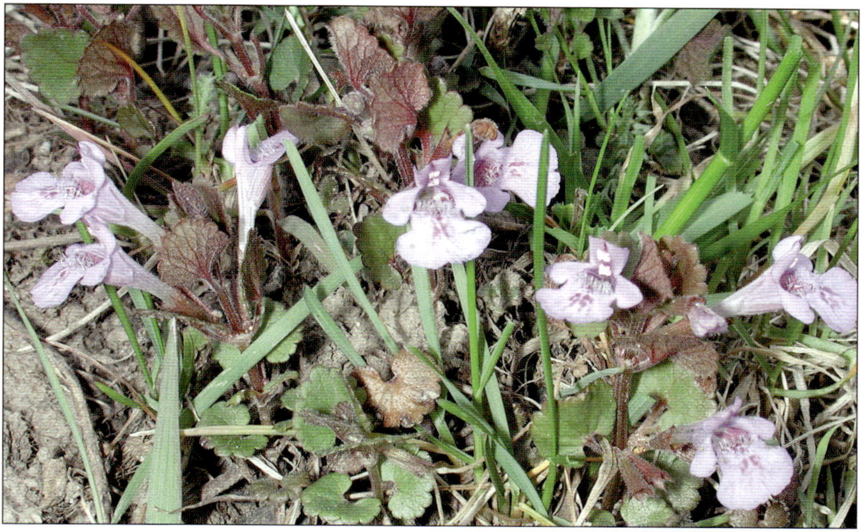

Manche Leute betrachten die Gundelrebe als störend im Rasen, sie sollten sich lieber über sie freuen

ihm im Küchengarten ein eigenes Eck einräumte. Die niedrig wachsende (bis 30cm) Pflanze hat kleine herzförmige Blätter mit gekerbtem Blattrand, sie sind behaart und riechen beim Zerreiben aromatisch. Die Blüten sind zart violett und sitzen in Büscheln in der Achsel von den Blättern. Unterirdisch bildet die Gundelrebe Ausläufer, mit denen sie sich weit ausbreiten kann.

Zauberpflanze Gundelrebe

Die Gundelrebe galt in früheren Zeiten als Verkörperung der guten Haus- und Hofgeister, die den Menschen in Zeiten der Not ihre Hilfe anbieten. Das Verzehren einer solchen Pflanze sollte daher auch vor allen schlechten Einflüssen schützen, zehrende Krankheiten heilen und Kraft für Gesundheit bringen. Die Gundelrebe hat ihren Namen, laut Jacob Grimm, von der wundenheilenden Walküre Gumir, althochdeutsch Gundja, die diese Pflanze als Heilmittel verwendet haben soll. Die Gundelrebe war jedenfalls eine alte germanische Heil- und Zauberpflanze.

Der Gundelrebe schrieb man ganz besondere Zauberkräfte zu. Wenn die Kühe „verhext" waren und keine Milch gaben, so war der Gundermann, wie die Gundelrebe auch genannt wird, hilfreich. Nach Ende des letzten Jahrhunderts war in einem Kräuterbuch zu lesen: „*Wenn einer Kuh das Euter behext ist, so soll man drei Kränzlein von Gundelrebe winden, dreimal hinten durch die Füße melken, danach der Kuh das Kränzlein zu essen geben und dazu folgende Worte sprechen: „Kuh, da geb ich dir die Gundelreben, dass du mir die Milch sollst wiedergeben.*" Es wäre eigentlich kein Zauberspruch nötig, schon auf Grund der Inhaltsstoffe ist die Gundelrebe ein wertvolles milchförderndes Viehfutter und könnte auch modern wirtschaftenden Bauern empfohlen werden.

Die Gundelrebe hatte noch eine besondere Funktion als apotropäische Pflanze. Sie sollte helfen, Hexen zu erkennen. Magister Johannes Prätorius berichtet im „Satyrus etymologicus" (1672): „*Wenn man Gundermann auf Walpurgisabend sammelt und hernach mitten in der Nacht einen Kranz daraus macht und solchen am folgenden Tag auf den Kopf setzt, so kann man alsbald die Hexen erkennen, da eine auf ihrem Kopf wird haben einen Schemel oder Kutschebank, die andere ein Malte* (großes Schaff) *oder Kelte (*Kübel*).*" Heutzutage braucht man keinen Gundelrebenkranz zum Erkennen von Hexen, sie bieten ihre Dienste über Internetseiten an und erzählen mit Freude über ihre vermeintlichen Fähigkeiten in allen Medien. Vielleicht könnte aber ein mit Gundelreben gewürztes Supperl helfen, zu erkennen, welche „Freunde" keine wahren sind.

Heilwirkung

Welche Krankheiten die Gundelrebe heilen kann, drückt der Name aus: „Gund" war im Germanischen die Bezeichnung für Eiter. Mit Gundelrebe wurden daher Krankheiten mit eitrigem Ausfluss oder Auswurf behandelt oder eitrige Wunden, die schwer heilen wollen. In früheren Zeiten war die Gundelrebe ein beliebtes Volksheilmittel gegen alle entzündlichen Erkrankungen der Atemwege. Auf Grund der Inhaltsstoffe wie ätherisches Öl, Bitterstoffe, Gerbstoffe und Saponine kann man der Gundelrebe sicher eine antibakterielle Wirkung und auch eine immunanregende Wirkung zusprechen. Um das ganze Jahr einen Tee aus der Gundelrebe machen zu können, erntet man sie in der Blühphase und lässt das Kraut anschließend trocknen. Der Tee kann zum Gurgeln bei Halsweh und Heiserkeit genutzt werden. Bei Husten mit starker Verschleimung trinkt man den Tee, ebenso bei chronischen Bronchialkatarrhen. Die Gundelrebe wurde früher als Entgiftungsmittel genutzt, wenn die Maler Farben mit Blei wie Bleiweiß verwendeten. Heute ist die Gundelrebe in der Naturheilkunde populär als Mittel zur Schwermetallausleitung geworden. Dazu trinkt man den Tee über einen längeren Zeitraum, vor allem in Kombination mit Bärlauchtinktur (siehe Seite 261) Zur Behandlung von schlecht heilenden Wunden kann man einen Ölauszug aus der Gundelrebe machen.

Gundelrebenöl: Blühende Gundelrebe im Juni/Juli sammeln, in Schraubgläser füllen, mit Distelöl bedecken und in die Sonne stellen. Nach einigen Tagen sammelt sich am Boden des Glases eine helle Flüssigkeit. Diese vorsichtig abseihen und in dunklen Fläschchen aufbewahren. Zur äußeren Anwendung bei Wunden und Narben.

Verwendung in der Küche

Durch ihren aromatischen Geschmack eignet sich die Gundelrebe als würzende Zutat zu Kräutersuppen. Aber auch andere Suppen, vor allem Kartoffel- und Gemüsesuppen, schmecken hervorragend mit Gundelrebe gewürzt, und in Kärnten ist sie ein „Muss" in der Rindsuppe. Allerdings sollte man nicht zuviel Blätter verwenden, da sonst die Speisen bitter werden können. Wenn Schaffleisch für Suppen verwendet wird, mildert sie den schöpsernen Geschmack, für Schaf- oder Ziegenkäse ist sie dagegen ein hervorragendes Gewürzkraut ebenso wie zu Topfenaufstrichen, zu Eierspeisen und zur Verbesserung des Brennnesselspinates.

Scharbockskraut

Ficaria verna syn. Ranunculus ficaria, Hahnenfussgewächse

Dieses Hahnenfußgewächs gehört zu den ersten Frühlingsblühern. Die mehrstängelige, bis 30cm hohe Pflanze hat glänzende, herzförmige oder rundliche Blätter, die unregelmäßig gekerbt sind. Die großen, goldgelben Blüten stehen einzeln endständig auf langen Stängeln. Das Scharbockskraut wächst am liebsten an schattigen, nicht zu trockenen Stellen, z.B. in Gebüschen oder in Wäldern und an Bächen, wo es weite Flächen überziehen kann.

Heilwirkung

Die Blätter dürfen nur verwendet werden, solange das Scharbockskraut nicht blüht, da sie später leicht giftige Protoanemonine enthalten. Die Wirkung der jungen Blätter geht auf Saponine zurück und ist „blutreinigend", also stoffwechselanregend.

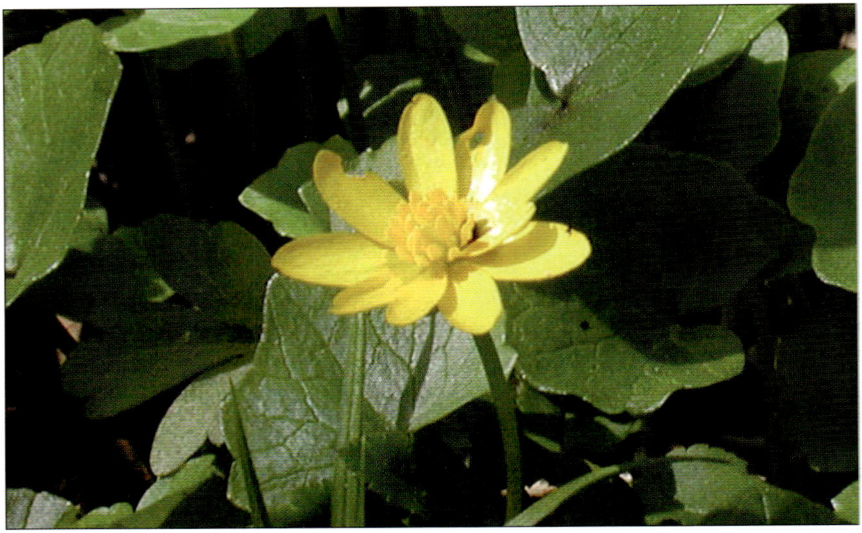

Das Scharbockskraut kann weite Flächen im Garten überziehen

Verwendung in der Küche

Nur die jungen Blätter schmecken angenehm würzig und kresseähnlich. Sie eignen sich frisch als Zugabe zu Salaten, vor allem Kartoffelsalat. Gemeinsam mit anderen Wildkräuter kann man es zu Kräutersuppen verkochen.

Veilchen

Viola odorata, Veilchengewächse

Das wohlriechende Duft-Veilchen ist leicht von anderen zu unterscheiden, man muss sich nur bücken und die Blüten beschnuppern. Zum Verkochen von Kräutersuppen kann man aber auch das geruchlose Hundsveilchen (*Viola canina*) verwenden. Achtung – es gibt eine Reihe von stark gefährdeten Veilchenarten, die nicht gesammelt werden dürfen (z.B. Steppen-Veilchen (*Viola collina*), Zwerg-

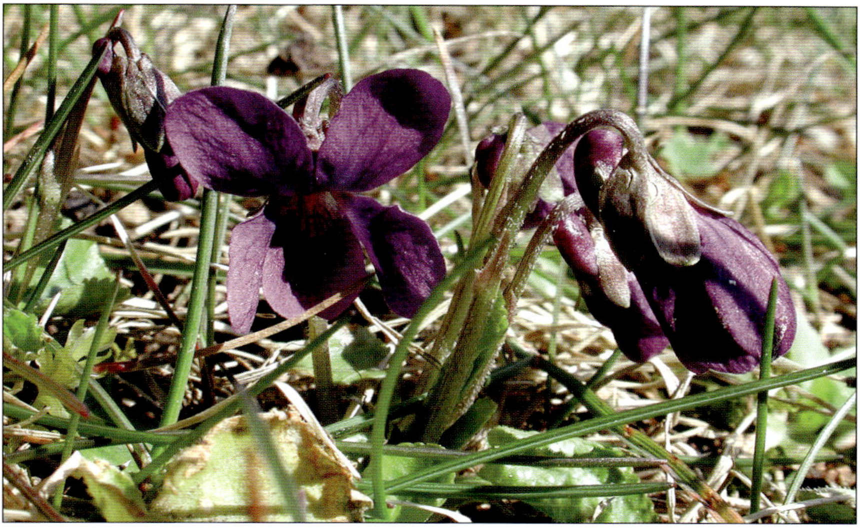

Welche Freude, wenn man das Duft- Veilchen im eigenen Garten findet

Veilchen (*Viola pumila*), Hohes Veilchen (*Viola elatior*)). Meistens wächst das Veilchen in Hecken, Gebüschen, an Waldrändern und Flussufern.

Heilwirkung

Ein Tee aus dem Veilchenkraut wirkt durch Saponine und Salcylsäurederivate bei Husten mit fest sitzendem Schleim. In der Volksheilkunde wurde es wegen seiner stoffwechselmobilisierenden Wirkung auch gerne bei Hautproblemen verwendet.

Verwendung in der Küche

Die Blätter können zu Wildkräutersuppen gemischt werden. Die Blüten eignen sich als dekorative Zutat zu Salaten und, in Essig angesetzt, verleihen sie diesem nicht nur Duft, sondern auch eine zartrosa Farbe.

Veilchen-Bowle

Veilchenblüten mit Feinkristallzucker mischen, 10 Minuten ziehen lassen, trockenen Weißwein darauf gießen, ca. 30 Minuten ziehen lassen. Eventuell etwas nachsüßen und vor dem Servieren mit Prosecco verfeinern.

Wiesenkräuter

Früher waren die kräuter- und blumenreichen Wiesen ein landschaftsprägendes Element, heute findet man sie nur noch selten. Die Intensivierung der Landwirtschaft hat diesen prächtigen Lebensraum verdrängt und fast schon ausgerottet. Was von den Wiesen nicht umgeackert wurde, das wird so oft und so intensiv gedüngt, bis fast nur noch Gräser übrig bleiben.

In unseren Gärten hat die alte Wiesenblumenpracht erst recht keine Chance – wöchentliches Rasenmähen, intensives Düngen und „Unkraut-Ex“ lassen nur mehr monotone Rasenflächen übrig. Einzig erfreulich ist, dass es in den letzten Jahren auch einen starken Trend unter den Gartenbesitzern zum Naturgarten gibt, und in einen solchen gehört einfach eine artenreiche Wiese, in der die Gräser zurückgedrängt werden und so Kräutern und Blumen wieder Platz geschaffen wird.

Brunelle

Prunella vulgaris, Lippenblütengewächse

Die kleine Brunelle zählt zur Familie der Lippenblütler und ist eigentlich auf allen Wiesen zu finden. Die niedrige (20–30cm) wachsende Pflanze hat gekreuztgegenständige Blätter, und wenn man sich die Mühe macht, sie genau zu betrachten, entzückende dunkelviolette Blüten mit helmförmiger Oberlippe und zweilippigem Kelch.

Heilwirkung

Heute ist die Brunelle als Heilpflanze leider in Vergessenheit geraten. Braunelle nannte man früher die Pflanze, und das kam daher, weil man sie zur Behandlung der „Halsbräune“ einsetzte, unter der man entzündliche Prozesse im Mund und Rachenbereich verstand. Zu dieser Erkenntnis kam man, weil die Blütenkrone der Brunelle einem Hals mit geschwollenen Drüsen ähnelt. Matthiolus, ein berühmter Arzt im 16. Jhdt., schrieb: *„Braunelle hat den Namen von ihrer Eigenschaft, dass sie bei Entzündung der Zunge, welche man die Bräune nennt, gebraucht wird … und der Saft dient zum Gurgeln bei Mundfäule und wundem Hals.“* Pharmakologisch lässt sich

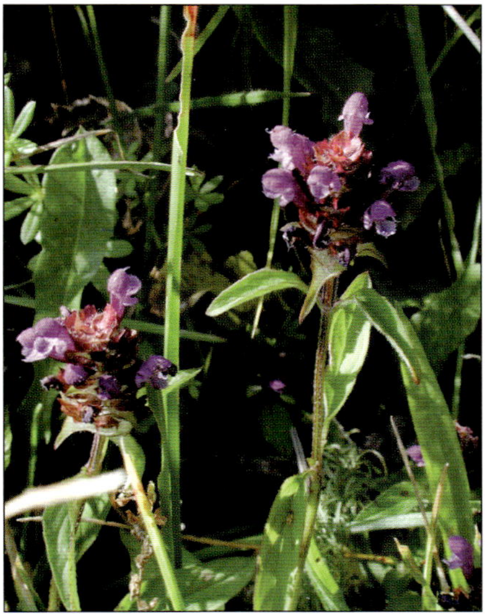

Die Brunelle sollte in jedem naturnahen Garten von selber wachsen

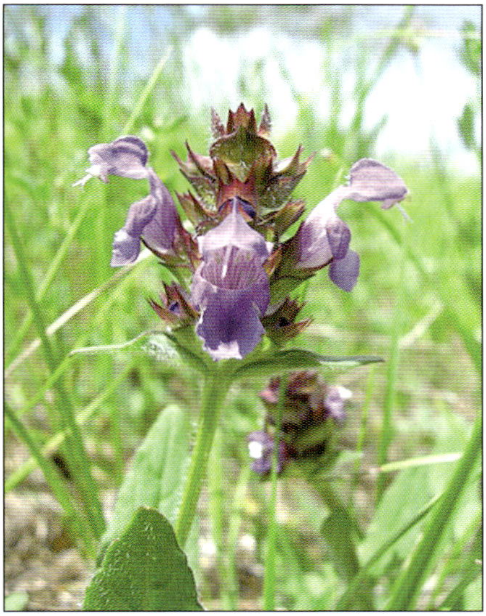

Mit etwas Fantasie erinnert die Blüte der Brunelle an eine Hippe

dieser Rat bestätigen, auch wenn man bis vor kurzem nicht allzu viel über die Inhaltsstoffe der Brunelle wusste. Aber eine Wirkstoffkombination von Gerbstoffen, Bitterstoffen, ätherischem Öl, Harzen und Saponinen kann bei entzündlichen Prozessen in Mund und Rachen sicher wirksam sein.

Brunelle hilfreich bei Verletzungen

Einen weiteren Hinweis auf die Anwendung der Brunelle bringt das Betrachten der einzelnen Blüten. Sie ähneln im Profil nämlich einer Hippe, volkstümlich auch „Zappel" genannt, einem in der Forstwirtschaft verwendeten Beil. Daraus schloss man, dass die Brunelle bei Verletzungen, die durch ein scharfes Werkzeug hervorgerufen werden, helfen kann. Gerard, ein englischer Kräuterkundiger des Mittelalters, schrieb, dass sich mit einem Absud von Brunelle äußere und innere Wunden schnell verschließen würden. In der Volksmedizin wurde die Brunelle bei allen Formen von Verletzungen verwendet, und in England gab es sogar einen Spruch: „*Wer Selfheal (Selbstheil) hat, braucht keinen Arzt*". In England und auch in Amerika wird die Brunelle auch heute noch als Wundheilmittel geschätzt und man findet die Pflanze auch in den offiziellen Arzneibüchern.

Amerikanische Forschungen

Kanadische Forscher haben die Brunelle neuerdings genauer untersucht. Dabei fand man neben vielen sehr antibakterielle wirkenden Terpenen einen Wirkstoff, die Rosmarinsäure, dem eine antivirale Wirkung zugeschrieben werden kann. Ferner fand man ein Polysaccharid, das Prunellin genannte wurde, dem ebenfalls antivirale Wirksamkeit zugeschrieben werden kann und das in Laborstudien nicht nur gegen Herpes-Viren, sondern sogar gegen HI-Viren eine Aktivität zeigte. Diese Inhaltsstoffe der Brunelle könnten also in Zukunft zu sinnvollen Medikamenten führen, die, vor allem zur Herpes-Behandlung entwickelt, genutzt werden können, meinen die kanadischen Forscher.

Xia ku cao, Brunelle in der TCM

In der TCM wird die Brunelle schon in den frühen Schriften erwähnt. Im alten China empfahl man Xia ku cao vor allem gegen Erkrankungen, deren Ursache in einer gestörten Leberfunktion begründet ist. Die Brunelle gilt als kühlend auf die Leber, weshalb sie bei entzündlichen Prozessen in der Leber und daraus resultierender Gelbsucht eingesetzt wird. Neuere chinesische Untersuchungen zeigten, dass Xia ku cao auch bei Bluthochdruck helfen kann, da es eine leichte Erweiterung der Blutgefäße bewirkt. Gemeinsam mit Chrysanthemenblüten setzt man daher in der TCM Brunelle als Tee gegen Leberstörungen und auch gegen Kopfschmerzen mit Schwindel, deren Ursache hoher Blutdruck ist, ein.

Brunelle selber sammeln

Bei uns ist die Brunelle als Heilpflanze ganz in Vergessenheit geraten, man bekommt sie daher kaum in der Apotheke, höchstens als Droge für TCM-Rezepturen. Selber sammeln ist aber kein Problem, da die Pflanze wirklich in jeder Wiese wächst und kaum verwechselt werden kann. Gesammelt wird das blühende Kraut, also Blätter und Blüten. Um Tee daraus machen zu können, lässt man das Kraut trocknen. Man kann aber auch eine Tinktur oder eine Salbe aus der Brunelle herstellen.

Tee: 2 TL Droge (getrocknetes Kraut) mit 1 Tasse heißem Wasser übergießen, 10 Minuten ziehen lassen.

Tinktur: Frisches Kraut in Glas füllen, mit 40 % Alkohol übergießen, 3 Wochen ziehen lassen, abfiltern.

Salbe: Frisches Kraut mit Öl (Mandelöl, Distelöl etc.) übergießen, 1 Stunde ziehen lassen, dann in ein Wasserbad stellen, ½ Stunde lang ausziehen lassen, abfiltern. Den Ölauszug noch einmal ins Wasserbad stellen, im Verhältnis 4 Teile (Ölauszug): 1 Teil Bienenwachs (aus der Apotheke) vermischen und rühren, bis sich das Wachs aufgelöst hat. In Tiegel abfüllen.

Brunelle für die Hausapotheke

Als *Tee* kann die Brunelle zum Gurgeln bei Mund- und Rachenentzündungen angewendet werden. Den Tee trinkt man bei chronischen Atemwegsproblemen, grippalen Infekten und leichten Durchfällen. Als Sitzbad nutzt man den Tee bei Hämorrhoiden, Bindehautentzündungen und als Umschlag bei entzündlichen Hautproblemen wie Ekzemen und bei Verletzungen.

Die *Tinktur* kann verdünnt zur Wundreinigung und als Umschlag bei Verstauchungen und Zerrungen eingesetzt werden. Bei Zahnfleischproblemen sollte man die Tinktur zum Mundwasser geben.

Die *Salbe* hilft bei Hauterkrankungen mit Juckreiz und bei Ekzemen, auch bei Hautproblemen mit Bläschen (Nesselsucht) kann man die Salbe anwenden. Außerdem hilft sie zum Ausheilen von Wunden und zur Narbenbehandlung und nach den neuesten Erkenntnissen gegen Herpes, also Fieberblasen.

Verwendung in der Küche

Ähnlich wie beim Gänseblümchen kann man die Blätter und Blüten der Brunelle frisch in Salate geben und gemischt zu Kräutersuppen verkochen. Manche Leute schätzen den Geschmack der Blättchen am Butterbrot oder zu Käse.

Gänseblümchen

Bellis perennis, Korbblütengewächse

Auch vom Gänseblümchen sollte sich eine botanische Beschreibung erübrigen, da es wohl jeder kennt. Weniger bekannt ist vielleicht, dass das Gänseblümchen ein Wetterzeiger ist. Die Blütenköpfchen schließen sich nachts und wandern tagsüber deutlich der Sonne nach. Wenn Regen kommt, öffnen sie sich gar nicht. Je

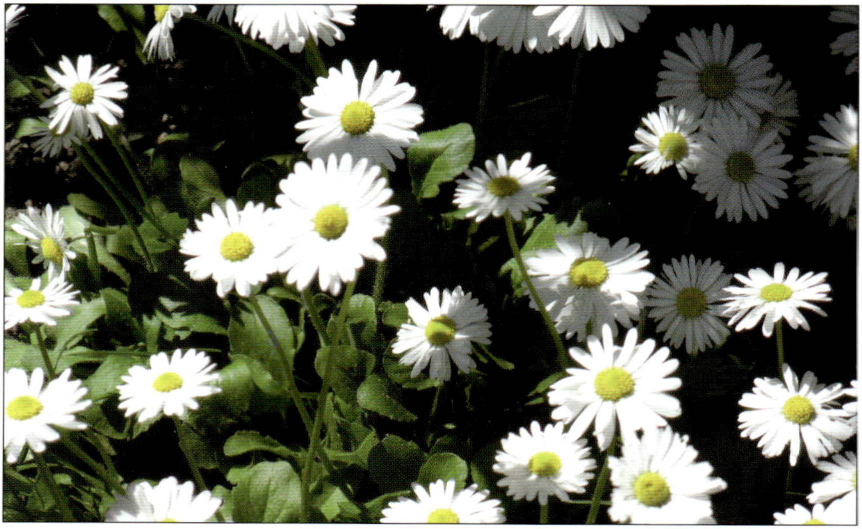

Wer sollte diese entzückende Pflanze nicht kennen?

nach Standort können die Zungenblüten hellrosa oder dunkler gefärbt sein. Eigentlich sollte das Gänseblümchen in jeder Wiese zu finden sein, nur Rasenbesitzer bringen es übers Herz, diese Maßliebchen zu verfolgen.

Heilwirkung

Wirkstoffe findet man sehr viele im Gänseblümchen. Im Vordergrund der Wirkung stehen die Saponine, weshalb es bei verschleimten Atemwegen vor allem im Frühjahr eine reinigende und stärkende Wirkung hat. Saponinen wird auch eine stoffwechselfördernde Wirkung zugeschrieben, und daher empfiehlt die Volksheilkunde Gänseblümchen bei allen Hautleiden. Eine Besonderheit des kleinen Korbblütlers ist seine Unverwüstlichkeit und Robustheit. Wird der Rasen gemäht, dauert es nicht lange, bis die Pflanze wieder neue Blüten bildet, und wird noch so tief gemäht: diese Pflänzchen passen sich sofort an. Auch wenn noch so viel auf dem Rasen herumgetrampelt wird, die Blattrosetten sind ungewöhnlich widerstandsfähig und regenerieren sich sofort. Daher gibt man in der Homöopathie Bellis perennis D6 gegen Folgen von Verletzungen wie Blutergüsse, Muskelzerrungen und Quetschungen. Auch in der Volksmedizin hat man eine Tinktur aus der Pflanze bei diesen Indikationen verwendet.

Gänseblümchensalbe: Blätter zerkleinern, in Glas geben, mit Öl (Mandelöl, Distelöl) übergießen und 2 Wochen an einem wohltemperierten Ort ausziehen lassen. Dann durchdrücken und im Wasserbad den Ölauszug im Verhältnis 4:1 mit Bienenwachs (als Cera flava aus der Apotheke) vermischen, in kleine Tiegel abfüllen.

Verwendung in der Küche

Die Blütenköpfchen schmecken leicht herb und die Blätter zart bitter. Sie können roh zu Salaten gemischt werden, wobei die Blüten als hübsche Garnitur auch für Suppen und andere Speisen dienen können. Ältere Blättchen eignen sich zum Mischen mit anderen Wildkräutern für Suppen oder Wildgemüse

Kleiner Wiesenknopf

Sanguisorba minor, Rosengewächse

Wenn man den Wiesenknopf als Gewürzkraut verwenden will, sollte man beachten, dass es auch einen Großen Wiesenknopf (*Sanguisorba officinalis*) gibt. Dieser ist nicht nur insgesamt höher, er hat geruchlose Blätter und wächst primär auf feuchten Wiesen. Der Kleine Wiesenknopf dagegen ist eine ausgesprochen trockenheitsliebende Pflanze und man findet ihn nur auf mageren Wiesen oder Trockenrasen, trockenen Böschungen und Wegrändern. Je nach Standort wird er 20-40cm hoch, hat unpaarig gefiederte Blätter mit 3 bis 12 Fiederpaaren, die mehr oder weniger gleich groß und grob gezähnt sind. Die Nebenblätter sind klein und mit Blattstielen verwaschen. Wichtigstes Erkennungsmerkmal: beim Zerreiben riechen die Blättchen nach Nuss und Gurke.

Die botanische „Komödie der Irrungen"

Der Wiesenknopf ist mit seinem angenehmen Aroma ein beliebtes Gewürzkraut, das gerne im Garten kultiviert wird. Angeboten wird er in den Gärtnereien meist mit dem in Deutschland üblichen Namen Pimpinelle. Dadurch ergeben sich ständig Verwechslungen, die auch immer wieder in Kräuterbüchern nachzulesen sind.

Verwechselt wird der Wiesenknopf dabei mit der *Bibernelle*, die früher auch Pimpernelle genannt wurde. Daher sei hier einmal botanisch klar gestellt, dass es sich bei der Pimpinelle und der Bibernelle um zwei verschiedenen Pflanzen handelt, die sich auch gar nicht ähnlich sehen. Der Grund für die Verwechslung liegt eher im botanischen Namen der Bibernelle.

Die Bibernelle heißt botanisch *Pimpinella* und ist eine Gattung in der Familie der Doldenblütengewächse. Aus dem Gattungsnamen erkennt man übrigens die nahe Verwandtschaft mit dem Anis, *Pimpinella anisum*. Hierzulande findet man vor allem zwei Arten: die Groß-Bibernelle (*Pimpinella major*), die eher auf ausreichend feuchten und mit Stickstoff versorgten Wiesen wächst, und die Klein-Bibernelle (*Pimpinella saxifraga*, von lat. *saxum*, Stein, *frangere*, brechen), die eher an steinigen, trockenen Wegrändern wächst.

Bibernelle, die Bockwurz

Die Blätter der Bibernelle sind geruchlos und eignen sich nicht als Gewürzkraut. Einen speziellen „Duft" hat dagegen die Wurzel, was der Bibernelle auch den volkstümlichen Namen Bockwurz eingetragen hat. Die Wurzel riecht nämlich in frischem Zustand frappierend ähnlich wie Ziegenböcke in der Zeit, in der sie sexuell aktiv sind. Vermutlich kommt auch daher die Verwendung der Bibernelle als Zauberpflanze. In früheren Zeiten sagte man nämlich, wenn es einem Mann gelingt, einer Frau ein Stückchen Bibernellwurzel in eine Tasche ihrer Kleidung zu stecken, dann wird sie ihm folgen. Natürlich nicht im Sinne von „gehorchen", sondern (Wunschtraum vieler Männer) „nachlaufen". Übrigens könnte man diese Zauberwirkung durchaus wissenschaftlich erklären: männliche Pheromone (sozusagen der Duftmantel des Mannes) erinnern im Duft manchmal sehr an „Bockwurz". Kräuterkundlich wird die Bibernelle übrigens als – sehr wirkungsvoller – Hustentee genutzt. Dennoch ist die Überschrift in einem prominenten Kräuterbuch sehr fraglich: „*Das Suppenkraut Bibernelle besiegt Husten und Heiserkeit*". Würden Sie Bocksgeruch in der Suppe wünschen?

Heilwirkung

Der Kleine Wiesenknopf wird nur als Gewürzkraut verwendet, hat aber sicher eine stoffwechselanregende Wirkung. Der Große Wiesenknopf dagegen enthält wie die meisten Rosengewächse in der Wurzel Gerbstoffe, vor allem vom Typ der Ellagitannine. Die *Sanguisorba* (lat. *sanguis*, Blut, *sorbere*, aufsaugen) hilft als Tee Frauen bei starken Menstruationsblutungen, und in der Volksmedizin wurde sie gegen Durchfall verwendet.

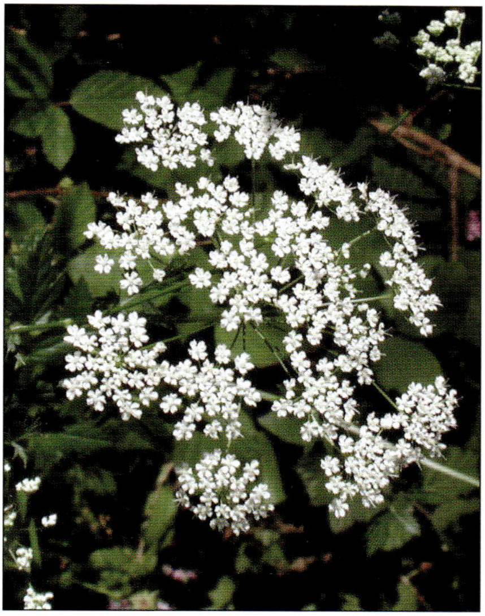

Das ist die Bibernelle,
deren Wurzel als Hustentee verwendet wird

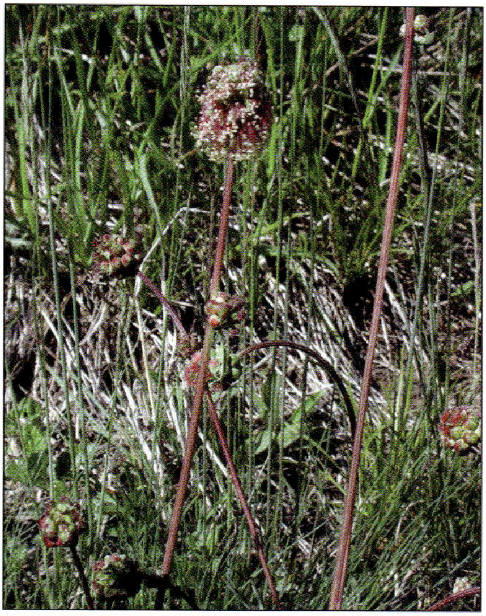

Das ist der Wiesenknopf, dessen aromatische
Blätter als Gewürz verwendet werden können

Verwendung in der Küche

Die Blätter des Kleinen Wiesenknopfes mit ihrem Aroma, das an Gurken und Nuss erinnert, eignen sich vor allem zum Würzen von Salaten, Marinaden und Kräuteraufstrichen. In Norddeutschland wird der Kleine Wiesenknopf zusammen mit Kerbel, Petersilie und Majoran zur Zubereitung der Hamburger Aalsuppe verwendet. Generell sollte man die Blätter nicht mitkochen lassen, da sie dabei das Aroma verlieren und die Speisen bitter werden können. In der Frankfurter Grünen Sauce, die zu gekochtem Rindfleisch serviert wird, ist die Pimpinelle, sprich der Wiesenknopf, ein Muss (Rezept Seite 65). Auch zu Eiergerichten und Gemüsespeisen kann man den Kleinen Wiesenknopf geben.

Sauce Vinaigrette

Zwiebeln, süß-saure Essiggurken, Schnittlauch und Wiesenknopfblätter fein hacken, gesondert ein hart gekochtes Ei, etwas Senf, Weinessig und Olivenöl mit der Schneerute gut vermengen, alle Zutaten beigeben und einige Stunden kühl ziehen lassen. Passt gut zu Spargel und auch als Salatmarinade.

Löwenzahn

Taraxacum officinale, Korbblütengewächse

Der Löwenzahn passt sich an nahezu jeden Boden oder Standort an, Voraussetzung zum Keimen seiner mit „Fallschirm" versehenen Samen ist aber offener Boden. Wenn also in einer Wiese sehr viel Löwenzahn wächst, bedeutet das, dass die Wiese entweder durch Überdüngung, z.B. durch Gülle oder aber auch durch Ausmagerung, Lücken bekommen hat. Der Löwenzahn bringt jedoch durch seine langen Pfahlwurzeln wichtige Mineralstoffe und Spurenelemente in die oberen Bodenschichten und kann so zur Bodenkur werden.

Den Löwenzahn kennt wohl jeder, daher nur eine kurze Beschreibung: Die Blätter stehen in grundständigen Rosetten und sind je nach Standort mehr oder weniger scharf gesägt. Der Löwenzahn ist ein Korbblütler und seine dottergelben Blütenkörbchen sind wohl sein bekanntestes Merkmal. Er enthält in Blättern und vor allem im hohlen Blütenstängel viel Milchsaft, was bei Kindern durch Auslutschen zu Vergiftungssymptomen wie Erbrechen und Durchfall führen kann.

Verwechslungsmöglichkeiten gibt es mit den Löwenzahn-Arten, die botanisch zu *Leontodon* gezählt werden und als Hauptunterschied einen vollen, steifen Blütenstängel haben. Eine Verwechslung ist sicher nicht tragisch, denn vermutlich können diese auch verwendet werden, auch wenn es nicht gebräuchlich ist.

Heilwirkung

Durch seine große, wohlausgewogene Anzahl an Wirkstoffen hat der Löwenzahn eine umfassende Wirkung auf unseren Körper. In der Phytotherapie wird primär die Wurzel verwendet, deren starke harntreibende Wirkung dem Löwenzahn Namen wie „*Pissenlit*" auf Französisch und Deutsch und gut Steirisch „*Bettsoacher*" brachte. Daneben wirkt der Tee aus der Wurzel auch anregend auf die Leber und auf die Bildung der Gallenflüssigkeit. Die stoffwechselanregende Wirkung ist so stark, dass sie bis in das Zellstoffwechselgeschehen hinein wirkt und daher bei Erkrankungen wie Rheuma, Arthritis und Gicht hilft und unterstützend bei Diabetes eingesetzt werden kann.

Die Blätter kann man auch als Tee anwenden, sie wirken jedoch nur gallen-und leberanregend und verdauungsfördernd.

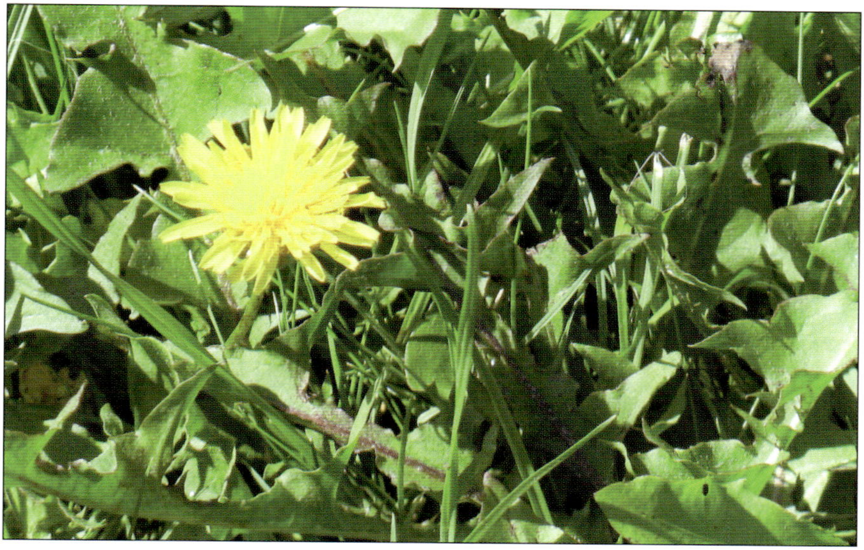

Eine Heilpflanze wie der Löwenzahn sollte in jedem Garten erwünscht sein

Verwendung in der Küche

Die jungen Blätter sind zart bitter und sollten nur von Pflanzen geerntet werden, die noch keine Blütenstängel entwickelt haben. Am besten schmecken sie als „steirischer Röhrlsalat", mit Kartoffeln gemischt und abgemacht mit Kürbiskernöl oder solo mit Kernöl und darüber gestreuten gerösteten Speckwürfeln. Beim Dazumischen zu Kräutersuppen sollten die Blätter wegen der Bitterstoffe nur sparsam verwendet werden.

Die Blüten können mit viel Zucker zu „Löwenzahnhonig", der eigentlich ein Sirup zum Mischen mit Mineralwasser ist, verwendet werden.

Tipp für Biogärtner: Wenn in der Obstwiese zuviel Löwenzahn blüht, einfach abmähen, einen Tee daraus machen und die Obstbäume damit spritzen, das fördert die Fruchtbildung.

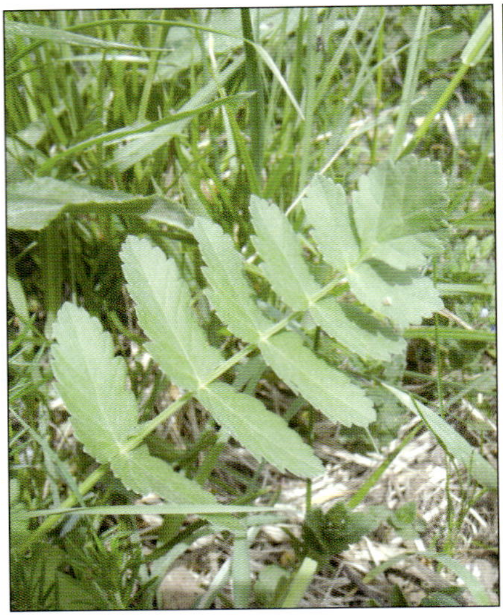

Die Pastinakblätter unterscheiden sich deutlich von denen der Bibernelle

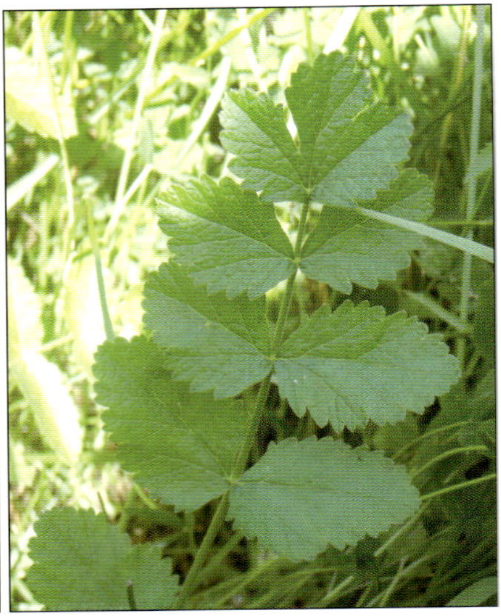

Bei der Bibernelle sind die Blätter in einer Ebene mit dem Stängel

Pastinake

Pastinaca sativa, Doldenblütengewächse

Die Pastinake zählt zu den Doldenblütlern, leider sind diese oft schwer zu unterscheiden, und da es auch giftige wie den Schierling gibt, sollte man beim Sammeln vorsichtig sein. Beim Pastinak gibt es einige charakteristische Merkmale: alle Teile haben einen aromatischen Geruch (Mischung aus Petersil und Karotte). Aus dem Wurzelstock wächst ein aufrechter, etwa 60cm hoher, kantiger und gerillter Stängel, der oben verästelt ist. Im unteren Teil der Pflanze haben die Blätter kurze Stiele, weiter oben sitzen sie direkt an den Stängeln und stehen leiterähnlich zur Spreitenebene. Die zusammengesetzten Dolden blühen gelb. Pastinak findet man auf allen Wiesen und auch an Wegrändern.

Heilwirkung

Der Pastinak gilt nicht als Heilpflanze, dennoch kann man davon ausgehen, dass er ähnliche Gesundheitswirkungen hat wie die Verwandten Petersil, Karotte und Sellerie: leicht harntreibend und stoffwechselanregend.

Verwendung in der Küche

Im Frühling verwendet man die aromatischen jungen Blätter als Würze frisch und fein gehackt auf Suppen, in Salaten und Aufstrichen. Die Wurzeln können zu Gemüsesuppen gegeben werden und sogar die Samen kann man als Gewürz verwenden. Es gibt übrigens auch Kultursorten für den Gemüsegarten, die nicht nur besser keimen als Petersilie, sondern auch ergiebigere und geschmackvolle Wurzelernte liefern.

Sauerampfer

Rumex acetosa, Knöterichgewächse

Das ausdauernde, bis 80cm hohe Knöterichgewächs hat einen unverzweigten Stängel und pfeilförmige, gestielte Blätter. Die Blüten, die am Ende des Sprosses sitzen, sind eingeschlechtig, entweder männlich oder weiblich. Sauerampfer zählen aber zu den allgemein bekannten Pflanzen, so dass sich weitere Beschreibungen erübrigen. Man findet den Sauerampfer üblicherweise auf nicht zu trockenen Wiesen, aber auch an Flussufern und in feuchten Gebüschen.

Heilwirkung

Sauerampfer war schon seit frühesten Zeiten ein geschätztes Wildgemüse. Auch als Heilpflanze erfreute sich der Sauerampfer großer Wertschätzung, und zwar gegen „*innerliche hitzige oder auch Pestilentzische fieber*", also als fiebersenkende Pflanze. Den Seefahrern war er als Mittel gegen Skorbut bekannt. Als Heilpflanze wird er heute nicht mehr verwendet, auch wenn man dem Sauerampfer eine appetitanregende, stoffwechselfördernde Wirkung zuschreiben kann. Sauerampfer enthält sehr viel Vitamin C, Flavonglykoside und leider auch sehr viel Oxalsäure. Deshalb sollten Menschen mit Nierensteinen den Sauerampfer besser meiden. Oxalsäure erschwert die Aufnahme von Eisen im Darm, daher sollte man besser auf ihn verzichten, wenn man Brennnessel vor allem wegen ihres hohen Eisengehaltes im Frühjahr verzehrt.

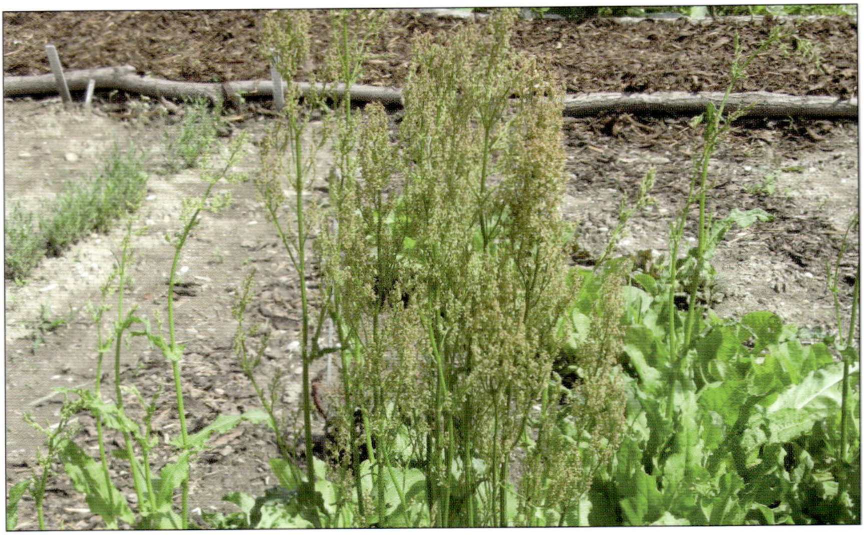

Wer keine Wiese im Garten besitzt, kann den Sauerampfer auch kultivieren

Verwendung in der Küche

Am besten schmecken die Blätter des Sauerampfers im Frühling, weil sie dann noch nicht so viel Oxalsäure enthalten, am sinnvollsten ist es, Sauerampfer zu Suppen, in denen noch andere Wildkräuter verkocht werden, zu verwenden. Blätter von blühendem Sauerampfer im Sommer kann man auch ernten, aber unbedingt einmal blanchieren, das Wasser wegschütten, um den Gehalt an Oxalsäure zu reduzieren und dann noch einmal mit Wasser hinstellen, weich kochen und erst dann zu Sauce verarbeiten.

Klassisch ist die Verwendung als warme Sauerampfersauce mit Rahm zu gekochtem Rindfleisch. In gleicher Weise kann man aber auch eine Suppe zubereiten, mit Brennnessel und Co. gemischt, ergeben sie einen säuerlich schmeckenden „Spinat“. Beim Verkochen sollte man nichtrostende Messer und emaillierte oder beschichtete Töpfe nehmen, da die Oxalsäure mit Eisen chemisch reagiert.

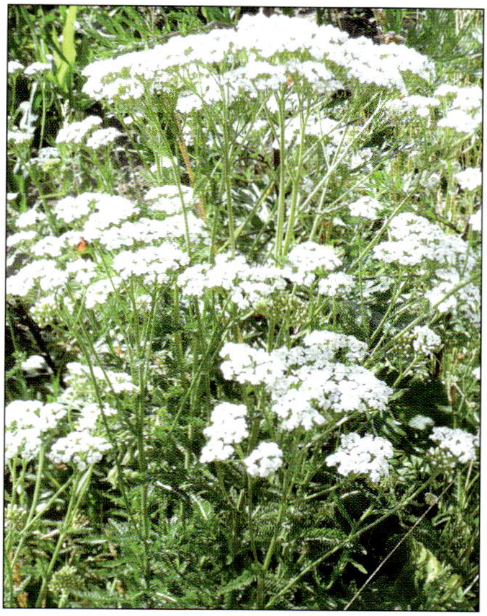

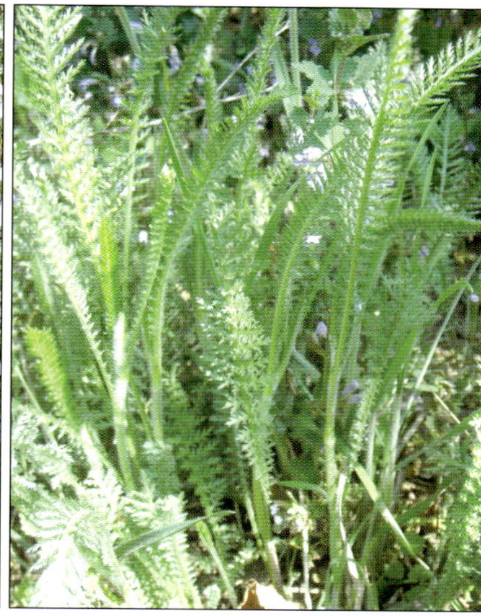

Wenn die Schafgarbe blüht, sind die Blätter zu bitter zum Verkochen

Schafgarbe

Achillea millefolium, Korbblütengewächse

Im blühenden Zustand im Sommer kennen wohl viele diesen Korbblütler. Die Schafgarbe ist recht anpassungsfähig und wächst auf fast allen Wiesen, zu feucht mag sie es allerdings nicht. Im Frühjahr erntet man die jungen Blättchen, da sie dann nur zart bitter sind. Die filigranen Blättchen sind wechselständig und zwei- bis dreifach fiederteilig.

Heilwirkung

Für Kräutertee erntet man die blühende Pflanze im Sommer, die sowohl ätherische Öle als auch Bitterstoffe enthält. Diese Kombination ergibt einen Tee mit gallenflüssigkeitsfördernder und insgesamt verdauungsanregender Wirkung. „Augenbrauen der Venus“ nannte man die Schafgarbe, da ihre fiederteiligen Blätter tatsächlich an Augenbrauen erinnern. Die Schafgarbe wurde traditionell schon immer als Frauenpflanze genutzt. Der Tee mit seiner Kombination an tonisierenden Bitterstoffen und krampflösenden ätherischen Ölen kann helfen, wenn

Frauen aufgrund einer Schwäche der Beckenbodenmuskulatur zu Menstruationsschmerzen neigen, die bis in die Kreuzgegend ausstrahlen. Den jungen Trieben im Frühjahr kann man dagegen eine verdauungsanregende Wirkung zusprechen.

Verwendung in der Küche

Die jungen Blättchen waren ein traditioneller Bestandteil der klassischen Neunkräuter-Gründonnerstagsuppe. Im Frühjahr zart bitter und schwach aromatisch, sind sie optimal geeignet, mit anderen Wildkräutern gemischt, zu Suppen oder Wildgemüsegerichten verarbeitet zu werden. Auch Kräutersalz mit Schafgarbe ist eine gute Suppenwürze. Später werden die Blätter allerdings so bitter, dass sie zum Verkochen nicht mehr geeignet sind.

Ruderal- und Hausgartenpflanzen

Ruderalstandorte (lat. *ruderis*, Schutt), dieser Begriff umfasst eine Vielzahl von ganz unterschiedlichen Pflanzenstandorten, die durch menschliches Zutun entstanden sind: Müllhalden, Wegränder, Pflasterritzen, Erdhaufen, Hinterhöfe und Misthaufen. Die Pflanzen, die sich dort ansiedeln, sind die klassischen „Unkräuter", wie man noch bis vor kurzer Zeit sagen durfte. Heute sind sie eben Ruderalpflanzen, aber trotzdem sehr gefährdet, dem „Sauberkeitswahn" der Dorf-und Stadtbewohner und der Gartenbesitzer zum Opfer zu fallen. Früher wuchsen solche Pflanzen vor allem auf den durch „natürlichen" Stickstoffeintrag überdüngten Dorfwildflächen wie Gänsefluren rund um den Dorfbach oder den „Pissfluren" rund um die Wirtshäuser. Die typischen Pflanzen dort waren Gänsefußgewächse wie der Gute Heinrich (*Chenopodium bonus-henricus*) oder die Melden (*Atriplex sp.*), die eine willkommene Auffrischung für die karge Frühjahrskost waren. Heute sind sie zu Delikatessgemüse hochstilisiert worden und werden angebaut. In „Heilsames und aromatisches Grün – Band II" kann man Näheres über sie unter „Vergessenes Gemüse" nachlesen.

Brennnessel

Urtica dioica, Brennnesselgewächse

„*Was brennt ums ganze Haus und's Haus verbrennt doch nicht?*" Welche Pflanze kann da nur gemeint sein, die dieser alte Rätselspruch sehr exakt beschreibt? Die Brennnessel ist eine anthropochore Pflanze, eine Pflanze, die „mit dem Menschen tanzt" (griechisch *anthropos* = Mensch, *choreia* = Tanz). Das heißt, sie folgt dem Menschen überall hin, als wolle sie von ihm gehegt und geliebt werden. Sie wächst am liebsten auf stickstoffreichen Böden rund ums Haus und in „unaufgeräumten Gartenecken" oder in der Nähe des Komposthaufens. Man kann sie aber auch auf Mülldeponien, Schuttplätzen, am Waldesrand und in der Au finden. Für die meisten Menschen ist sie noch immer das „Unkraut" schlechthin, vielleicht weil jeder Angst davor hat, sich „in die Nesseln zu setzen". Über den Begriff „Unkraut" zu räsonieren, ist fast schon Philosophie, aber es ist zu hoffen, dass die Menschen sich eines Besseren belehren lassen und die Brennnessel wieder „mit dem Menschen tanzen" kann.

Brennnessel-Botanik

Den Namen Brennnessel hat sie zurecht, und dies drückt sich auch in ihrem botanischen Namen *Urtica* aus, was lateinisch von *urens*, brennend, abgeleitet ist. Am häufigsten findet man *Urtica dioica*, die große Brennnessel. Den Artnamen *dioica* hat sie, weil die Pflanzen zweihäusig sind, das heißt, es gibt männliche und weibliche Brennnesseln. Eine nähere botanische Beschreibung dürfte wohl nicht nötig sein, die Brennnessel kennt jeder. Weniger bekannt ist, dass es auch eine niedrige, höchstens 20 cm hohe Art gibt, die *Urtica urens*, sozusagen die brennende Brennnessel. Dies ist übrigens die Art, die in der Homöopathie verwendet wird, und zwar gegen typische Symptome: Beide Brennnesselarten sind überzogen von kleinen, glasartigen, spröden Brennhaaren, die bei der zartesten Berührung abbrechen und, Injektionsnadeln gleich, giftige Eiweißstoffe, die Schlangen- und Bienengiften ähneln, sowie Histamine und Ameisensäure in die Haut spritzen. Die Folgen kennt auch jeder: Die Haut wird rot und heiß, bekommt kleine Quaddeln und Bläschen und es beginnt zu brennen und zu jucken. „Urticaria" nennt man solche Nesselausschläge, die auch im Rahmen von Allergien auftreten können, und dagegen kann möglicherweise das homöopathische Mittel „Urtica" helfen.

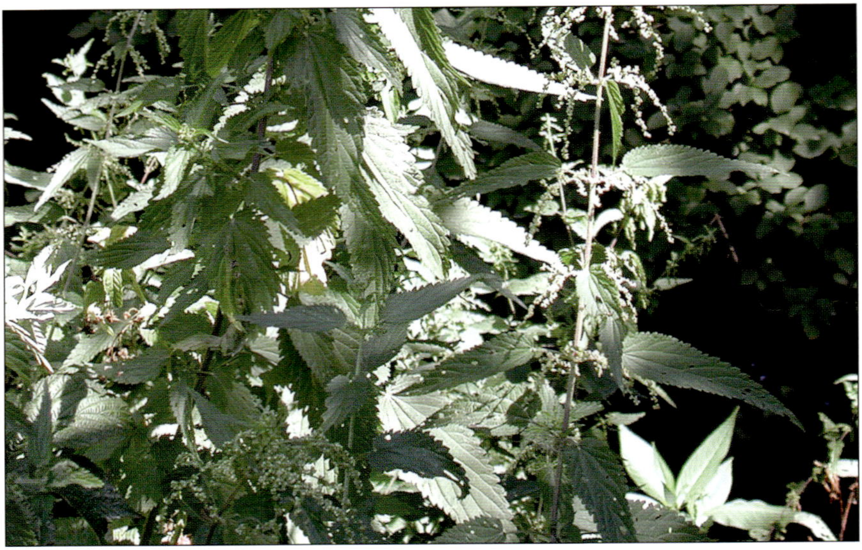

Was wäre ein Garten ohne Brennnessel?

Brennnessel-Geschichte

Die verschiedenen Heilwirkungen der Brennnessel werden schon lange gerühmt. Hippokrates empfahl sie zur „Säftereinigung“, Ovid sprach ihr eine aphrodisierende Wirkung zu und Plinius schätzte sie auch, obwohl er meinte, dass sie *„die am meisten verhasste Pflanze“* sei. Hildegard von Bingen war der Meinung, dass gekochte Brennnessel im Frühjahr *„den Magen reinigt und den Schleim aus ihm wegnimmt“*. In der Volksheilkunde hat die Brennnessel immer einen wichtigen Stellenwert eingenommen. Nicht nur, dass sie gegen Blitz schützen soll, sie sei auch stuhlgangfördernd, *„bringt verhockte Stoffe zum Abgang“*, wirkt blutreinigend und gegen alle Erkrankungen der Harnwege, außerdem immunstärkend, blutstillend und gegen Bleichsucht. Fast ein Universalmittel! Es ist daher nicht verwunderlich, dass Pfarrer Künzle meinte: *„Hätte die Brennnessel keine Stacheln, wäre sie schon längst ausgerottet, so vielseitig sind ihre Tugenden.“*

Marspflanze Brennnessel

In früheren Zeiten versuchte man die Heilwirkung einer Pflanze aus ihrer Erscheinung, ihrem Wuchs zu deuten. Eine Pflanze, die so brennende und beißende Blätter hat, die so zäh ist und sich überall durchsetzen kann, eine Pflanze, die so vital ist, wurde symbolgemäß dem Planetenprinzip Mars zugeordnet. Dem Kriegsgott entspricht auch das Eisen, und das findet man tatsächlich in der Brennnessel überreich. Die dem Mars entsprechende Farbe ist Rot, und demzufolge ist die Brennnessel eine Pflanze, die das Blut bilden und reinigen kann. Man mag in naturwissenschaftlich denkenden Zeiten über solches Analogiedenken lächeln, bestätigen kann man es allzumal. Noch etwas konnte neuerdings auch wissenschaftlich untermauert werden: das Marsprinzip ist die Verkörperung der männlichen Sexualität, und siehe da, die Brennnessel ist tatsächlich eine Pflanze, die den Männern hilft, wenn sie „ihre Ausstrahlung verlieren". In der Wurzel kommen hormonähnliche Wirkstoffe vor, die sich vorbeugend und, wenn schon vorhanden, bei der Prostatahypertrophie und den daraus resultierenden Problemen beim Harnlassen positiv auswirken.

Wenn man die Wurzeln selber ernten will, ist der beste Zeitpunkt dafür der Spätsommer. Man kann die Wurzeln trocknen und Tee daraus machen, eine Tinktur ansetzen oder auf fertige Präparate aus der Apotheke zurückgreifen.

Wie nutzt man nun all die vielen Heilwirkungen der Brennnessel?

In den meisten Kräuterbüchern findet man den Hinweis, die zarte Frühlingsbrennnessel sei am heilkräftigsten und daher den Rat, diese für den Tee zu ernten und zu trocknen. Das stimmt leider nicht. Im Frühjahr sollte man die Brennnessel frisch anwenden, entweder als Frischsaft oder noch g'schmackiger, um sie zu verkochen. Wenn die Frühjahrsmüdigkeit die Aktivitäten bremst und die Wangen der Menschen noch winterbleich sind, hilft der hohe Eisengehalt der Brennnessel. Da dieses Eisen in Kombination mit vielen anderen Mineralstoffen wie Kalium, Kalzium, Kieselsäure, vor allem aber auch Magnesium in der Brennnessel vorkommt, hat es eine hohe Bioverfügbarkeit, das heißt, das Eisen kann vom Körper schnell und gut verwertet werden. So viel Gesundheit in delikater Form wie Brennnesselsuppen oder anderen Gerichten, das sollte man sich nicht entgehen lassen.

Auch aus der Sicht der TCM ist es empfehlenswert, im Frühjahr Brennnessel zu essen. Der Frühling entspricht der Wandlungsphase Holz, der entspricht die Farbe Grün und das Meridianpaar Leber und Galle. Die Brennnessel hilft mit ihrem Grün, die Leber in einen guten Energiezustand zu bringen und siehe da, in der Brennnessel findet sich ein Enzym namens Sekretin, das eine anregende Wirkung auf Leber, Galle und Bauchspeicheldrüse hat.

Brennnessel gegen Rheuma und Polyarthritis

Neuerdings hat man festgestellt, dass die Wirkstoffe der Brennnessel auch bei schwersten Formen von Rheuma wie der Polyarthritis, einer Autoimmunerkrankung, helfen, indem sie die Bildung von Zytokinen, das sind Stoffe, die bei Entzündungsprozessen entstehen, bremsen. Dazu braucht man allerdings höhere Dosen und es wäre in diesem Fall empfehlenswert, auf fertige Präparate zurückzugreifen.

Wenn man mit Brennnesseltee gegen Rheuma angehen will, muss man ihn kurmäßig trinken. Das bedeutet, drei Wochen lang täglich einige Tassen Tee. Längere Kuren sollte man, auch wenn empfohlen, bleiben lassen, denn der etwas eigene Geschmack des Tees führt dazu, dass man ihn nach so langer Anwendung nicht einmal mehr riechen kann. Unterstützen kann man eine Kur gegen rheumatische Beschwerden durch äußerliche Anwendung von Brennnessel in Form einer Tinktur, die man sehr leicht selber herstellen kann.

Brennnesseltinktur: Frische Blätter zerkleinern und in ein Glas mit Schraubverschluss füllen. Mit 40% Alkohol übergießen und 2-3 Wochen ziehen lassen. Abseihen und in dunkle Fläschchen füllen.

Haarwuchsfördernde Brennnessel

Die Brennnessel hatte seit jeher auch den Ruf, haarwuchsfördernd zu sein. Pfarrer Kneipp hat sie dafür sehr gelobt und empfohlen, einen Absud aus den Wurzeln zu machen und damit die Haare zu waschen. Da Glatzenbildung vor allem bei Männern als hormonelles Problem gedeutet wird, könnte so eine Behandlung vielleicht hilfreich sein.

Tinktur aus den Wurzeln: Gesäuberte und zerkleinerte Brennnesselwurzel mit 40% Alkohol ansetzen, 3 Wochen in einem dunklen Raum ausziehen lassen. 1:1 mit destilliertem Wasser verdünnt, kann man sie dann als Haarwasser für „Männer mit hoher Stirn“ verwenden.

Brennnesselsamen

Auch die Samen (eigentlich sind sie Früchte) der Brennnessel sind heilkräftig. Sie enthalten sehr viel Tokopherol, also Vitamin E, und viele Phytohormone. Die älteste Beschreibung über die Wirkung der Brennnesselsamen findet sich bei Dioskorides, der meinte, dass *„Nesselsamen in Wein getrunken Begierde auf Unkeuschheit machen“*. Deshalb war es im Mittelalter Mönchen verboten, Nesselsamen zu essen. Heutzutage werden sie als Geriatrikum, also ein Mittel gegen Altersprobleme,

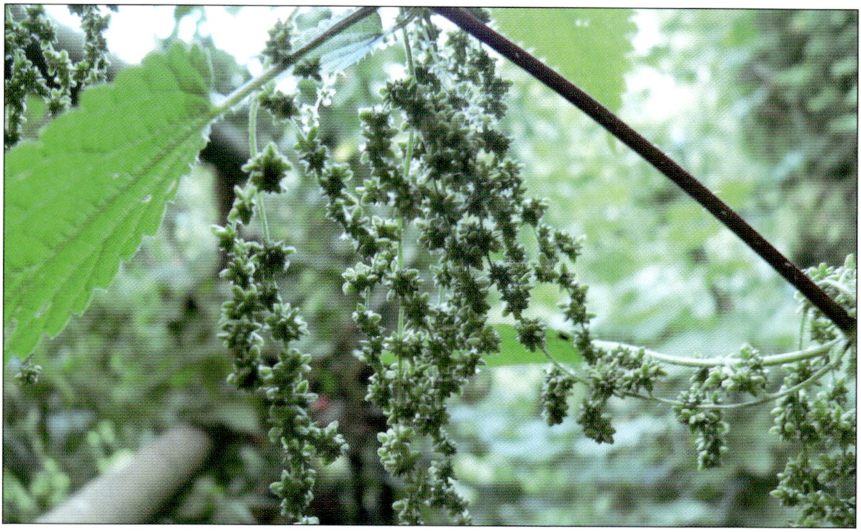

Einfach trocknen und dann in Gläsern aufbewahren, die Brennnesselsamen lieferen das ganze Jahr Vitamin E

hochgelobt. Man kann die Samen ganz einfach in Suppen streuen, aber natürlich gibt es auch standardisierte Präparate.

Brennnessel für Gärtner

Die Brennnessel, dein Freund und Helfer, muss man sagen, und sie ist auch dem Gärtner ein großer Helfer und den anderen Pflanzen ein guter Freund. Die Brennnessel ist ein Stickstoffzeiger, das heißt, dort, wo sie wächst, sind die Böden oft überdüngt. Sie ist aber selber auch reich an Stickstoff und in Kombination mit den vielen Mineralstoffen, die in ihren Blättern enthalten sind, ist sie in Form der Brennnesseljauche ein hervorragender Dünger für Pflanzen. Die Jauche ist einfach herzustellen. Ein großer Behälter aus Holz oder auch aus Plastik wird mit frischen Brennnesseltrieben gefüllt. Darüber gießt man optimalerweise Regenwasser (normales darf es auch sein), und je nach Wetter ist die Jauche nach ein bis zwei Wochen fertig vergoren. Es ist empfehlenswert, einige Hand voll Urgesteinsmehl unterzumischen, da dies den typischen Jauchengestank in Grenzen halten kann. Zum Düngen muss die Jauche verdünnt werden: für Starkzehrer wie Tomaten oder Kraut 1:10, für alle anderen Pflanzen 1:20. Manche Gärtner berichten, dass brennnesselgedüngte Pflanzen den Insekten nicht mehr so schmecken.

Falls doch, kann man einen Kaltwasserauszug machen – Brennnesseln mit Wasser übergießen und 24 Stunden ausziehen lassen, dann absieben und damit spritzen. Hilft – hoffentlich – gegen Blattläuse und andere Sauger. Beißend nennt man die Jauche, wenn sie drei bis vier Tage alt ist. In diesem Zustand ist sie wirkungsvoller als Schädlingsabwehr und gleichzeitig ein Blattdünger.

Letztlich braucht auch der Kompost zum Reifen die Brennnessel, denn „sie durchstrahlt den Kompost wie das Eisen das Blut", sagte Rudolf Steiner. Er entwickelte ein Kompostpräparat mit verschiedenen Kräutern. Es reicht aber, wenn man Brennnesselblätter zwischen die einzelnen Schichten des Kompostes gibt oder nach Fertigstellung den Haufen mit Brennnesseljauche gießt.

Die Brennnessel – ein Unkraut?

Wenn man weiß, wie mannigfaltig hilfreich die Brennnessel sein kann, wird man sie nicht mehr als „Unkraut" betrachten und im Garten ein Brennnesseleck anlegen, um ausreichend Brennnesseln ernten zu können. Vergessen Sie aber nie, vorher nachzuschauen, ob auf den Blättern nicht kleine schwarze Raupen sitzen. Dann verzichten Sie lieber auf Ihre Ernte, und als Dank werden Schmetterlinge wie der Admiral oder das Tagpfauenauge durch ihren Garten schweben.

Brennnesselsuppe

4 Handvoll Brennnesseltriebe in etwa ½ l Gemüsebrühe ca. 10 Minuten köcheln lassen und abseihen. Den Kochsud aufheben und die Brennnesseln pürieren. Kleingehackte Zwiebel in Butter andünsten, Mehl dazu und mit Milch löschen. Kochsud und pürierte Brennnessel darunter rühren. Salzen, pfeffern, mit zerdrücktem Knoblauch und einem Hauch Muskat würzen. Die Suppe vom Herd nehmen, einen Eidotter unterrühren. Beim Servieren entweder einen Esslöffel Rahm auf die Suppe geben oder mit Parmesan überstreuen. Geröstetes Knoblauchbrot passt gut dazu.

Brennnesselspinat

Wie im vorhergegangenen Rezept einige Handvoll Triebe in Suppe oder Salzwasser köcheln lassen, abseihen, pürieren. Aus Butter und Mehl eine lichte Einbrenn machen, mit Milch aufgießen, Brennnesseln und fein gehackten Knoblauch hinzufügen.

Ostereier gesund verwerten

Sollten Ostereier übrig geblieben sein, kann man sie – besonders gesund – nicht nur in Kombination mit Brennnesseln, sondern mit allen jetzt sprießenden Wildkräutern verwerten. Dann braucht man auch keine Bedenken haben, dass zu viele Eier den Cholesterinspiegel heben könnten, da die Ballaststoffe in den Wildkräutern das „böse" LDL auf natürlichem Weg über den Darm zur Ausscheidung bringen.

Brennnesselauflauf

Dick eingekochten Brennnesselspinat in eine Auflaufform geben, hart gekochte Eier in Scheiben geschnitten darauf legen, mit geriebenem Käse bestreuen und im Rohr überbacken.

Überbackene Eier

Eier schälen, halbieren, Eihälften abflachen, damit sie gerade stehen. Dotter herausdrücken. Gehackte Zwiebeln andünsten, Creme fraiche dazu geben und dick einkochen, auskühlen lassen. Zerdrückte Dotter unterrühren, salzen und pfeffern. Eihälften damit füllen, mit Käse bestreuen und im Rohr überbacken. Schmeckt hervorragend zu Brennnesselspinat.

Brennnesselquiche

¼ kg Topfen, ¼ kg Butter, ¼ kg glattes Mehl. Die kalte Butter in das Mehl schneiden und rasch abbröseln. Topfen und Salz dazugeben, Teig zusammenkneten und rasten lassen. Brennnesselblätter in heißer Butter zusammenfallen lassen, mit Knoblauch, Salz und Pfeffer würzen. Speckwürfel anbraten. Den Teig 3 cm dick auswalken und in eine runde Form geben. Darauf kommen die angedünsteten Brennnesseln, die Speckwürfel und als Überguss ¼ Sauerrahm, 2 Eier und geriebener Käse (Parmesan oder Gouda). Bei 200° C ca. 35 Minuten backen.

Vogelmiere

Stellaria media, Nelkengewächse

Wer kennt sie nicht, die Vogelmiere! Sie überwuchert Gartenbeete, brachliegende Äcker und wuchert auch in die Wiese und ins Gebüsch hinein. Dass die Vogelmiere ein Nelkengewächs ist, sieht man erst bei näherer Betrachtung des Blütenaufbaus und des Sprosses mit den gabeligen Verzweigungen. Die Vogelmiere sieht zwar zart und gebrechlich aus, doch besitzt sie eine unverwüstliche Lebenskraft. Sie wächst unentwegt und wo ihre Stängelknoten den Boden berühren, bildet sie neue Wurzeln. Ihre Vitalität zeigt sie auch in einer großen Resistenz gegenüber Herbiziden.

Vogelmiere für Vögel

Seit Hühner auf dem Hühnerhof spazieren, wird Vogelmiere an sie verfüttert,

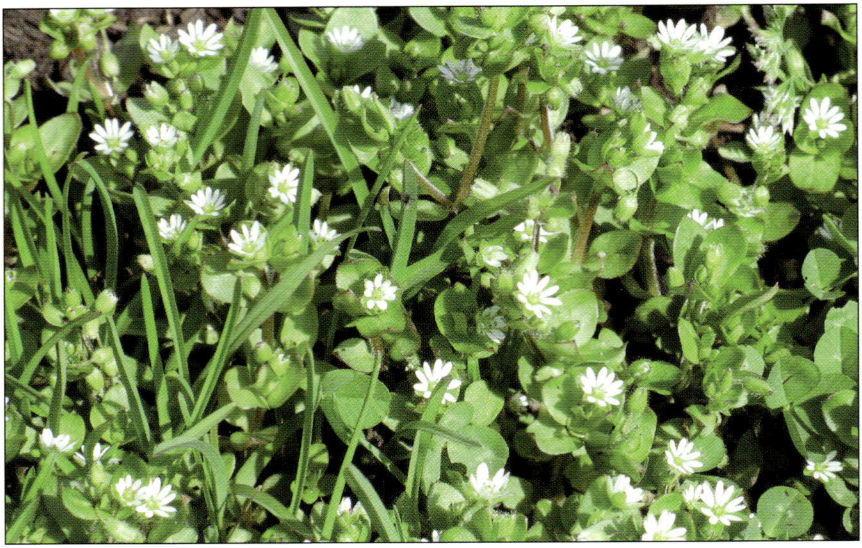

Schmackhaft und gesund – ein Unkraut?

wenn sie nicht ohnehin auf den dort durch den Hühnerkot überdüngten Böden von selber wächst. Als vitaminreiche Frischkost wären die Hühner auch heute noch für Vogelmiere als Futter sehr dankbar. Vor allem aber sollten Besitzer von Kanarienvogel und Co. darauf achten, das ganze Jahr über Vogelmiere im Garten wachsen zu lassen, um sie den geliebten Sängern frisch verfüttern zu können. Hühnerdarm heißt die Vogelmiere aber nicht deshalb, weil die Hühner sie so gerne fressen. Beim Zerreißen der Stängel kann man lange Fäden hervorziehen, die ein bisschen an einen Darm erinnern.

Heilwirkung

Die Vogelmiere ist unter den Wildkräutern Spitzenreiter, was Mineralstoffe betrifft. 150 g Vogelmiere liefern den gesamten Tagesbedarf an Eisen, Kalium, Kalzium und Magnesium. Außerdem ist sie auch sehr reich an Vitamin C und Provitamin A. Außerdem enthält die Vogelmiere Saponine. Diese wirken im Körper schleimlösend, harntreibend, verdauungsfördernd und erhöhen die Resorption anderer Wirkstoffe. Sebastian Kneipp schrieb: *„Man kann den Hühnerdarm recht passend ein Lungenkraut … nennen, weil er auflösend und schleimlösend wirkt … sowie bei Nierenverschleimung gute Dienste leistet. Auch äußerlich ist der*

Hühnerdarm sehr wirksam bei Ausschlägen". Vor allem im Frühjahr sollte man Vogelmiere essen, denn das hilft, Atemwege, Nieren und Haut nach dem Winter „durchzuputzen". In England wird Vogelmiere mit warmer Milch übergossen, einige Stunden ziehen lassen. Damit wird am Abend das Gesicht gereinigt.

Verwendung in der Küche

Fein gehackte Vogelmiere hat einen zart nussigen Geschmack. Am besten schmeckt sie frisch zu grünem Salat gemischt, sie kann aber zu jedem Salat gegeben werden. Auch zu Saucen, Aufstrichen und Eiergerichten passt sie wunderbar. Man kann sie in Kräutersuppen auch mitkochen lassen, dann verliert sie aber ihren besonderen Geschmack.

Die Kreuzblütengewächse

Eine Pflanzenfamilie mit besonders vielen würzig oder scharf schmeckenden Vertretern ist die der Kreuzblütengewächse (*Crassicaceae*, früher *Cruciferae*). In den USA gibt es seit über 20 Jahren keine einzige Broschüre zur Krebsprävention der Gesundheitsbehörden, in der nicht ausdrücklich empfohlen wird, die Kreuzblütler reichlich in den Speiseplan einzubauen, weil sie das Risiko bestimmter Krebsarten wahrscheinlich verringern können. Auch bei uns findet man zunehmend ähnliche Ratschläge. Gemeint sind dabei an sich die als Gemüse verwendeten Kreuzblütler, nämlich die Kohlgewächse, also Kraut, Grünkohl, Brokkoli, Rettich und Co. Da kann man dann von den „wilden" Vertretern dieser Gruppe erwarten, dass sie diese präventive Wirkung im selben Ausmaß vermitteln können.

Die Kreuzblütler sind eine über die ganze Erde verbreitete Pflanzenfamilie mit über 2000 Arten. Vertreter findet man sowohl im lebenshemmenden Salz des Meeresstrandes wie auch im Geröll des Hochgebirges, in den trockenen Steppen und Savannen und ebenso als Ruderalpflanzen, als Beikräuter in Hackfruchtkulturen. Aber auch Quellen und Bachufer, schattiges Gebüsch besiedeln Kreuzblütler wie Brunnenkresse, und in unseren Gärten finden sich Knoblauchsrauke und Hirtentäschel, wenn man sie nur lässt und nicht als

„Unkräuter“ abqualifiziert, sondern als Würzpflanzen, die ohne Strapazen kultiviert werden können, betrachtet.

Fast alle Kreuzblütler enthalten Vitamine wie A, B1, B2, B3 und Folsäure – gemeinsam mit dem Chlorophyll ist das günstig für die Blutbildung. Dazu sind sie alle extrem reich an Mineralstoffen und Spurenelementen, daher besonders gut zur Revitalisierung von erschöpften Menschen und natürlich allgemein gegen die Frühjahrsmüdigkeit geeignet. Von großer Bedeutung sind aber vor allem die schwefelhaltigen Senfölverbindungen in den Kreuzblütlern, die den unterschiedlich scharfen Geschmack ausmachen. Diesen Wirkstoffen wird eine antibiotische (keimtötende) und eine immunstärkende Wirkung zugesprochen, ebenso eine cholesterinregulierende und antioxidative, somit krebsvorbeugende Wirkung. Grund genug, diese gesunden „Unkräuter“ suchen zu gehen.

Brunnenkresse

Nasturtium officinale

Allzu häufig findet man diese Pflanze leider nicht mehr, und wenn man sie findet, muss man sehr vorsichtig den Standort begutachten. Die Brunnenkresse wird nämlich zur Bestimmung der Wassergüte verwendet, weil sie die Eigenschaft hat, Schwermetalle besonders zu speichern, so dass man durch eine Untersuchung der Pflanze eine solche Belastung der Gewässer feststellen kann, was aber anraten lässt, sie nicht zum Verzehr zu empfehlen. Man sollte also Brunnenkresse an Bächen und Flüssen, in deren Umfeld sich industrielle Anlagen befinden, nicht ernten. Die Brunnenkresse hat lange, nieder liegende Triebe, die dichte Rosetten bilden können. Die dunkelgrünen, fleischigen Blätter sind wechselständig angeordnet, gefiedert und von scharfem Geschmack. Unten sind sie zwei- bis dreizählig, oben fünf- bis neunzählig ausgebildet. Die weißen Blüten sind doldentraubig angeordnet und mit gelben Staubblättern ausgestattet. Bei dem bitteren Schaumkraut, das auch an ähnlichen Standorten vorkommt und mit der Brunnenkresse leicht verwechselt werden könnte, sind die Staubblätter violett. Auch hier ist die Verwechslung nicht tragisch, beide Pflanzen können verwendet werden.

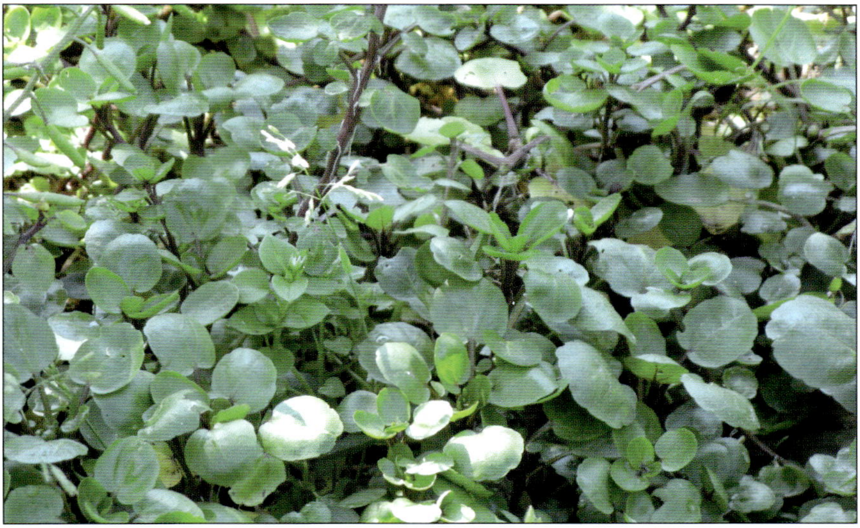

Im Garten kultiviert ist die Brunnenkresse nur sehr kurzlebig

Heilwirkung

Die Brunnenkresse ist von allen Frühlingskräutern am besten als „blutreinigende" Heilpflanze bekannt. Das heißt, sie hat eine besonders starke stoffwechselanregende Wirkung. Wie bei Kreuzblütlern nicht anders zu erwarten, ist diese Heilwirkung auf die Senfölglykoside zurückzuführen, die auch den zart scharfen Geschmack des Krautes ausmachen. Frühjahrskuren mit Brunnenkresse kann man daher Menschen mit rheumatischen Problemen und Gicht empfehlen, und da sie auch leber-, gallenflüssigkeits- und darmanregend wirkt, überhaupt allen Menschen.

Verwendung in der Küche

Den wunderbaren Geschmack der Brunnenkresse sollte man vor allem roh als Zutat zu Salaten, Saucen oder in Aufstrichen nützen. Auch zu Eiergerichten passt er hervorragend. Gesammelt werden sollten die Blätter aber nur bis Mai, da sie später brennend scharf werden.

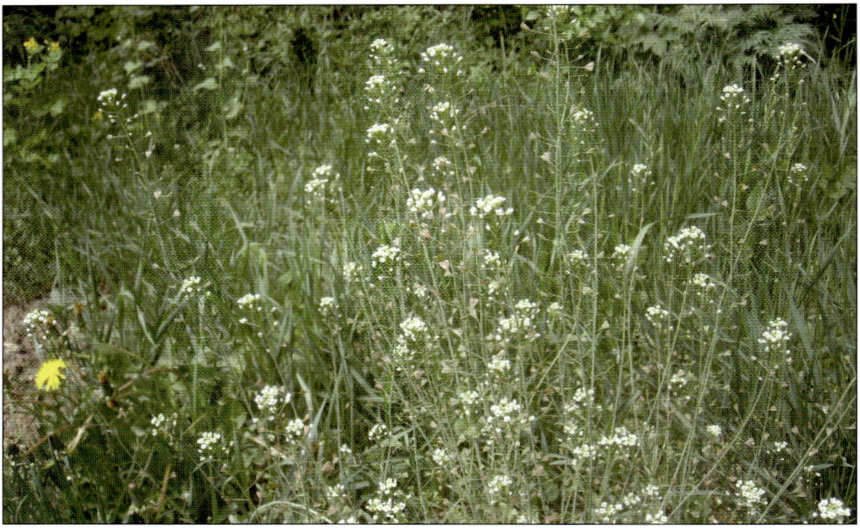

Das Hirtentäschel wächst eigentlich überall

Hirtentäschel

Capsella bursa-pastoris

Die verkehrt-herzförmigen Samenschoten, die angeblich den früher verwendeten Taschen der Hirten ähneln, dürften der Pflanze den Namen gegeben haben. Die zahlreichen Grundblätter sind rosettig angeordnet, die Stängelblätter sind wechselständig sitzend, stängelumfassend und ungeteilt bis fiederteilig. Die obersten Stängelblätter sind schmal länglich und ganzrandig. Die Blätter sind geruchlos. Hirtentäschel wächst als Ruderalpflanze auf jedem Boden, bevorzugt allerdings nährstoffreichen Grund.

Heilwirkung

Um die Wirkung des Hirtentäschelkrautes ist in der Medizin sehr viel gestritten worden. In der Volksheilkunde wurde ihm immer eine blutstillende Wirkung zugesprochen und es wurde bei Nachgeburtsblutungen eingesetzt. Die moderne

Pharmakognosie spricht der Pflanze diese Wirkung ab und empfiehlt sie höchstens zur unterstützenden Behandlung bei übermäßigen Monatsblutungen. jedenfalls kann Hirtentäschel zur „blutreinigenden" Frühjahrskur empfohlen werden, da es auch stoffwechselanregend wirkt.

Verwendung in der Küche

Die Blätter werden vor der Blüte gesammelt und eignen sich wegen des herb-bitteren Geschmackes, eher sparsam angewendet, zum Dazumischen für Frühjahrskräutersuppen.

Knoblauchsrauke

Alliaria petiolata

Die weichen Blätter der Knoblauchsrauke ähneln denen der Brennnessel, sie besitzen aber keine Brennhaare. Der botanische Name *Alliaria* stellt dagegen sofort die Verbindung zum Knoblauch, *Allium sativum*, her, denn wenn man die Blätter zerreibt, fällt einem sofort der an Knoblauch erinnernde Duft auf. Die unteren Blätter der Blattrosette sind nierenförmig und gekerbt, sie wandeln sich dann bei der ca. 80cm hoch wachsenden Pflanze ständig zu eher herzförmigen und dann immer kleiner werdenden Blättern, die aber alle grob gezähnt sind. Die Knoblauchsrauke findet man auf stickstoffhaltigen Böden, in feuchten Wäldern, aber auch auf Schuttplätzen und in lockerem Gartenboden.

Heilwirkung

Die Knoblauchsrauke riecht zwar ähnlich wie Knoblauch, enthält aber kein Allicin. Dennoch kann man der Pflanze auf Grund der Senföle eine stoffwechselanregende Wirkung und vermutlich auch eine positive Wirkung auf den Cholesterinspiegel und auf die Darmflora zusprechen. Auf jeden Fall kann man sie zu entschlackenden Frühjahrskuren empfehlen.

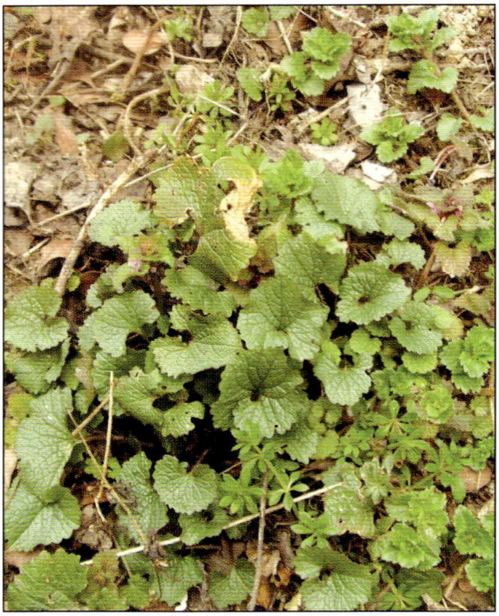 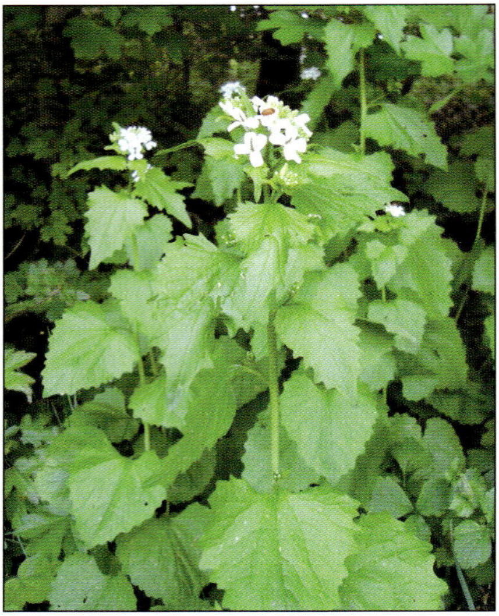

Die jungen Blätter sind rundlich, bis zur Blüte hin werden sie dann spitz

Verwendung in der Küche

Im Mittelalter wurde die Knoblauchsrauke vor allem von der armen Bevölkerung zum Würzen genutzt. „Jack-in-the-hedge" nannte man sie in England, und John Evelyn schrieb 1699 in einem Kochbuch, dass *„besonders von Leuten auf dem Land, wo sie wild unter Bänken und Hecken wachse, die jungen Blätter als Salat gegessen werden"*. Noch heute werden die Blätter in England gerne für Sandwichfüllungen verwendet. Die Blätter der Knoblauchsrauke können zu delikaten Suppen verkocht werden, allerdings verflüchtigt sich das knoblauchduftende und scharfe Aroma beim Kochen. Daher sollte man die Blätter erst kurz vor dem Ende der Garzeit noch frisch zu Wildgemüsegerichten mischen oder überhaupt frisch in Salaten und Aufstrichen verwenden.

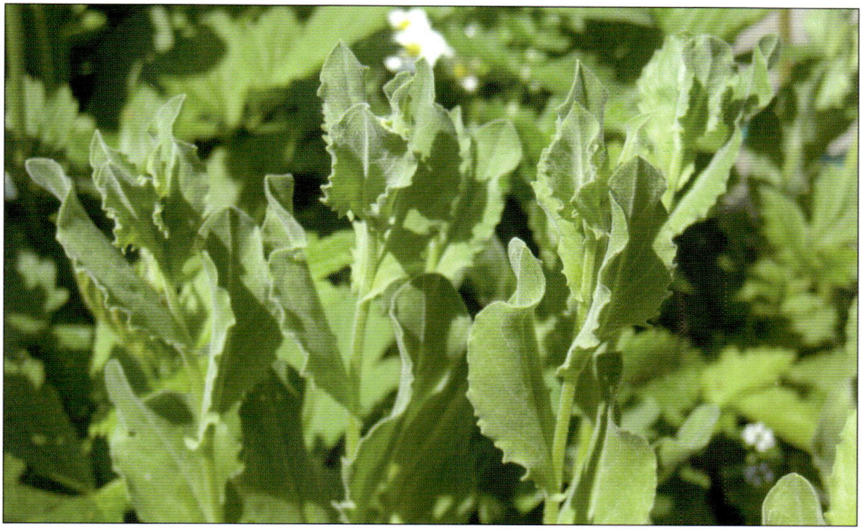

Im Garten kann die Pfeilkresse mit ihren Ausläufern in Blumenbeeten lästig werden

Pfeilkresse

Cardaria draba

Auch die Pfeilkresse ist ein exquisites Gewürzkraut. Die Blätter sind eher graugrün, stängelumfassend, pfeilförmig (daher der Name!) und riechen beim Zerreiben kohlartig. Auffällig wird die Pfeilkresse, wenn sie blüht, durch ihre duftigen, weißen, doldenartigen Blütenstände.

Heilwirkung

Als Kreuzblütler durch Senföle stoffwechsel-, verdauungs- und appetitanregend.

Verwendung in der Küche

Die Blätter soll man vor der Blütezeit ernten, weil sie sonst sehr scharf werden. Der kresseartige Geschmack passt sowohl frisch für Salate als auch verkocht in Wildkräutersuppen. Als Gewürz mit angenehm pfeffrigem Geschmack kann man übrigens auch die Samen der Pfeilkresse ernten.

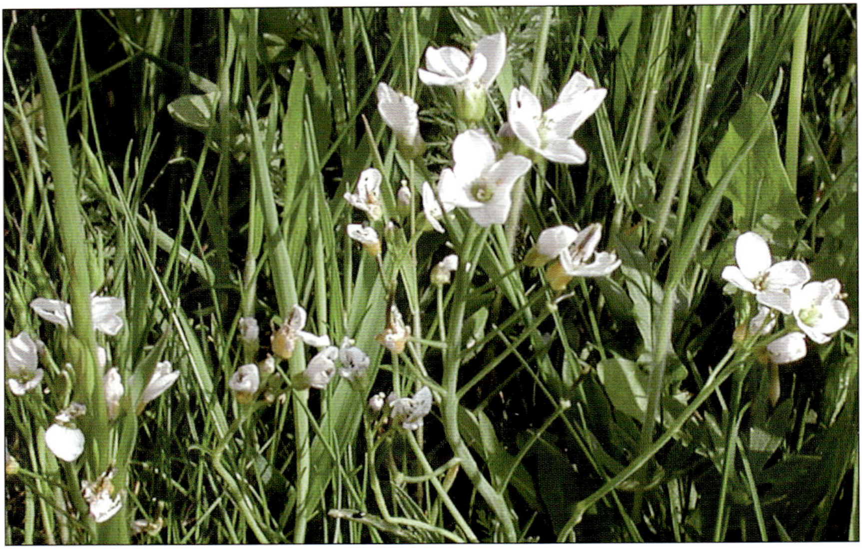

Wer das Glück hat, eine Wiese zu besitzen, sollte dort unbedingt das Wiesenschaumkraut wachsen lassen

Wiesenschaumkraut

Cardamine pratensis

Auf nicht zu trockenen Wiesen und in Auwäldern findet man das Wiesenschaumkraut. Je nach Verhältnissen wird es 20 bis 70cm hoch, hat einen aufrechten, meist unverzweigten Stängel. Die Grundblätter sind rosettig angeordnet und unpaarig gefiedert. Die Stängelblätter sind fiederschnittig, mit linealen Abschnitten. Die weißen oder zart violetten Blüten stehen auf langen Stielen. Die Larve der Schaumzikade saugt häufig an den Blättern der Pflanze und scheidet dabei einen weißen Schaum aus, was für den Namen der Pflanze verantwortlich sein könnte. Das Wiesenschaumkraut könnte man mit dem bitteren Schaumkraut (*Cardamine amara*) verwechseln, das in Bergwäldern und Quellfluren zu finden ist. Die Verwechslung wäre nicht tragisch, da beide Pflanzen als Wildkräuter verkocht werden können.

Heilwirkung

Die Anwendung des Wiesenschaumkrautes ist auf Grund der Inhaltsstoffe wie Senföle, Bitterstoffe und viel Vitamin C ähnlich wie jene der Brunnenkresse: stoffwechselanregend und damit für Frühjahrskuren optimal geeignet.

Verwendung in der Küche

Der Geschmack der Blätter ist zart scharf und leicht bitter. Man erntet die Blätter vor der Blüte und kann sie frisch zu Salaten und Aufstrichen mischen und in Wildkräutersuppen mitkochen.

Winterkresse, Barbarakraut

Barbarea vulgaris

Die zweijährige, sehr vielgestaltige Pflanze ist wildwachsend nicht mehr so häufig zu finden und leicht mit dem Ackersenf (*Sinapis arvensis*) zu verwechseln. Da die Blätter beider Arten verwendet werden können, ist es auch in diesem Fall nicht tragisch, als Hinweis – im Gegensatz zum Ackersenf sind die Blätter des Barbarakrautes glatt. Die bis 1m hohe Pflanze hat einen hohen Stängel, der sich aus einer Blattrosette entwickelt. Die Blätter sind dunkelgrün und glänzend, wechselständig angeordnet und unten leierförmig, oben fiederteilig und mit gezähntem Rand. Die gelben Blüten zeigen ebenfalls große Ähnlichkeit mit dem Senf. Wild wachsend findet man das Barbarakraut auf Wiesen, als Ackerbeikraut und, wenn man es ansiedelt, im eigenen Garten.

Barbarakraut nennt man die Pflanze angeblich deshalb, weil sie als einziges Würzkraut noch am Barbaratag, dem 4. Dezember, grün ist und ihre Grundrosette bleibt den ganzen Winter hindurch grün, weshalb sie auch Winterkresse genannt wird.

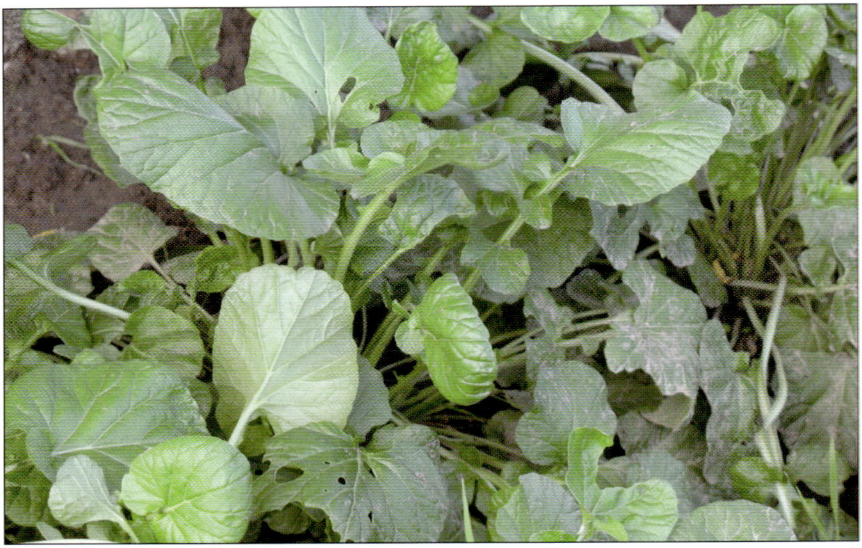

Die Winterkresse ist ein pflegeleichte Pflanze im Garten, sie sät sich von selber aus

Heilwirkung

Wie bei allen Kreuzblütlern wird dem Barbarakraut eine stoffwechselanregende, darmmobilisierende und auch leicht harntreibende Wirkung zugesprochen. Wegen des hohen Vitamin C Gehaltes kann es auch als Vitaminspender im Frühjahr dienen.

Verwendung in der Küche

Frisch und in feine Streifen geschnitten, passt das zart scharfe und leicht bittere Kraut besonders gut in Erdäpfelsalat, aber auch zu anderen Salaten und in Aufstriche. Sparsam verwendet kann man es auch zu Wildkräutersuppen mischen.

Neunkräutersuppe für Neunmannstärke, nicht nur am Gründonnerstag

Neunerlei Kräuter in der Suppe sollen neunfache Stärke bringen, traditionell wurden Bärlauch, Brennnessel, Gänseblümchen, Giersch, Knoblauchsrauke, Sauerampfer, junge Schafgarbenblätter, Scharbockskraut und Wiesenschaumkraut verwendet, die um die Osterzeit schon ausreichend zu ernten sein sollten. Die Suppe bereitet man folgendermaßen zu:

Gehackten Zwiebel kurz in Öl anschwitzen, die fein gewiegten Kräuter dazu geben und kurz andünsten. Mit Gemüsebrühe aufgießen und ca. 20 Minuten köcheln lassen. Durch Zugabe von Erdäpfelwürfeln, die man mitkochen lässt, kann man eine sämige Suppe herstellen. Anschließend mit einem Stabmixer pürieren, mit Sauerrahm und eventuell noch etwas Obers verrühren, salzen und mit einem Hauch Muskat würzen. In Suppenschalen mit ein wenig frischer, fein gehackter Gundelrebe und Blüten vom Gänseblümchen servieren.

Literaturqellen

CHEN, J. CHEN, T.: Chinese Medical Herbology and Pharamacology, Art of Medicine Press, 2001

COSTAIN, Lyndel: Energie & Gesundheit durch bioaktive Pflanzenstoffe. Die Heilkräfte unserer Nahrung, Dorling Kindersley, München 2001

FISCHER, Susanne: Blätter von Bäumen. Legenden, Mythen, Heilanwendung und Betrachtung von heimischen Bäumen. Hugendubel, München 1986

FISCHER, Susanne: Medizin der Erde. Legenden, Mythen, Heilanwendung und Betrachtung unserer Heilpflanzen. Hugendubel, München 1984

FRANKE, Wolfgang: Nutzpflanzenkunde. Nutzbare Gewächse der gemäßigten Breiten, Subtropen und Tropen, Thieme, Stuttgart 1981

GLATZEL, Hans: Die Gewürze, Herford 1968

GÖÖCK, Roland: Das Buch der Gewürze. Das umfassende Standardwerk der Gewürze, Kräuter und Würzmittel, Mosaik, München 1977

HEDRICK, U.P. (Ed.): Sturtevant's Edible Plants of the World, Dover Pub., New York 1972

HELM, Eve Marie: Feld-, Wald- und Wiesenkochbuch, Heyne, München 1983

KALBERMATTEN, Roger: Wesen und Signatur der Heilpflanzen. Die Gestalt als Schlüssel zur Heilkraft der Pflanzen. AT Verlag, Aarau 2002

KATZER, Gernot; FANSA, Jonas: Picantissimo. Das Gewürzhandbuch, Verlag Die Werkstatt, Göttingen 2007

LÄNGER, Reinhard, KUBELKA, Wolfgang: Phytokodex. Pflanzliche Arzneispezialitäten in Österreich, Verlag für Medizin und Wirtschaft, Wien 2002

LAMBERT ORTIZ, Elizabeth: Gewürze, Kräuter und Essenzen, Christian Verlag, München 1993

LELLEY, Jan: Die Heilkraft der Pilze. Gesundheit durch Mykotherapie, Econ, München 2000

MACHATSCHEK, Michael: Nahrhafte Landschaft, Böhlau, 2. unveränderte Auflage, Wien 2003

ders.: Nahrhafte Landschaft 2, Böhlau, Wien 2004

MÜNZING-RUEF, Ingeborg: Kursbuch für gesunde Ernährung. Die Küche als Apotheke der Natur, Heyne, München 2000

OBERBEIL, K., LENTZ, Ch.: Obst und Gemüse als Medizin. Die Heilkräfte in unseren Nahrungsmitteln wirksam nutzen, Südwest, München 1996

RHYNER, H., FROHN, B.: Heilpflanzen im Ayurveda, AT-Verlag, Baden und München 2006

PELIKAN, Wilhelm: Heilpflanzenkunde, 3 Bände, Philosophisch-Anthroposophischer Verlag, Dornach 1985

RIPPE, Olaf, MADEJSKY, Margret, AMANN, Max u.a.: Paracelsusmedizin. Altes Wissen in der Heilkunst von heute. Philosophie, Astrologie, Alchimie, Therapiekonzepte. AT-Verlag, Aarau 2001

STORL, Wolf-Dieter: Vom rechten Umgang mit heilenden Pflanzen. Das vergessene Wissen der weisen Frauen und Wurzelkundigen. Aurum-Verlag, Freiburg im Breisgau 1986

derselbe: Bekannte und vergessene Gemüse. Heilkunde, Ethnobotanik, Rezepte, AT-Verlag. Aarau 2002

TILL, Susanne: Die sinnliche Welt der Gewürze. Vom Abenteuer des guten Geschmackes, Kremayr&Scheriau/Orac, Wien 2004

dieselbe: Wildkräuterdelikatessen. Wildpflanzen und Pilze aus Wald und Wiese, NÖ Pressehaus, St. Pölten 2001

THÜRY, G., WALTER, J.: Condimento, Gewürzpflanzen in Koch- und Backrezepten aus der römischen Antike, Inst. für Botanik, Wien 1997

van WYK, B.-E., WINK, C., WINK, M.: Das Handbuch der Arzneipflanzen, Wiss. Verlagsgesellschaft, Stuttgart 2004

van WYK, B.-E.: Handbuch der Nahrungspflanzen, Wiss. Verlagsgesellschaft, Stuttgart 2005

WATZL, B.; LEITZMANN, C.: Bioaktive Substanzen in Lebensmitteln, Hippokrates, Stuttgart 1995

WEISS, R. F.: Lehrbuch der Phytotherapie, Hippokrates, 6.Aufl., 1985

WIEGELE, Miriam: Der Kräutergarten auf Balkon und Terrasse, Ulmer-Verlag und Österr. Agrarverlag, Stuttgart und Leopoldsdorf 2000

dieselbe: Geschichten von Blumen und Kräutern. Ein Märchenbuch für Jung und Alt. Bacopa, 3. Auflage, Schiedlberg 2008

WILLFORT, Richard: Gesundheit durch Heilkräuter. Erkennung, Wirkung und Anwendung der wichtigsten einheimischen Heilpflanzen, Trauner Verlag, Linz 1959

Bezugsquellen

Deutschland

Reinsaat-Emmelmann, www.reinsaat.com
Die beste Bezugsquelle für biologisch produzierte Samen, vor allem für altbewährte Gemüsesorten und auch Gewürzkräuter

Arche Noah, www.arche-noah.at
Dieser Verein hat sich die Erhaltung von alten Nutzpflanzen und Kultursorten zum Ziel gesetzt. Samen sind direkt über die Erhalter oder auch über die Arche Noah beziehbar

Voitsauer Wildblumensamen, www.wildblumensaatgut.at
Saatgut von Wildpflanzen für naturnahe Gärten

Hof Berg-Garten, www.hof-berggarten.de
Das Äquivalent für Wildpflanzensamen in Deutschland

Chiltern Seeds, www.chilternseeds.co.uk
Genussvoller Katalog mit englischem Humor von Pflanzen rund um den Erdball, darunter auch viele Kräuter und ausgefallene Gemüsearten

Richters, The Herb Specialist in Canada, www.Richters.com
Von einem Österreicher gegründet, mittlerweile die Firma mit dem weltweit größten Angebot von Kräuter- und Heilpflanzensamen; Versand von Samen kein Problem, von Pflanzen fast unmöglich

Rühlemannns Kräuter & Duftpflanzen, www.ruehlemanns.de
Man muss es ihm lassen: Daniel Rühlemanns Angebot von Samen und Pflanzen an Gewürzkräutern, Gewürzen, Heilpflanzen und allem möglichen Essbaren ist sicher das derzeit größte in unseren Landen

Raritätengärtnerei Treml, www.pflanzentreml.de
Xaver Treml, Urgestein aus Oberbayern, hat ebenfalls ein riesiges Angebot an Kräutern und Heilpflanzen aus aller Welt

Syringa Duft- und Würzkräuter, www.syringa-samen.de
Mit Bernd Dittrich verbindet mich die Liebe zu außergewöhnlichen Pflanzendüften wie Fisch oder Ziegenbock, darüber hinaus hat er auch angenehm

duftende Pflanzen und Kräuter, sowohl Samen als auch Pflanzen und alte Gemüsesorten

Flora Toskana, www.flora-toskana.de

Hat ein wunderbares Angebot an mediterranen und tropischen Nutzpflanzen wie Mango und Gewürzpflanzen wie Muskat

Österreich:

Gartenbau Wagner, www.gartenbauwagner.at

Unser österreichischer Kräutergärtner schlechthin mit großem Angebot an würzenden und essbaren Pflanzen und zunehmend auch Produkte wie Kräutertees oder getrocknete Gewürzkräuter

Gärtnerei Bach, www.gaertnerei-bach.at

Eine engagiertere Gärtnerin als Evi Bach muss man erst suchen, sie hat ein großes Angebot an allem, was würzt, viele Duftpelargonien und nicht nur Gemüsepflanzen, sondern in ihrem Hofladen gibt es auch die Vielfalt an Tomaten, Paprika, Chilis, Kürbissen als Gemüse zu kaufen. Kein Versand, aber einen Besuch wert

s'Paradieserl, Sabine Huber's Naturgärtnerei, Saxendorf 17, 4351 Saxen, hkh1@direkt.at

Eigentlich mehr Sammlerin als profitorientierte Gärtnerin hat Sabine Huber eine unwahrscheinliche Vielfalt an Pflanzen anzubieten, kein Versand, aber ebenfalls einen Besuch wert

Pflanzenland Praskac, www.praskac.at

Rosen, Koniferen, große Vielfalt an Ziersträuchern, Stauden und Obst sowie Wildfruchtsträucher

Baumschule Schiller, www.baumschule.at/schiller/betrieb.html

Siegfried Schiller begann schon alte Obst-, vor allem Apfelsorten, zu erhalten, als man deren Wert noch nicht erkannt hatte. Nun hat er über 150 Apfelsorten im Angebot und dazu eine burgenländische Spezialität: Uhudler- Weinsorten. Kein Versand, aber idyllische Gegend, also besuchen!

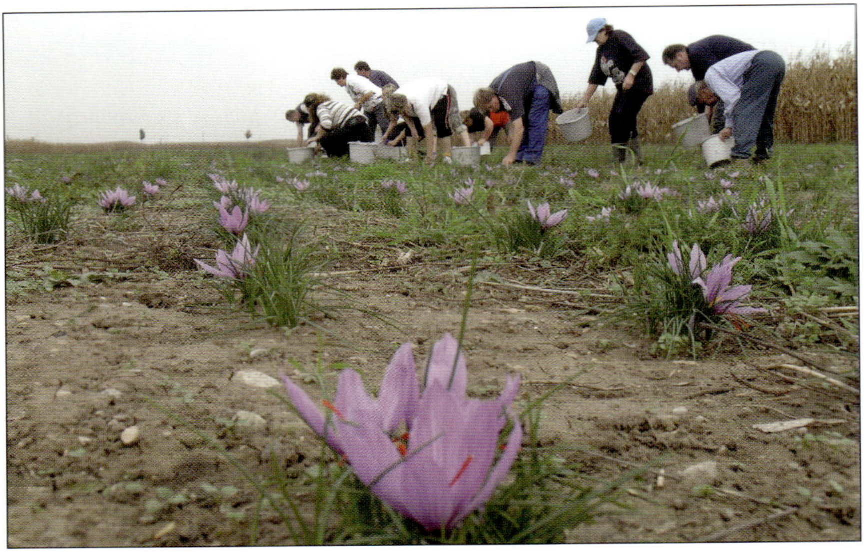

Safranernte im Burgenland (2008)

Produkte

Pannonischer Safran, www.pannonischer-safran.at

Hannes Pinterich hat das Wagnis, Safran im Burgenland anzubauen, erfolgreich gemeistert und produziert nun Safran in besonderer Qualität

Neusiedler Majoran, www.neusiedler-majoran.at

Einst war der Neusiedler Majoran so beliebt, dass er sogar nach Frankreich exportiert wurde. Hannes Pinterich hat den Majorananbau auf den salzigen Sandböden des Seewinkels wieder aufleben lassen, und der Dank ist Majoran mit besonderem Aroma

Schwarzkümmelöl, www.schwarzkuemmeloel.at

Angelika Raidl produziert im günstigen Klima der Donauauen besonders aromatisches Schwarzkümmelöl, daneben auch Mohnöl und viele Produkte aus Wildfrüchten wie Dirndl, Felsenbirne, Schlehen etc.; außerdem bietet sie auch getrocknete Gewürzkräuter an

Mopeppers Hotshop, www.mopeppers.at

Toni Moser, selber Chili-Aficionado, hat nicht nur eine informative Webseite, sondern sicher „the most hot", was es so rund um Chili gibt. Mein „favourite" ist seine Habenero-Sauce, mit der ich sogar meinen altgedienten Ehemann heiß machen kann. Außerdem gibt es auch Samen und (im Frühjahr) Pflanzen von Chilis.

Zubehör

Fa. Holzeis, www.holzeis.at

Fachversand und Fachgeschäft für Hobbybrauer, Hobbywinzer, Schnapsbrenner und Andere, als „Andere" kann man die Kräuterleute verstehen, die Geräte zum Kräutersaft machen, Dörren, Einkochen, zum Kräutergeist machen und auch zum Destillieren von ätherischen Ölen brauchen.

Ein letzter Tipp

Meine Ideen zu Gärten, in denen man alles sehen kann, was in diesen Büchern beschrieben ist, setze ich mit großer Freude in zwei Gärten der Stadt Wien um:

Schulgarten Kagran, www.wien.gv.at/umwelt/parks/schulgarten-kagran

unter „Themengärten" findet man die Spuren, die ich dort hinterlassen habe. Vor allem im „Garten der Vielfalt" sind viele Pflanzen, die in den beiden Büchern beschrieben werden, zu sehen. Der Hexengarten zeigt alle giftigen Pflanzen in Haus und Garten.

Blumengärten Hirschstetten, www.wien.gv.at/umwelt/parks/blumengaerten-hirschstetten/index.html

Auch in Hirschstetten sind Gartenkonzepte nach meinen Ideen entstanden wie der „Mexikanische Küchengarten" oder der TCM-Garten und eine Ayurveda-Pflanzen-Sammlung im Indischen Garten.

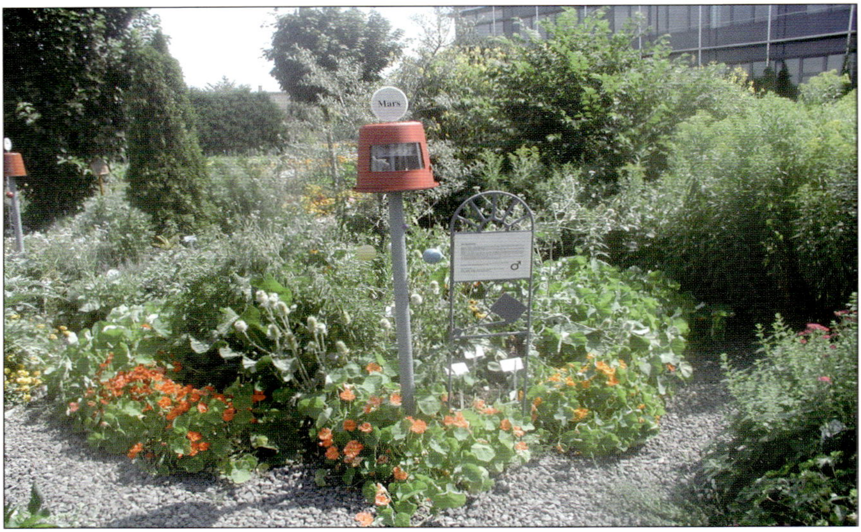

Der Signaturgarten in Kagran soll einen Eindruck vermitteln, welchem Planeten die jeweiligen Pflanzen zuzuordnen sind.

Wer an Kräuterwanderungen, Seminaren, Vorträgen und Ausbildungen der Autorin interessiert ist, kann sich unter: *www.miriamwiegele.at* über aktuelle Veranstaltungen informieren.

Informationen zum Lehrgang von Miriam Wiegele: „Heilpflanzenkunde – Traditionen und Wissenschaft" gibt es bei BACOPA.

BA
CO
PA

BACOPA BILDUNGSZENTRUM
Waidern 42, 4521 Schiedlberg/Austria
Telefon: +43 (0)7251 - 22235
Telefax: +43 (0)7251 - 22235-16
e-mail: office@bacopa.at
Web: www.bacopa.at

Danksagung

Vor allem muss ich mich bei meinem Freund und Kollegen als Naturschutzorgan im Burgenland, Sepp Weinzettl, bedanken, dessen fast unerschöpfliches Bilderarchiv maßgeblich zu diesem Buch beigetragen hat. Natürlich danke ich auch all den anderen Freunden, die mir immer wieder ihre Bilder zur Verfügung stellen, und meiner Freundin Melanie Salamon, die gleich zu fotografieren beginnt, wenn mir ein Bild noch fehlt. Ein besonderer Dank gilt Uschi Schönleitner und ihrer Künstlerhand, die professionell die Zeichnungen anfertigte, die dazu verhelfen sollen, dass in Zukunft keine tödlichen Verwechslungen von Bärlauch und Herbstzeitlose möglich sind.

Endlich einmal bedanken muss ich mich auch bei meinem Ehemann. Ich gestehe, er ist viel schneller beim Tippen. Auch wenn er von einem PC nicht viel Ahnung hat, darf er – und ich hoffe, er macht es gerne –, meine von Hand geschriebenen Manuskripte tippen (in den langen Jahren unserer Ehe hat er gelernt, meine Handschrift zu entziffern).

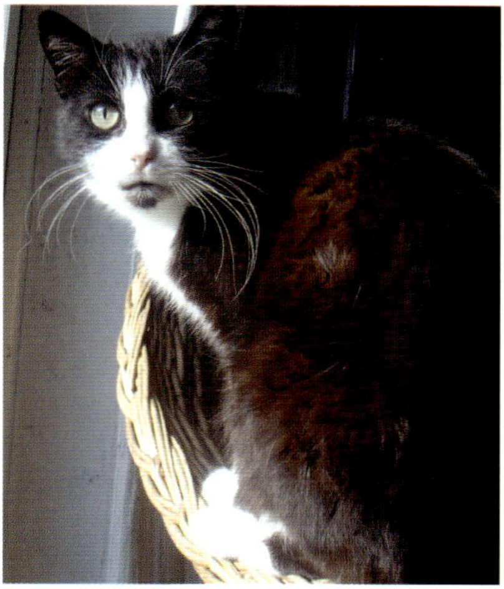

Widmen möchte ich dieses Buch aber meinem Lieblingskater, Baron Felix Osama, der mich viel Zeit gekostet hat beim Fertigschreiben dieses Buches, da ich ihm wegen seines Beckenbruchs ständig Streicheleinheiten geben musste, der aber an meiner Seite beim Tippen saß und so mein Begleiter für die letzten Seiten dieses Buches wurde. Hoffentlich wird er seinem Nachnamen Osama wieder gerecht, denn er war der Öffner aller Türen und Fenster und spätestens um 5 Uhr morgens ein verlässlicher, aber manchmal terroristisch anmutender Wecker.

Bildquellen: Rosi Cividino, Lisbeth Ebenhofer, Ernst Horak, Fritz Kummert, Reinulf Liebhart, Toni Moser, Hannes Pinterich, Angelika Raidl, Margit Reicht, Melanie Salamon, Kagran Schulgarten, Sepp Weinzettl, Miriam Wiegele;
Zeichnungen: Uschi Schönleitner

Alphabetisches Verzeichnis der Pflanzen

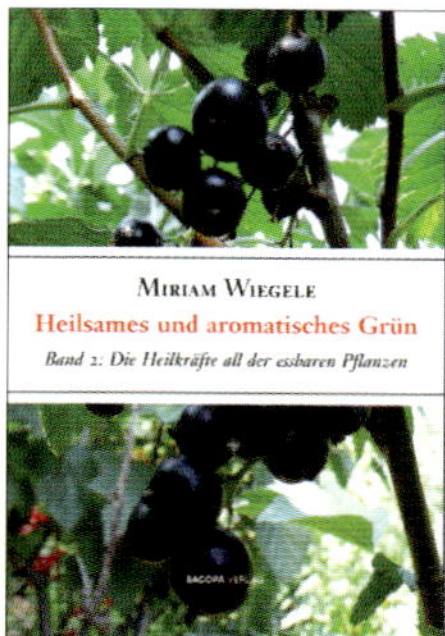

Heilsames und aromatisches Grün

Band 2

Die Heilkräfte all der essbaren Pflanzen

Bei heilendem Grün denkt man primär an Heilpflanzen, doch es gibt keine Trennlinie zwischen Gewürzkräutern, Gewürzen und Heilpflanzen.

Auch Gemüse, Obst und Beeren enthalten heilende Wirkstoffe, und der Wald liefert uns nicht nur Baumheilkräfte, sondern auch Pilzmedizin und wilde Früchte für unsere Gesundheit.

In Arbeit. Erscheint voraussichtlich 2010.
zahlr. farb. Abb., gebunden

Band 2: ISBN 978-3-901618-69-7

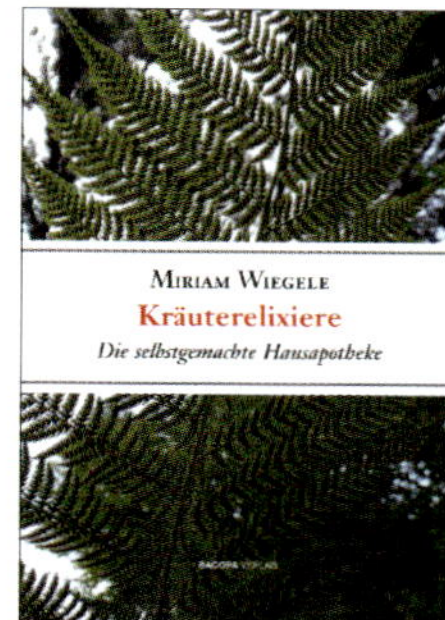

Kräuterelixiere

Die selbstgemachte Hausapotheke.

Erweiterte und total überarbeitete Neuauflage

Dieses Buch erklärt ausführlich, wie die heilenden Pflanzen dem Menschen helfen können, wie man Kräuter intuitiv begreifen lernt und welche konkreten Inhaltsstoffe sie enthalten, wie man Kräuter selber sammeln soll und wie man sie dann zu Heilmitteln verarbeiten kann. Viele der in diesem Buch besprochenen Heilpflanzen sind in Vergessenheit geraten. In einer Zeit, in der viele Krankheiten neuu entstehen oder sich mit veränderten Symptomen präsentieren, wird es wichtig, neue Heilmittel zu suchen. Die altbekannten und auch die vergessenen Heilpflanzen könnten hier zu einer therapeutischen Vielfalt verhelfen.

204 Seiten, zahlr. farb. Abb., gebunden

ISBN-13: 978-3-901618-68-0

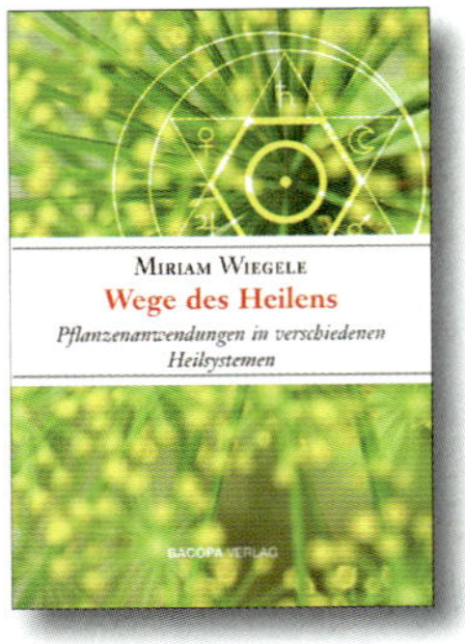

Wege des Heilens

Heilpflanzenanwendungen in verschiedenen Heilsystemen

Dieses Buch versucht die Übereinstimmungen und Unterschiede der Anwendungen von Heilpflanzen in der Traditionellen Abendländischen Medizin, dem Ayurveda und der Traditionellen Chinesischen Medizin aufzuzeigen.

Darüber hinaus wird auch die Sicht der Heilpflanzenanwendungen in der Tibetischen Medizin kurz erläutert, die Verwendung in der Gemmotherapie, der Aromatherapie, der Homöopathie, der Spagyrik und der Bachblüten-Therapie besprochen und ein Vergleich zur Anwendung in der wissenschaftlich fundierten Rationalen Phytotherapie hergestellt.

In Arbeit. Erscheint voraussichtlich 2010.

zahlr. farb. Abb. gebunden

ISBN 978-3-901618-56-7

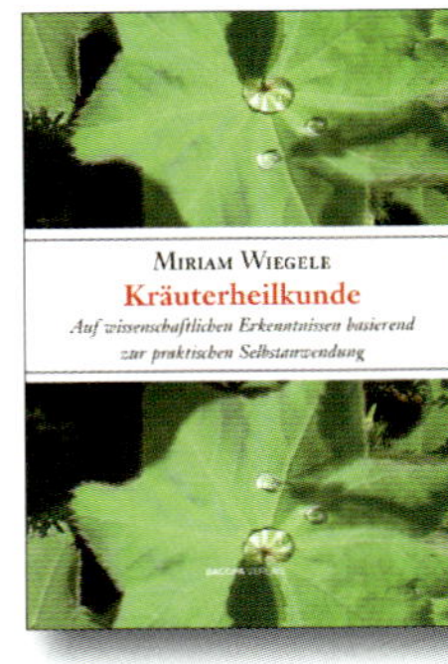

Kräuterheilkunde

Auf wissenschaftlichen Erkenntnissen basierend zur praktischen Selbstanwendung

Dieses Buch stellt eine völlig neu bearbeitete und erweiterte Ausgabe des ursprünglichen „ABC der Kräuterheilkunde" dar. Basis ist die Einteilung in Kapitel wie „Kräuter für das Immunsystem", „die Atemwege", „Verdauung" etc., erweitert durch ein Kapitel über richtige Heilpflanzenanwendungen bei Kindern und Kräuter für Männer. In erster Linie wendet sich diese Kräuterheilkunde an alle Menschen, die an einer Selbstmedikation interessiert sind und Informationen über richtige Anwendung suchen. Auch als Nachschlagewerk für medizinische Berufe geeignet!

In Arbeit. Erscheint voraussichtlich 2010.

zahlr. farb. Abb., gebunden

ISBN 978-3-901618-33-8

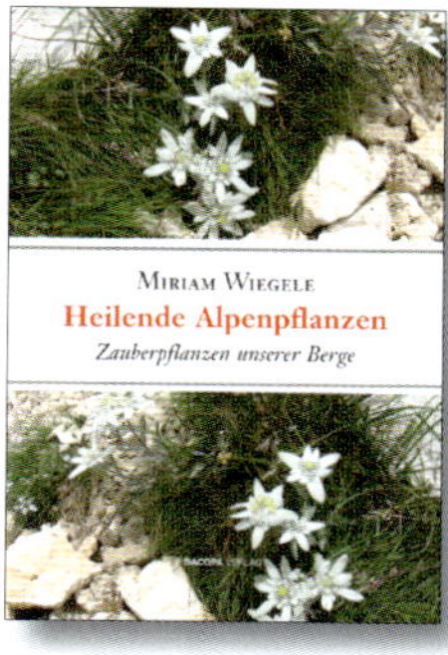

Heilende Alpenpflanzen

Zauberpflanzen unserer Berge

Wer hatte nicht schon einmal den Wunsch bei einer Bergtour, mehr über die Pflanzen zu wissen, die dem Wanderer auf Schritt und Tritt begegnen? Botanische Bestimmungsbücher gibt es viele, und dieses Buch stellt sich nicht den Anspruch, diese zu ersetzen. Es will vielmehr dem Wanderer die Heilkräfte der Pflanzen zu seinen Füßen offenbaren, und vielleicht verhilft ihm die Kenntnis so mancher Zauberpflanzen unserer Berge, leichter die Gipfel zu erklimmen.

In Arbeit. Erscheint voraussichtlich 2010.
zahlr. farb. Abb., gebunden

ISBN 978-3-901618-57-4

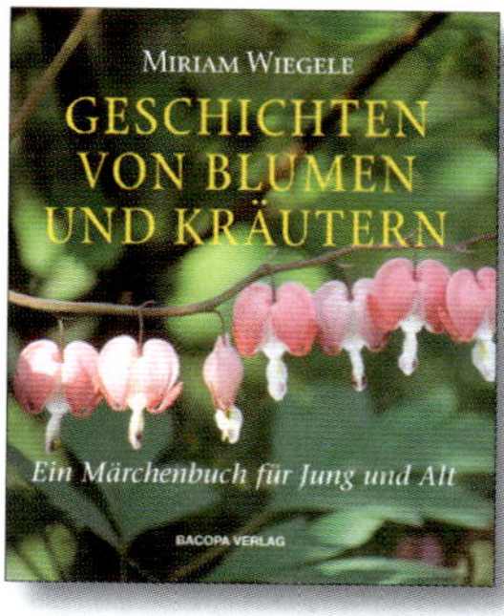

Geschichten von Blumen und Kräutern

Ein Märchenbuch für Jung und Alt

Wer liebt nicht Blumen und Kräuter? Doch wer kennt noch die Geschichten, wie diese Pflanzen zu uns kamen oder wie sie ihre Namen erhielten? Dieses Buch enthält eine Sammlung von Mythen und Legenden, von Märchen und Sagen über all die Pflanzen, die uns in Haus, Hof und Flur erfreuen. Dieses Buch ist nicht als Kinderbuch gedacht, sondern soll Erwachsenen helfen, den Pflanzen mit dem Herzen näher zu kommen und sie solcherart besser begreifen zu können. Dieses Wissen können Sie dann, wie es früher einmal üblich war, ihren Kindern weiter geben, indem sie ihnen die Geschichten, selber weiter spinnend, erzählen.

3. Auflage, 184 Seiten, zahlr. farb. Abb. und Zeichnungen, gebunden

ISBN 978-3-901618-54-3